논문으로 보는

# 중의학 총론

④

권　영　규 총편
중의학논문번역모임 옮김

법인문화사

# 차 례

## 제 I 편 • 의사문헌학, 원전학



## 제 II 편 • 생리학, 양생기공학



## 제 III 편 • 병리학, 진단학

## 제Ⅳ편 • 중경학(상한론, 금궤요략)



## 제Ⅴ편 • 방제학



## 제Ⅵ편 • 경혈학, 침구학



## 제Ⅶ편 • 임상의학

# 제 I 편

# 의사문헌학
# 원전학

# 『내경』 중의 장기의 개념 및 몇 가지 상관문제

山東中醫藥大學 孫廣仁

장기는 '장부지기'의 약칭이며, 원래 『내경』에는 '藏氣'로 나온다. 장기에 관해서는 이미 관련된 문장에 대하여 토론이 있었지만 장기의 기본 개념 및 함의에 대하여 현재 명확히 해두지 않아 실로 본원을 찾고 탐구할 필요가 있다.

## 1. 『내경』에서 장기의 개념

『내경』에서 장기와 관련 있는 논술을 분석하여 장기에 내포된 요점을 개괄하면 아래의 몇 가지 방면이 있다. 장기는 수곡지정에 의해 화한 곡기와 폐에서 호흡하여 들어온 자연계 청기가 서로 결합하여 이루어진다. 수곡지정이 장부 내로 운송되면 장부의 정이 되므로 장의 기는 그 장부가 저장하는 정에 의해 화생된다. 『소문(素問)·육절장상론(六節藏象論)』[1]에서 "하늘은 사람에게 오기를 공급하고, 땅은 사람에게 오미를 공급한다. 오기는 코를 통해 들어가 심폐에 저장되는데, 그 기가 상승하여 오색을 밝고 윤택하게 하며 음성이 또렷하도록 한다. 오미는 입을 통해 들어가서 비위에 저장되는데 오미의 정미로움이 오장에 저장되는 바가 있어 오장의 기를 길러 준다. 기가 조화

1) 『소문』에 속한 원문은 모두 인민위생출판사 1963년판 『황제내경소문』으로부터 인용하였고, 『영추』에 속한 원문은 모두 인민위생출판사 1963년판 『영추경』으로부터 인용하였다.

를 이루어 생화작용을 하면 진액이 생성되며, 신기가 저절로 생긴다"[2]고 하였고, 『소문·오장별론(五藏別論)』에서 "오미가 입으로 들어가면 위에 저장되어 오장의 기를 자양하는데, …… 그러므로 오장육부의 기미는 모두 위에서 나오며 그 변화가 기구에 반영된다"[3]고 하였으며, 『영추(靈樞)·영위생론(營衛生論)』에서 "사람은 수곡에서 기를 받으며 수곡은 위에 들어가서 폐에 전하여짐으로써 오장육부 모두 기를 받는다"[4]고 하였다.

장기는 선천지정이 화한 기가 오장에 분포된 것으로 『소문·평인기상론(平人氣象論)』에서는 소위 '장진(藏眞)'이라 하였다. 장진의 기는 곡기의 충분한 자양을 받아 장기와 합하여진다. 이에 각 장기가 합하여 지면 일신의 기라 칭하며, 일신의 기가 분리되면 각 장의 기가 된다. 이에 『영추·자절진사(刺節眞邪)』에서 "진기는 하늘에서 받은 것으로 곡기와 더불어 신체를 충만히 한다"[5]고 하였고, 『소문·옥기진장론(玉機眞藏論)』에서 "장기는 자력으로는 수태음맥에 이를 수 없고 반드시 위기(穀氣)에 의지해야만 비로소 수태음맥에 이를 수 있다"[6]고 하였다.

장기는 정신정지가 화생하는 근원이 된다. 『소문·음양응상대론(陰陽應象大論)』에서 "사람의 오장이 오기를 생성함으로써 기쁘고 화내고 슬프고 근심하고 두려움이 있게 된다"[7]라고 하였는데, 오장의 기에 이상이 있으면, 반드시 다른 정지의 변화가 나타난다. 또한 『영추·본신(本神)』에서 "간기가 허하면 두려워하고, 실하면 화가 난다. 심기가 허하면 슬프고, 실하면 웃음이 그치지 아니한다"[8] 하였는데, 정지가 지나치면 또한 오장의 기가 상하게 된다. 그리고 『소문·거통론(擧痛論)』에서는 "나는 온갖 병이 기에서 생긴다는 것을 압니다. 화내면 기가

---

2) 天食人以五氣, 地食人以五味. 五氣入鼻, 藏于心肺, 上使五色修明, 音聲能彰. 五味入口, 藏于腸胃, 味由所藏, 以養五氣, 氣和而生, 津液相成, 神乃自生.
3) 五味入口, 藏于胃以養五藏氣……是以五臟六腑之氣味, 皆出于胃而變見于氣口.
4) 人受氣于穀. 穀入于胃, 以傳于肺, 五臟六腑, 皆以受氣.
5) 眞氣者, 所受于天, 與穀氣幷而充身者也.
6) 藏氣者, 不能自至于手太陰, 必因于胃氣(此指穀氣), 乃至于手太陰也.
7) 人有五臟化五氣, 以生喜怒悲憂恐.
8) 肝氣虛則恐, 實則怒; 心氣虛則悲, 實則笑不休.

위로 오르고, 기쁘면 기가 부드러워지고, 슬프면 기가 사그라들고, 두려우면 기가 아래로 내리고, 추우면 기가 안으로 들어가고, 더우면 기가 새고, 놀라면 기가 어지러워지고, 피로하면 기가 소모되고, 생각이 지나치면 기가 막힙니다"9)라 하였다.

장기는 겉으로 색과 색택으로 드러난다. 기는 정에 의해 생성되기 때문에 얼굴색은 기의 번성함을 반영한다. 오장의 정과 기가 충만하고 왕성하면, 오색에 광채가 난다. 『소문(素問)·맥요정미론(脈要精微論)』에서 말하기를 "무릇 눈의 정명과 얼굴의 오색은 기의 정화이니, 적색은 흰 비단으로 붉은 구슬을 감싼 것과 같아야지, 붉은 흙과 같아지려고 해서는 안 되고, 백색은 거위의 깃털과 같아야지, 소금 같아서는 안 되며 ……"10)라 하였고, 『영추(靈樞)·오열오사(五閱五使)』에서는 "나는 침법에 있어서, 다섯 구멍에서 다섯 가지를 보는 것으로써 오기를 볼 수 있다 들었다. 오기는 오장에서 부리는 바이고 오시의 부이다." "오색을 명당에서 살피는 것으로써 오장의 기를 살필 수 있다"11)라 하였다. 또 『영추·사전(師傳)』에서는 "오장의 기는 얼굴에서 읽을 수 있다"12)라 하였다.

장기는 장부와 체표의 관규(官竅)를 서로 연락하고 중개함과 동시에, 관규 기능상의 물질을 지탱한다. 『영추·맥도(脈度)』에서 "오장의 정상 상태는 머리의 일곱 구멍으로 살필 수 있다. 그래서 폐의 기는 코에 통하고, 폐가 화평하면 코는 능히 향취를 느낄 수 있다. 심의 기는 혀에 통하고, 심이 화평하면 혀는 능히 오미를 느낄 수 있다. 간의 기는 눈에 통하고, 간이 화평하면 눈은 오색을 느낄 수 있다. 비의 기운은 입에 통하고, 비가 화평하면 입은 오곡을 느낄 수 있다. 신의 기는 귀에 통하고, 신이 화평하면 귀는 오음을 느낄 수 있다"13)라 하였다.

---

9) 余知百病生于氣也. 怒則氣上, 喜則氣緩, 悲則氣消, 恐則氣下, 寒則氣收, 炅則氣泄, 驚則氣亂, 勞則氣耗, 思則氣結.

10) 夫精明五色者, 氣之華也, 赤欲如白裏朱, 不欲如赭: 白欲如鵝翅, 不欲如鹽…….

11) 余聞刺有五官五閱, 以視五氣. 五氣者, 五臟之使也, 五時之副也. 五色之見于明堂, 以視五臟之氣.

12) 五臟之氣, 閱于面者.

13) 五臟常閱于上七竅也, 故肺氣通于鼻, 肺和則鼻能知臭香矣; 心氣通于舌, 心和則舌能知

장기의 운행은 쉬지 않고, 그 승강출입에는 순서가 있어, 장부의 기능활동을 추동하고 조절한다. 장기가 충만하고 왕성함은 인체 생명활동의 추동력과 조절력이 조화로 드러난다. 장기의 허쇠·추동·기화 등의 기능이 감퇴하면 생명활동기능이 감퇴한다. 『영추·천년(天年)』에서 "50세가 되면 간기가 비로소 쇠약해지고 …… 눈이 어둡기 시작한다. 60세가 되면 심기가 쇠약해지기 시작하여 근심하고 슬퍼지며 혈기의 운행이 완만해지므로 눕기를 좋아한다. 70세가 되면 비기가 허해지고 피부가 마르게 된다. 80세가 되면 폐기가 쇠약해지고 백이 흩어지기 때문에 말함에 자주 실수한다. 90세가 되면 신기가 마르고 사장의 경맥이 공허해진다. 100세가 되면 오장이 모두 허해지며 신기가 모두 떠나가고 뼈 형태만 홀로 남아 결국 죽게 된다"[14]라 하였다.

장기의 다소(多少)는 체질유형으로 드러난다. 『영추·행침(行針)』에서 "중양인(重陽人)은 …… 심폐의 장기가 유여하다"[15]라 하였고, 이는 중양인의 체질특징을 가리킨다.

장기 사이에는 상호촉진과 상호제약의 관계가 존재하고, 또 자연계와 관련된 사물과 현상은 서로 통하고 응한다. 『소문·장기법시론(藏氣法時論)』에서 말하길 "오행이란 금·목·수·화·토이며 번갈아 귀했다가 천했다가 하니, 이로써 죽고 삶을 알고 성패를 결정할 수 있으며 아울러 오장의 기가 …… 무릇 사기가 우리 몸에 침입하여 머무름에 승하는 시령으로 더해 가는데 그가 낳아주는 시령에 이르렀을 때 나으며 그가 승하지 못하는 시령에 이르러 심해지고 낳아진 곳에 이르러 그 상태를 유지하며 스스로 그 위치를 만나면 일어난다"[16]라 하였다.

위에 서술한 바를 종합하여, 『내경』 중에 장기의 기본개념을 나타내

---

五味矣; 肝氣通于目, 肝和則目能辨五色矣; 脾氣通于口, 脾和則口能知五穀矣; 腎氣通于耳, 腎和則耳能聞五音矣.

14) 五十歲, 肝氣始衰……目始不明. 六十歲, 心氣始衰, 苦優悲, 血氣懈惰, 故好臥. 七十歲, 脾氣虛, 皮膚枯. 八十歲, 肺氣衰, 魄離, 故言語善誤. 九十歲, 腎氣焦, 四藏經脈空虛. 百歲, 五臟皆虛, 神氣皆去, 形骸獨居而終矣.

15) 重陽之人…… 心肺之藏氣有餘.

16) 五行者, 金木水火土也, 更貴更賤, 以知死生, 以決成敗, 而定五藏之氣…… 夫邪氣之客于身也, 以勝相加, 至其所生而愈, 至其所不勝而甚, 至于所生而持, 自得其位而起.

보면 장기는 일신의 기 중에 갖가지 상대특이성구조와 기능을 가진 정미한 물질이고, 그 활력이 왕성하여 운동을 쉬지 않으며 장부의 기능을 추동하고 조절하는 것이다. 장기는 일신의 기가 각 장부에 분포된 것이고, 후천지정과 선천지정에 의해 화하며, 또 자연계의 청기와 서로 합하여 이루어진다. 장기가 합하면 일신의 기가 되고, 일신의 기가 분리되면 각 장부의 기가 된다.

## 2. 장기개념과 관련된 몇 가지 문제

### (1) 장기는 물질인가 아니면 기능인가

『내경』에서 한 말을 근거로 하면, 장기는 운행이 쉬지 않으며, 추동과 조공의 장부 기능을 가진 정미한 물질을 가리키는 것이지 결코 기능을 가리키는 것은 아니다. 어떠한 물질이라도 모두 기능이 있고 물질이 없는 기능과 기능이 없는 물질은 존재하지 않으므로, 기 혹은 장기 등의 말이 순수한 '기능'이라는 것은 이해할 수 없는 것이다. 만일 기와 장기를 '기능'이라고 말한다면, '기의 기능', '장기의 기능'은 무엇인가? 설마 기능의 기능이겠는가?

어떠한 물질이라도 그 구조가 다르면 기능도 다르며 구조와 기능이 같으면 일치하고, 서로 적응한다. 장기는 구성성분이 다르나 기능이 서로 응한다. 예를 들면 신기는 주로 선천지기를 주관하지만 후천곡기의 성분도 부분적으로 있다. 따라서 그것의 주요기능은 인체의 생장 발육과 생식, 인체 내 신진대사의 기화과정을 추동하고 조절하는 것이며, 외사의 침입에 저항하고 체내 병사를 제거하여 건강을 회복하게 하는 것이다. 아울러 그 외 네 가지 장의 기를 도와주는 작용이 있다. 신기와 진기·원기의 개념은 기본적으로 같으며 장기의 근본이다. 그러나 그 외 네 가지 장의 기에는 비록 소량의 선천지기의 성분도 있지만, 주로 후천지기를 주관한다. 따라서 그들의 작용은 주로 본장의 기능을 추동하고 조절하는 것이므로, 모두 신기의 기능과 함께 제시하고 논하는 것은 어렵다.

### (2) 장기와 장정의 관계에 대하여

장정은 장부지정을 약칭한 것이고, 장부에 저장된 액체상태의 정화물질을 통칭하여 부른 것이다. 일신의 정이 장부에 나눠져 저장되면 장부지정이 된다. 그 중 부모에게 품부받은 선천지정은 주로 신에 저장되고, 비위에 의해 화생된 후천수곡지정은 모든 장부에 주입된다. 그러므로 신정의 성분은 주로 선천지정이고, 후천수곡지정도 부분적으로 있다. 그 외 장부지정의 성분은 주로 후천수곡지정이지만, 소량의 선천지정도 있다.

인체의 정이 기를 화하고, 인체의 기가 장부에 분포하면 장기가 되기 때문에 장기도 또한 장부의 정에 의해 화한 것이라고 할 수 있다. 장정은 장기를 화생하는 근원이고, 장기는 장정에 의해 화생하여 흐르고 움직임이 쉬지 않는 매우 정미한 물질이다. 중의학의 정, 기의 개념과 현대분자생물학과 관련된 인식을 비교해보면, 중의학에서 정이 선천적으로 품부받는다는 것은 유전적인 특성을 가진다는 것과 같고, 이것은 유전자의 개념과 비슷하다는 것을 알 수 있다. 기는 정에 의해 화생되고 조절되어 운행이 쉬지 않으면서 추동과 조공 등의 작용을 가지는 정미한 물질이고, 이것은 인체 내에서 유전자에 의해 조절되는 각종 생화학적 물질, 신경전달물질 그리고 수용체 등의 개념과 비슷하다. 게다가 이러한 생화물질, 신경체질 그리고 수체 등은 또한 흔히 상대를 이루고, 작용이 서로 반대되는데, 이것은 중의학에서 기가 음기·양기로 나뉜다는 개념과 서로 부합한다. 그러므로 중의학의 정·기의 개념은 모두 자연과학적인 속성을 가지고 있고, 심화된 연구를 통해 깊은 단계에 내포된 것을 밝혀서 각 장의 정·기가 구체적으로 가리키는 것도 또한 명확함을 얻을 가능성이 있다.

### (3) 장기가 음양으로 나뉘는 것과 장부정기가 음양으로 나뉘는 것에 대하여

장기가 음양으로 나뉘는 것은, 결코 장부지정과 장부지기를 음양으로 나누는 것이 아니라 장기 그 자체를 음양으로 나누는 것이다. 즉 장기를 그 기능특성에 따라 음기와 양기로 나눈다. 장기 중에 온후(溫煦)·추동(推動)·흥분(興奮)·승발(升發) 등의 작용을 가진 부분은 장부의 양기라 칭하고, 장양이라 약칭한다. 장기 중에 량윤(凉潤)·안정(安靜)·억제(抑制)·청강(淸降)의 작용을 가진 부분은 장부의 음기라 칭하고, 장음이라 약칭한다. 장양과 장음은 모두 장기의 일부분이고, 모두 인체 내에서 조절작용을 가진 인체물질이다. 이외의 장양과 장음은 곧 장부의 기능과 물질을 가리키는 것이 아니고, 장부지기와 장부지정을 가리키는 것도 아니다. 장음허와 장양허는 모두 장부지기의 부족이다. 장음허는 일반적으로 모두 허열증상이 있고 장양허는 일반적으로 모두 허한 증상이 있다. 장음허증은 일반적으로 자음과 동시에 보기의 방법으로 치료하고 장양허증은 일반적으로 온양과 동시에 보기의 방법으로 치료한다.

각 장의 기는 신기 혹은 원기가 근본이 되면서 음기와 양기로 분화되기 때문에 또한 당연히 신기 혹은 원기에서 분화된 신음(원음)과 신양(원양)이 근본이 된다. 즉 신음(원음)은 일신의 음기의 근본이 되고, 신양(원양)은 일신의 양기의 근본이 된다. 예를 들면『경악전서(景岳全書)·전충록하(傳忠錄下)·명문여의(命門餘義)』에서 "명문은 원기의 근본이고 수화의 택이다. 오장의 음기는 이것이 아니면 자할 수 없고, 오장의 양기는 이것이 아니면 발할 수 없다"[17]라고 하였다. 여기서 말하는 이른바 '근본'은 기타 다른 장기, 장음·장양을 도와주는 작용이 있는 신기(원기)·신음(원음)·신양(원양)을 가리키고, 따라서 "오래된 병은 신에 이른다"는 이론의 근거가 된다. 그러나 결코 신기(원기)는 각 장의 기를 대신할 수 없고, 신음(원음)은 각 장의 음을 대신 할 수 없으며, 신양(원양)은 각 장의 양을 대신할 수 없다.

이 외에도 장부정기를 음양으로 나누기도 하는데, 장부의 정은 음에 속하고 장부의 기는 양에 속한다. 이 말은『내경』에서 비롯되었다.『영추·본신』편에서 "오장은 정을 저장하므로 상하지 말아야 한다. 만약 상하게 되면 정을 지키지 못하여 음허하게 되고, 음허하게 되면 기가

17) 命門爲元氣之根, 爲水火之宅. 五臟之陰氣, 非此不能滋; 五臟之陽氣, 非此不能發.

없어지고, 기가 없어지면 죽는다"[18]라고 하였다. 이것은 오장이 저장한 정이 음이고, 정이 기로 화하여 양이 된다는 말이다. 정과 기를 비교해 보면 정은 정적이고 장부 중에 저장되므로 음에 속하고, 기는 동적이고 쉬지 않고 운행하므로 양에 속한다. 이것은 실제적으로 장부지정과 장부지기의 음양 속성을 가리키는 것이다. 장부지정은 음에 속하지만 장음은 아니며 장부지기는 양에 속하지만 역시 장양은 아니다. 장부지정을 장음이라 칭하고 장부지기를 장양이라 칭하면 이것은 "기가 음양으로 나뉜다"는 관점과 상반될 뿐만 아니라, 게다가 임상상 일반적으로 장부지정이 허쇠할 때 허열 증상이 없고 장부지기가 허쇠할 때 허한 증상이 없으므로, 이 이론도 또한 임상 지도상 의의를 가지기 어렵게 된다.

그밖에 여전히 "양과 기를 합하여 칭한 것을 '양기'라 한다." "음과 혈을 합하여 칭한 것을 '음혈'이라 한다"라고 여기는 사람들이 있다. 이와 유사한 것이 장부지양에 장부지기를 더하여 칭한 것이 장부지양기이고, 장부지음에 장부지정 혹은 혈을 더하여 칭한 것이 장부지음정 혹은 장부지음혈이라는 설이다. 만약 이 설의 '장부지음·양'이 장음과 장양을 가리킨다면 장부지정·장부지기와 장부지음기·장부지양기의 개념 및 이들 사이의 논리적 관계가 뒤섞이게 된다. 만약 이것이 장부지정과 장부지기의 음양속성을 가리킨다면 장부지정은 바로 장부지음이 되고 장부지기는 바로 장부지양이 되어, 이 장부지음과 장부지양은 존재할 필요가 없어지고, 또한 독립된 지위로서 장부지정과 장부지기와 함께 합칭하여 '음정'과 '양기'라고 할 수 없다.

현재 사용하는 교과서 중에는 '기음양허'라는 표현법은 아직 있지만 '기양양허'라는 말은 없다. 『내경』에서 "오장은 정을 저장한다." "정이 화하여 기가 된다"라고 한 것과, 아울러 고대철학에서 "기는 음양으로 나뉜다"라고 한 것의 논리사유에 의거하여 생각해 보면 '기음양허'의 표현법도 논의할 가치가 있다. 문제는 여기서 '음'이 가리키는 바가 무엇인가 하는 것이다. 만약 이것이 정 혹은 혈 혹은 진액을 가리킨다면

---

18) 五臟主藏精者也, 不可傷, 傷則失守而陰虛, 陰虛則無氣, 無氣則死矣.

'기음양허'는 곧 정기양허 혹은 기혈양허 혹은 기진양허이고, '정기양허'라고 통칭할 수 있다. 이 이론의 근거는 아마도 위에서 말한 『영추·본신』편 중의 한 단락일 것이다. 『소문·통평허실론(通評虛實論)』에서는 "정기를 빼앗기면 허가 된다"[19]라고 하였으며, 또한 정이 허하면 기를 화할 수 없어서, 정기가 부족하게 되고, 정기양허하게 되어 각종 허손증이 나타난다고 하였다. 그러나 만약 이 '음'이 '음기'를 가리킨다면(장음 혹 장부의 음기), '기음양허'는 바로 '기와 음기'의 양허, 즉 기의 전제적인 부족에다가 음부분의 허쇠에 속하게 되니, 이것은 논리적으로 통하지 않는 것이다. 그러므로 임상에서 곧 저열 혹은 조열·실면·다몽 등 음허내열증이 나타나고, 또 소기·권태 등 기허증이 나타나는 것은 실질적으로 음허증의 표현이지 결코 기음양허가 아니다. 음기는 기의 일부분이기 때문에 음허증에는 일반적으로 모두 기허증이 겸하여 있게 된다. 따라서 이 '기음양허'는 당연히 음허의 범주에 속한다.

(4) 장부기화와 기화장부

장부기화는 장기의 운동추동과 조절하고 있는 장부의 각종 기능을 가리키며, 정·기·혈·진액 등의 신진대사와 상호전화를 추동하고 조절하고 있다.

'기화장부'의 학설은 최근 몇 년 동안 비교적 성행하였다. 그 대략적인 뜻은 인체 내의 모든 장부는 모두 해부적인 실체가 아니라, 인체의 전체적인 기가 운동하고 변화한 상태의 추상이며, 각 장부의 명칭은 단지 기의 운동과 변화가 각각의 상태임을 나타내는 대명사에 불과할 따름이라는 것이다. 비록 같은 중의학 안에 있을지라도, 실체 장부의 구조와 그 기능이 때로는 통일적이지 않으며, 혹자는 분리적이라고 하였는데, 이는 일찍이 중의학은 과학이 아니라는 구실이 되었다. 하지만 중의학은 "장부는 정을 저장하고, 정은 화하여 기가 되고, 기는 음양으로 나뉘고, 음양은 조화된다"는 것으로써 실체 장부의 기능을 해설하고, 인체 생명 활동을 상세히 해석해 왔다. '장부정기음

19) 精氣脫則虛.

양' 이론 체계는 중의학에서 장부생리병리와 더 나아가서 인체의 생명활동을 해석하는 모델이고, 이것은 이미 위에서 말한 부족함을 보완하였다. 또한 장정·장기·장음·장양 등 전통 중의학의 개념은 자연과학적 속성을 가지며, 그 내포된 것을 심화연구하여 명확하게 할 수 있다. 이것이 중의학 장상이론의 현대화에서 중요한 의의를 가짐은 의심할 수 없다. 그러나 '기화장부'설은 실제로 일종의 철학적 가설이며, 중의학 장상이론의 현대화에 무익하므로 별도로 심화·연구할 필요가 없다.

역자 조영은, 유기훈, 최애련, 이혜주 / 교정 유기훈, 박수진, 권영규

원 저 : 산동중의약대학학보 2001년 7월 제4기
『內經』中臟氣的概念及相關的幾個問題

요 점 : 『내경』중의 장기의 개념 및 그와 상관된 몇 가지 문제에 대해 토론해 보았다. 각 장기는 일신의 기 중 갖가지 상대특이성 구조와 기능을 가진 일종의 정미한 물질이고, 일신의 기가 각 장부에 분포한 것이며, 이로써 그 운동을 쉬지 않게 하고 장부 기능을 추동하고 조절하나 그 자체는 장부의 기능을 가리키지 않는다. 장기가 화생하는 근원은 장부의 정이며 아울러 자연계의 청기와의 상합으로 이뤄진다. 장기는 장음과 장양으로 나눠지고, 장음과 장양 모두 장기의 일부분이나, 장기의 정이나 장부의 기를 가리키지는 않는다. '기음양허'는 음허의 범주에 귀속된다. 장부의 기화는 장부 기능의 추동에서 정·기·혈·진액의 대사와 상호 전화에 이르기까지의 장기 운동을 통해 이뤄지고 이것이 생명의 특징이다. 기화장부설은 장부에 대한 철학적 가설이고 중의학 장상 이론의 현대화에는 무익하다.

주제어 : 장기 / 장정 / 장음 / 기음양허 / 장부기화 / 기화장부

# 『내경』 위기이론과 그 임상의의

北京中醫藥大學基礎醫學院 吳顥昕·孫桐

지금까지 『내경(內經)』의 위기운행이론에 대하여 의가(醫家)들의 상세한 해석이 많이 있으며, 이는 중의학 위기(衛氣)학설의 발전을 촉진하였으나 논쟁도 대단히 많아서 사람들을 당혹스럽게 한다. 이를 유감스럽게 생각한 필자는 『내경(內經)』 원문을 근거로 하고, 음양학설에 따라 앞선 연구내용을 정리한 기초 위에서 『내경』의 위기운행과 관련된 내용에 대한 해석을 더하여 비교적 객관적으로 서술하고자 한다.

## 1. 위기와 상초(上焦)의 관계

### (1) 위기는 처음에 상초에서 나온다

『영추(靈樞)·영위생회(榮衛生會)』에서 "사람은 곡식에서 기를 받아들이니 곡식이 위에 들어오면 폐에 전해지기 때문에 오장육부가 모두 기를 받게 되는 것인데 곡식의 정미로운 기 가운데 맑은 것은 영혈로 변하고 탁한 것은 위기로 변한다"[1]라고 하였다.(이하 『內經』 원문은 모두 인민위생출판사 『黃帝內經素問』, 『靈樞經』 1963년 판에서 인용한다.) 『영추(靈樞)·오미(五味)』에서 "영기·위기는 어떻게 순행하는가? 백고는 음식물이 처음에 위로 들어가면 그 정미한 것은 위에서 나와 상·중초로 들어감으로써 오장을 적시고 두 갈래로 나뉘어져 영분과 위분의 통로로 운행한다고 하였다"[2]라고 하였고, 『소문(素問)·조경론

1) 人受氣于穀, 穀入于胃, 而傳于肺, 五臟六腑, 皆而受氣, 其清者爲營, 濁者爲衛.
2) 營衛之行奈何? 伯高曰 : 穀始入于胃, 其精微者, 先出于胃之兩焦, 而漑五臟, 別出兩行,

(調經論)』에서도 “양은 상초에서 기를 받아서 피부와 분육의 사이를 따뜻하게 한다”[3]라고 하였다. 이처럼 『내경(內經)』에서는 위기가 처음에 상초 폐에서 나온다고 생각하였음을 알 수 있다.

그러나 『영추(靈樞)·영위생회(榮衛生會)』편에서 “영기는 중초에서 나오고 위기는 하초에서 나온다”[4]라고 하였고, 장개빈(張介賓)·마시(馬蒔)가 “위기는 하초에서 나온다”[5]고 주장하는 대표적 의가이다. 장개빈은 “위기는 그 날랜 기가 사납고 빠르게 나와서 먼저 사지말단, 분육, 피부의 분간으로 순행하고 맥으로 들어가지 못한다. 그러므로 새벽녘이 되면 음분에서 주행을 마친 위기가 눈에서 나오는데 두정을 따라 하행하고 족소양방광경에서 시작하여 양분으로 간다. 해가 지면 양이 다하는데 족소음신경에서 시작하여 음분으로 순행하고 그 기는 당연히 방광·신 하초에서 나오므로 위기는 하초로 나온다”[6]라고 하였다. 이러한 설명에 따라 장씨는 위기가 해가 뜨고 지는 시기와 연관된 순행시작 부위에 대하여 “위기는 하초에서 나온다”라는 결론을 내렸다. 이러한 의견은 상당히 편파적이라고 생각한다. 우선 해가 뜨고 지는 시기와 연관된 위기의 순행 시작 부위를 위기가 처음 나오는 부위라고 할 수는 없다. 장씨가 주장하는 바는 『영추(靈樞)·영기(營氣)』에서 영기의 운행 시기와 관련하여 “기는 수태음경으로부터 나오고 수양명경을 적셔주며 ……”[7]라고 설명하였으니, 이는 “영기는 하초에서 나온다(營出于下焦)”라고 할 수 없지 않겠는가? 실제로 『영추(靈樞)·영위생회(榮衛生會)』에서 명확하게 “영기는 중초에서 나온다”라고 하였으니 분명히 장씨의 추론은 타당성이 부족하다. 다음으로 위기의 생성과 관련하여 살펴보면 위기는 종기(宗氣)로부터 나오며 종기는 음식물 가운데 정미

---

營衛之道.

3) 陽受氣于上焦, 而溫皮膚分肉之間.

4) 營出中焦, 衛出下焦.

5) 衛出下焦.

6) 衛氣者, 出其悍氣之慓疾, 而先行于四末分肉皮膚之分間, 不人于脈, 故于平旦陰盡, 陽氣出于目, 循頭頂而下行, 始于足太陽膀胱經而行于陽分, 日西陽盡則始于足少陽腎經而行于陰分, 其氣者膀胱與腎, 由下而出 故衛出下焦.

7) 其從手太陽出, 注手陽明…….

한 물질과 자연계에서 호흡을 통해 들어오는 청기(淸氣)가 서로 합하여진 후에 형성되는 것이다. 『소문(素問)·경락별론(經絡別論)』에서 "음식물이 위에 들어오면 그 중의 탁기는 심으로 귀의하고 다시 여기에서 화생된 정을 맥에까지 자양해준다. 맥기는 경을 흐르고 경기가 페로 귀속함에 페는 모든 맥을 조회하며 페기는 이들을 선발시켜 피모에 정을 수포해준다. 수음이 위에 들어옴에 정기를 흘러넘치게 하여 위로 비에게 보내지고 비기는 정을 산포시켜 위로 페에 귀의하게 하며 수를 조절하여 아래로 방광으로 보낸다"[8]라고 하여, 음식이 위에 들어간 다음 비의 산정(散精)작용을 거쳐서 그 정미한 기가 먼저 위쪽의 페로 귀의하고, 페의 호흡작용으로 들어온 청기와 결합한 다음 페기(肺氣)의 작용으로 인해 전신으로 퍼질 수 있다고 설명하였다. 이와 같이 위기는 사람이 태어난 후에 호흡의 청기와 음식물의 정기가 결합하여 만들어진다. 신(腎)은 선천의 본(本)이고 부모의 선천지기에서 온 진음(眞陰)·진양(眞陽)을 간직하고, 신중(腎中)의 진양은 후천(後天) 위기의 생성을 육성하고 촉진하지만 위기를 직접 생산할 수 없고 또한 신중의 양은 후천의 위기의 끊임없는 보충을 받아야만 비로소 충만하고 건장해질 수 있다. 이것은 위기가 단지 상초의 페에서만 형성될 수 있으며, 하초의 신에서 형성되는 것이 아님을 말하는 것이다. 다음으로 『영추(靈樞)·영위생회(榮衛生會)』편의 구체적 내용을 분석해보면 편의 마지막에 "위기는 하초에서 나온다"라는 의미가 있다. 장서린(張瑞麟)은 "『영추(靈樞)·영위생회(榮衛生會)』편에 이어지는 아래 원문은 먼저 위기가 상초에서부터 나오고, 상초에서부터 전신으로 분포하는 생리상태와 누설(漏泄)하는 생리변화로써 위기가 상초에서 나온다는 것을 설명하였고, 마지막으로 '하초'가 나오는 원문에서 토론하였으며 위기에 대한 내용의 언급은 전혀 없다"[9]라고 인식하였다. 또 『내경(內經)』을 전

8) 食氣入胃, 濁氣歸心, 淫精于脈. 脈氣流經, 經氣歸于肺, 肺朝百脈, 輸精于皮毛……. 飮入于胃, 遊溢精氣, 上輸于脾, 脾氣散精, 上歸于肺, 通調水道, 下輸膀胱…….

9) 『靈樞·榮衛生會』篇緊接着的下段原文, 首先申明衛氣出于上焦, 從上焦分布于周身的生理狀態, 竝以漏泄的生理變化反證衛氣出于上焦, 而末段討論下焦之所出的原文中, 竝沒有涉及衛氣的內容.

부 분석해 보아도 역시 "위기가 하초에서 나온다"라는 근거는 부족하다. 장찬갑(張燦玾)은 『소문(素問)』과 『영추경(靈樞經)』의 많은 경문에 대해 생각하고 분석해 본 후, 경문에서 "기라고 말하는 것은 당연히 위기를 말하는 것이고, 기가 나오는 곳은 당연히 상초를 말한다"10)라고 하였다.

지금까지 서술한 것을 종합하면 "위기가 하초에서 나온다"라는 것은 실제 위기가 상초에서 나오는 것을 잘못 생각한 것이므로 당연히 교정하여야 한다. 반드시 지적해야 할 점을 살펴보면 "위기는 상초에서 나온다"라는 점과 신(腎)은 위기가 운행하는 가운데 격발(激發)과 조절(調節)작용을 갖추고 있다는 점이며, 또한 위기가 만들어지는 곳과 위기가 나오는 신체부위가 상초라는 것을 지적하고자 한다. 후세에는 위기가 삼초(三焦)11)에서 나온다, 또는 위기는 상·중초에서 나온다고 주장하는 사람도 있다. 이러한 관점은 비록 위기의 생리·병리변화를 전면적으로 이해하는 것에는 도움이 되지만 위기가 처음 나오는 부위에 대한 문제의 해결에는 그다지 의미가 없다.

(2) 위기의 운행은 상초의 포산작용(布散作用)에 의존한다

위기는 처음에 상초에서 나올 뿐만 아니라 운행 역시 상초의 포산작용에 의존해야만 비로소 신체를 순행하고 외사에 대한 방어 기능을 할 수 있다. 『영추(靈樞)·결기(決氣)』에서 "상초가 열리고 발산하여 오곡의 미를 산포하면, 피부를 온화하게 훈증하면서 몸에 충만되고 모발을 윤택하게 하는데, 안개와 이슬이 천지를 적시는 것과 같은 이것을 일러 기라 한다"12)라고 하였고, 폐는 기를 주관하고 호흡을 주관하며, 심은 혈맥을 주관하기 때문에 이 두 가지가 기혈(氣血)을 운행하는 동력이 된다. 단지 상초 심·폐의 공동작용을 통해서만 위기가 안개와 이슬처럼 경락의 내외를 따라 전신으로 퍼져나갈 수 있고, "안으로 오장육부를 관개하고 밖으로 주리를 유양"(『靈樞·脈度』)13)할 수 있다. 만약

---

10) 所言之'氣', 當指衛氣而言, 而言氣之所出, 亦出自上焦.
11) 上焦, 中焦, 下焦.
12) 上焦開發, 宣五穀味, 熏膚充身澤毛, 若霧露之漑, 是謂氣.

상초의 기가 선발하지 못하여 위기의 포산작용에 이상이 있으면 기능이 떨어지고 개합(開闔)의 법도를 잃으며 쉽게 사기의 침범을 받게 된다. 그러므로 『영추(靈樞)·옹저(癰疽)』에서 말하길 "상초에서 기가 나와서 분육을 온화하게 한다"[14]라고 하였고, 『난경(難經)·35난(三十五難)』에서 "심영·폐위는 양기를 흐르게 한다"[15]라고 하였으며, 이것은 모두 폐의 위기에 대한 추동작용을 설명하는 것이다.

## 2. 위기운행과 영기의 관계

일찍이 『영추(靈樞)·영위생회(榮衛生會)』에서 "상초의 기는 위의 상구에서 나와 식도를 따라 위로 올라가서 횡격막을 관통하고 흉중부에 흩어졌다가 겨드랑이 부위로 주행하며 수태음폐경의 순행하는 부위를 따라 순행하다가 되돌아와서 수양명대장경에 이르고, 위로 올라가서 혀 부위에 이르렀다가 다시 족양명위경으로 하행하는데 상초의 기는 항상 영혈과 함께 양분에서 25번 운행하고 음분에서도 25번 운행하여 하루에 두 번 운행하므로 하루동안 50번 주행하여 다시 수태음폐경에서 크게 만난다"[16]라고 하였고, 『영추(靈樞)·동수(動輸)』에서 "영기, 위기의 순행은 상하가 서로 관통하여 마치 끝이 없는 고리와 같다"[17]라고 하였으며, 『난경(難經)·30난(三十難)』에서 "영기의 순행은 일찍이 위기와 서로 같이 운행된다"[18]라고 거듭 명백하게 설명하였다.

영기·위기의 생성에 대해 살펴보면 영기·위기는 모두 수곡(水穀)의 정미(精微)로운 기에서 만들어진다. 수곡의 정미로운 기는 폐로 올라가서 폐에서 자연계 호흡지기인 청기와 합하여 종기(宗氣)가 되고, 종기

---

13) 內溉臟腑, 外濡腠理.
14) 上焦出氣, 以溫分肉.
15) 心榮, 肺衛, 通行陽氣.
16) 上焦出胃上口, 併咽以上貫膈而布胸中, 走腋, 循太陰之分而行, 還之陽明, 上至舌, 下足陽明, 上與營俱行于陽二十五度, 行于陰亦二十五度一週也, 故五十度而復大會于手太陰矣.
17) 榮衛之行也, 上下相貫, 如環之無端.
18) 營氣之行, 常與衛氣相隨.

는 두 가지로 구분되어 나와서 영기와 위기가 되는데, 영기는 음에 속하고 위기는 양에 속한다. 이처럼 영기와 위기의 관계는 음양의 관계로 설명할 수 있다. 음은 혼자서 생성될 수 없고 양은 혼자 장성할 수 없다. 영기가 없으면 위기는 의존할 것이 없어서 밖으로 새어나가고, 위기가 없으면 영음(營陰)이 기부(肌膚)[19]와 주리(腠理)[20]로 널리 퍼져 나가지 못하여 전신을 자윤하지 못하게 되므로 영기·위기가 장부경락뿐만 아니라 기부·주리·손락(孫絡)[21]·계곡(溪谷)[22]과 함께 순행해야지만 전신을 영양할 수 있다. 그러므로 『난경(難經)·32난(三十二難)』에서 "심은 혈이고 폐는 기이며, 혈은 영기가 되고 기는 위기가 되며, 서로 상하로 흘러 영기·위기는 경락을 흐르고 영기는 외부를 조절한다"[23]라고 하였고, 『소문(素問)·기혈론(氣血論)』에서 "사기가 넘쳐서 기가 막히면 맥에 열이 나고 육이 썩으며, 영위가 행하지 못하면 반드시 농(膿)이 생긴다"[24]라고 하였으며, 또한 『영추(靈樞)·옹저(癰疽)』에서 "영기·위기가 경맥 안에 쌓이면 혈이 삽하여 행하지 않는다"[25]라고 한 것은 모두 병리상의 증에 따라 실제로 영기·위기가 서로 같이 운행하는 것을 알 수 있다. 구영흔(歐永欣)이 영기·위기가 순행하는 특징을 '위기운행의 의존성'[26]으로 귀납한 것은 매우 새로운 의의를 가진다.

## 3. 위기 운행과 경락의 관계

『내경(內經)』에서 영기·위기는 서로 따르고 함께 다니며 공통의 규율이 있다고 하였지만 위기의 운행은 영기와 똑같지 않고 그 각자의 특징이 있다. 예를 들어 『영추(靈樞)·영위생회(榮衛生會)』에서 "영기는

---

19) 사람이나 짐승의 몸을 싸고 있는 살, 또는 살가죽.
20) 피부, 근육, 장부의 결. 또는 피부와 근육이 서로 접하는 곳.
21) 락맥보다 더 작은 그리고 지극히 많은 수의 분파.
22) 팔다리와 근육 사이의 서로 접촉되는 오목한 부분이나 빈틈.
23) 心者血, 肺者氣, 血爲營, 氣爲衛, 相隨上下, 謂之榮衛, 通行經絡, 營週于外.
24) 邪溢氣雍, 脈熱肉腐, 榮衛不行, 必將爲膿.
25) 榮衛稽留于經脈之中, 則血澁而不行.
26) 衛氣運行的依附性.

맥중에 있고 위기는 맥외에 있다"[27]라고 하였고, 『소문(素問)·비론(痺論)』에서도 "위기는 …… 맥으로 들어가지 못한다"[28]라고 하였다. 이것은 맥중(脈中)과 맥외(脈外)는 맥을 기준으로 영기와 위기를 구분하는 기준이고, 영혈은 맥의 안쪽으로 운행하고 위기는 맥의 외면의 일정한 공간을 운행하며, 모두 경맥과 락맥의 통제 관리를 받으므로, 『영추(靈樞)·창론(脹論)』에서 "위기가 몸에 순행하고 있을 때 항상 경맥과 병행하여 분육 사이를 순행한다"[29]라고 하였다. 이와 같이 위기가 어떤 형식으로 운행되는지는 논하지 않았지만 위기와 맥의 관계는 매우 밀접하다. 위기가 주로 맥외를 운행하는 것은 위기의 사납고 빠르며 매끄럽고 날랜〔慓疾滑利〕 성질이 결정적 이유이고, 분명히 『소문(素問)·비론(痺論)』에서도 "위기는 수곡의 날랜 기이고. 그 기는 사납고 빠르며 매끄럽고 날랜지라 맥으로 들어갈 수 없다. 그러므로 피부와 분육의 사이를 따라 돌며 황막[30]을 훈증해주고 흉복에 흩어진다"[31]라고 하였고, 『영추(靈樞)·사객(邪客)』에서도 "위기는 음식물의 떠오르면서 왕성한 기운 가운데 날쌔면서 맹렬한 것에서 나와서 먼저 사지, 분육, 피부 사이 등을 순행하면서 쉬지 않는 것이다"[32]라고 하였다.

위기는 주로 맥외(脈外)로 행하고 영기는 주로 맥내(脈內)로 행한다. 그러나 "위기만 맥외를 행하고 영기만 맥중을 행한다"[33]라고 이해해서는 안된다. 맥외는 위기가 주로 행하지만 위기 중에 영기가 있으며 맥내는 영기가 주로 행하지만 영기 중에 위기가 있는 것이다. 실제로 장경악(张景岳)이 "위기가 비록 기를 주관하고 맥외에 위치하지만 혈이 없이 어찌 기능을 발휘할 수 있으며, 영기는 비록 혈을 주관하고 맥내에 위치하지만 기 없이 어찌 기능을 발휘할 수 있겠는가? 따라서 영기

---

27) 營在脈中, 衛在脈外.

28) 衛者, ……不能入于脈也.

29) 衛氣之在身也, 常然併脈, 循分肉.

30) 흉복육리의 사이에 위아래로 빈공간의 틈이 있는 곳.

31) 衛者, 水穀之悍氣也, 其氣慓疾滑利, 不能入于脈也, 故循皮膚之中, 分肉之間, 熏于盲膜, 散于胸腹.(盲膜은 여강출판사 『황제내경소문』의 해석에 따라 肓膜으로 해석하였다.)

32) 衛氣者, 出氣悍氣之慓疾, 而先行于四末, 分肉, 皮膚之分間, 而不休者也.

33) 衛氣獨行于脈外, 營氣獨行于脈中.

중에는 반드시 위기가 없지 아니하고, 위기 중에는 반드시 영기가 없지 아니한다"[34]라고 설명하였다. 이금용(李今庸)이 일찍이 위외영내(衛外營內)의 운행방식에 대해 종합하여 말하기를 "영위 두 가지 기는 정상적 상태에서 비록 경맥의 내외(內外)로 순행하는 곳이 구분되고 서로 어지럽히지 않지만, 그것들은 결코 벽 안과 벽 밖이 단절되어 상통(相通)·상반(相反)하지 않는 것이 아니고, 그 두 가지는 음양의 관계처럼 밀접하다. …… 이 두 가지는 대립·통일하고, 서로 연계하고, 경맥의 내외를 쉬지 않고 도는 과정 중에 서로 교통하는 것을 그치지 않는다. 상호 교통하는 곳은 365수혈과 같다"[35]라고 하였다. 이씨는 또한 논문에서 『소문(素問)·거통론(擧痛論)』을 예로 들어 동통(疼痛)의 병리기전에 대해 설명하면서 "경맥은 멈추지 않고 흘러가고, 쉬지 않고 순환하며, 한기가 경으로 들어와서 삽해지면 순행하지 않으며, 맥외를 침범하면 혈이 적어지고, 맥중에 침입하면 통하지 않는다"[36]고 하였고, 병리적 측면에서 맥중의 영혈이 맥외의 위기와 밖으로 교통하고, 맥외의 위기 역시 맥중의 영혈과 안으로 교통하는 것을 반증하였다.

## 4. 위기 운행과 시간의 관계

『영추(靈樞)·영위생회(榮衛生會)』에서 "위기는 음분에서 25번 순행하고 양분에서 25번 순행하여 주야를 구분하고 그러므로 기가 양에 이르면 일어서고 음에 이르면 그친다"[37]라고 하였고, 『영추(靈樞)·위기행(衛氣行)』에서 "위기의 순행은 해가 질 때 양분에서 음분으로, 해가 뜰 때 음분에서 양분으로 출입하면서 합하는 것을 듣고 싶은데 어떠한가?

34) 衛主氣而在外, 然亦何嘗無血, 榮主血而在內, 然亦何嘗無氣. 故榮中未必無衛, 衛中未必無榮.

35) 營衛二氣在正常情況下, 雖然分別循環于經脈內外, 互不相亂, 但它們倂不是墻內墻外絶不相通, 相反, 二者有着陰陽相關的密切關係. ……二者對立統一, 互相關係, 在經脈內外環流不休的過程中相互交通而不已. 其相互交通之外, 似乎是在三白六十五兪穴上.

36) 經脈流行不止, 環周不休, 寒氣入經而稽遲, 澁而不行, 客于脈外則血少, 客于脈中則氣不通.

37) 行于陽二十五度, 分爲晝夜, 故氣衛氣行于陰二十五度, 至陽而起, 至陰而起止…….

기백이 대답하여 말하길, 양은 낮을 주관하고 음은 밤을 주관하므로 위기의 순행은 하루 밤낮에 신체를 50번 주행하는데 낮에는 양분에서 25번 주행하고 밤에는 음분에서 25번 주행하여 오장을 돈다"[38]라고 하였다. 이와 같이 『내경(內經)』에서는 위기의 운행은 모두 법칙성이 있다고 인식하고 있는데, 위기는 낮에는 주로 체표의 양경을 운행하고 야간에는 주로 체내의 음경을 운행한다고 보았다.

위기의 이러한 주야(晝夜)법칙은 어떻게 형성되었는지, 『내경(內經)』에 비록 명확한 설명은 없지만 관련 있는 원문은 찾을 수 있으며, 위기의 운행과정에서 주야법칙이 이루어지는 것은 분명히 신(腎)의 기능과 관계가 있다. 『영추(靈樞)·위기행(衛氣行)』에서 낮 시간의 위기의 운행에 대해 말하길 "따라서 새벽녘이 되면 음분에서 주행을 마친 위기가 눈에서 나오는데 족태양방광경으로 하행하고 …… 수태양소장경을 따라 하행하고 …… 족소양담경을 따라 …… 수양명대장경을 따라 하행하고 …… 위기가 발에 이르면 족심으로 들어가서 안쪽 복사뼈 부위로 나오며 음분을 주행한 후 다시 눈에서 회합하므로 한 번 순환한 것이라 한다"[39]라고 설명하고, 『황제내경연구대성(黃帝內經硏究大成)』에서 "위기가 양경으로 행할 때 반드시 매일 족소음신경을 한 바퀴 도는 것은 위양이 신정의 도움을 필요로 한다는 뜻이다"[40]라고 위기를 설명하나, 이 해석은 아마 틀릴 것이다. 위기의 특성은 사납고 빠르고 매끄럽고 날래며 위쪽을 향하며 바깥을 향한다. 그렇다면 만약 낮에 위기가 상초의 포산작용에 의해 양경으로 행하는 것이 그 자신의 성질에 의해 결정되는 것이라면, 위기가 야간에 음분으로 순행할 수 있도록 해주는 것은 무엇일까? 필자는 단지 어떠한 힘의 작용에 의해 위기가 자신의 순행경로를 안으로 향하게 할 수 있다고 생각한다. 오장 중에서 오직 신만이 봉장지본(封藏之本)으로써 고섭(固攝)작용과 수납(受

38) 衛氣之行, 出入之合何如? 岐伯曰 : 陽主晝 陰主夜, 故衛氣之行, 一日一夜五十周于身, 晝行于陽二十五周, 夜行于陰二十五周, 周于五臟.

39) 是故平旦陰盡, 陽氣出于目, ……下足太陽, ……下手太陽, ……下足少陽 ……下手陽明, ……其至于足也, 入足心, 出內踝下, 行陰分, 復合于目, 故爲一周.

40) 行于陽經之時, 其每週必交會于足少陰腎一次, 是衛陽需賴腎精之意.

納)작용을 가진다. 그러므로 위기가 매일 양경을 1번 순행하고 반드시 소음경으로 행하는 목적은 결코 신정(腎精)에 의지한다는 뜻이 아니고 신장의 고섭·수납작용에 의해 위기가 점차 양경에서 음경으로 들어가는 것으로 이러한 특성은 결코 위기가 하초에서 나오는 것이 아니고 하초로 귀납하는 것이라는 증거가 될 수 있다. 신기의 작용에 의해 양경으로 운행하는 위기가 끊어지지 않고 음경으로 들어가서 음경과 양경 사이를 운행하도록 조절되는 것이다. 그 결과 낮에는 주로 양경으로 운행하고 야간에는 주로 음경으로 운행하여 낮에는 양이 성하고 해가 지면 양이 쇠하고 밤에는 음이 성하고 밤이 지나면 음이 쇠하는 주야법칙이 형성된다. 신장의 이와 같은 조절기능은 인체 내의 근본적인 운동법칙을 형성하는 주요한 원인이 되고, 만약 신기가 부족하면 위기가 고정되지 못하고 밖으로 새어나가게 되므로 위기가 부족한 대부분의 증상을 볼 때 신을 보하고 위기를 단단히 하는 방법(補腎固衛)은 여기에서 나온 것이다. 『소문(素問)·수열혈론(水熱穴論)』에서 "힘써 입방(入房)하여 수고로움이 심하면 신한이 나온다"[41]는 것도 같은 원리이다.

## 5. 위기운행의 구체적 경로

『영추(靈樞)·위기행(衛氣行)』에는 위기가 체내를 운행하는 길을 상세히 서술하였다. "그러므로 새벽에 음기가 다할 때 양기가 눈에서 나오니 눈을 뜨면 위기가 머리로 상행하다가 두항부를 따라 족태양경의 바깥을 하행하면서 등 부위를 따라 하행하여 새끼발가락의 말단에 이른다. 그 나누어지는 가지는 목예자에서 갈라져서 수태양경의 바깥을 하행하여 아래로 새끼손가락 끝의 외측에 이른다. 그 나누어지는 것은 목예자에서 갈라져서 족소양경의 바깥을 하행하여 새끼발가락과 넷째발가락의 사이로 주행한다. 이로써 상행하다가 수소양경의 외측을 따라 하행하여 새끼손가락과 무명지의 사이에 이른다. 나누어지는 가지

41) 勇而勞甚則腎汗出.

는 상행하여 귀의 앞부분에 이르렀다가 턱에서 뛰는 맥에 합해져서 족양명경의 바깥을 주행하고, 이로써 하행하여 발등에 이르렀다가 새끼발가락의 사이로 들어간다. 그 나누어지는 것은 귀의 아래에서 수양명경의 바깥을 하행하여 새끼손가락과 무명지의 사이로 들어갔다가 손바닥의 중앙으로 들어간다. 그 가운데 발부위에 이르렀던 것은 발바닥 중앙으로 들어가서 내과의 아래에서 나와 음분을 순행하다가 다시 눈에서 합해짐으로써 한 바퀴를 도는 것이 된다. 물시계에서 물이 1각 떨어질 때 인체의 위기는 태양경에 있고 물이 2각 떨어질 때는 인체의 위기는 소양경에 있으며 물이 3각 떨어질 때 인체의 위기는 양명경에 있고 물이 4각 떨어질 때 인체의 위기는 음분에 있다. …… 물이 24각 떨어질 때는 인체의 위기는 음분에 있다. 물이 25각 떨어질 때는 인체의 위기는 태양경에 있으니 이것이 바로 반나절의 도수이다"42)라고 하였다.

이 문장은 실제로 위기가 낮에 순행하는 경로와 밤에 순행하는 경로를 포괄한다. '산(散)'자에 대한 해석이 일치하지 않아서, 위기가 낮에 운행하는 노선에 대한 인식도 차이점이 있다. 하나는 '산'을 "흩어져서 순행한다(散行)"라는 뜻으로 보는 것으로 예를 들어 장경악(张景岳)은 "산(散)은 흩어져서 순행하는 것이다. 위기의 순행은 경을 따라 순행하여 서로 전해지는 것이 아니고, 목예자에서 시작하여 족태양경으로 하행하고, 흩어진다는 것은 목예자에서부터 수태양경으로 행하는 것이다"43)라고 하였으며, 그 뜻은 위기가 운행하는 길은 족태양경에서 시

42) 故平旦陰盡, 陽氣出于目, 目强則氣上行于頭, 順項下足太陽, 順背下至小指之端. 其散者, 別于目銳眥, 下手太陽, 下至手小指之間外側. 其散者, 別于目銳眥, 下足少陽, 注小指次指之間, 以上順手少陽之分, 下至小指次指之間. 別者, 以上至耳前, 合于頷脈, 注足陽明, 以下行至跗上, 入五指之間. 其散者, 從耳下下手陽明, 入大指之間, 入掌中. 其至于足也, 入足心, 出內踝下, 行陰分, 復合于目, 故爲一周. …… 陽盡于陰, 陰受氣矣. 其始入于陰, 常從足少陰注于腎, 腎注于心, 心注于肺, 肺注于肝, 肝注于脾, 脾復注于腎爲一周. …… 水下一刻, 人氣在太陽; 水下二刻, 人氣在少陽; …… 水下三刻 入氣在陽明; 水下四刻, 人氣在陰分; …… 水下二十四刻, 人氣在陰分. 水下二十五刻, 人氣在太陽, 此半日之度也.

43) 散者, 散行者也. 衛氣之行, 不循經相轉, 故始至目銳眥而下于足太陽, 其散者自目銳眥而行于手太陽也.

작할 뿐만 아니라, 동시에 각각의 양경으로 나뉘어 흩어져서 순행하니 경을 따라서 흘러 들어가서 운행하는 것은 아니라는 것이다. 다른 하나는 '산'자를 "남는 것이 있어 구별되어 순행한다(有餘而別)"라는 뜻으로 보는 것으로 『태소(太素)』에서 "산은 위기의 날랜 기가 족태음경(주: 음이 아니라 양으로 생각된다)의 맥을 순행하고 나머지는 나누어 흩어지는 것이다"[44]라고 하였다. 그러므로 황유삼(黃维三)은 위기의 순행은 낮에는 육경의 양으로 순행하고, 피부, 분육의 사이를 채워주고, 족태음경이 주관하며 그 흩어진다는 것은 그 외의 다섯 양경으로 구별되어 순행하고, 눈에서 시작하여 다시 눈에서 합하여 하나의 순환이 된다고 인식하였다. 또 다른 것은 산(散)을 '흩어져 없어지는 것(散失)'으로 보는 것이다. 예를 들어 이금용(李今庸)은 "평단[45]에는 사람이 눈을 뜨면 눈에서 위기가 나오고, 위로 수태양경맥의 분지에 이르러 수족소양경맥, 수양명경맥의 분지에 이른다. 각각의 경맥의 분지로 행하는 것은 모두 산실되며 오직 족양명경맥의 분지로 행하는 것은 음분을 따라 눈에 이르고 다시 수족태양경맥을 행한다"[46]라고 설명하였다. 이렇게 위기가 끊임없이 순행하는 것은 어떻게 되는 것인가? 「위기행(衛氣行)」 원문에서 "물시계에서 물이 1각 떨어질 때 인체의 위기는 태양경에 있고 물이 2각 떨어질 때는 인체의 위기는 소양경에 있다"[47]라고 한 것을 분석해 보면 위기가 야간에 순행하는 경로를 알 수 있고, 위기의 순행은 비록 사납고 빠르며 매끄럽고 날래지만 그 운행은 이처럼 일정한 순서가 있다. 따라서 '산'이라는 글자의 해석을 "흩어져서 순행한다"라고 보며, 이에 따라 위기는 족태양경에서 시작할 뿐만 아니라, 흩어져서 각 양경을 향하여 순행하고 이것은 『내경(內經)』의 본뜻과는 다르다. 위기가 다른 경을 따라 흐른다는 것은 경락계통에서 볼 때 이

---

44) 散者, 衛之悍氣, 循足太陰(注:凝爲陽)之脈而有餘別.

45) 새벽 3시에서 5시까지.

46) 平旦人之目强, 則衛氣出于目, 上至手太陽經脈之分, 依次至手足少陽經脈, 手陽明經脈之分. 其行于各條經脈之分者皆散失, 惟行于足陽明經脈之分者從陰分至目, 再行手足太陽經脈…….

47) 水下一刻, 人氣在太陽, 水下二刻, 人氣在少陽…….

론적인 근거가 없다. 따라서 '산'을 "흩어져서 사라진다"라고 해석하는 것은 위기가 각각 나머지 경맥의 분지로 순행하는 것이 모두 흩어져서 사라진다는 것이며 위기와 함께 운행한다는 것은 "음양이 서로 관통하여 끝이 없이 순환한다"는 것과 위배된다. 그러면 원문 중에서 '산'자가 가지는 의미를 어떻게 이해해야 하는가? 필자는 이 부분의 산은 분산의 의미라고 생각한다. 경맥의 바깥에서 분산되어 순행하는 위기를 가리킨다. 그러므로 "그 흩어져서 순행하는 것은 목예자에서 나누어진다"48)라는 원문은 낮에 경맥의 밖을 운행하는 위기의 순행노선을 묘사한 것이다. 즉 위기는 족태양·수태양·족소양·수소양·족양명·수양명·족소음·족태양의 순서에 따라 맥 바깥의 경을 따라 순환한다. 오미만(吳彌滿)은 "12경맥을 따라 상황을 연결시켜 보면 각각의 양경 사이에는 위에서 말한 직접적인 통로가 없다"49)라고 하여 "위기가 경을 따라 다음 순행을 한다는 의견은 토의할 가치가 있다"50)고 인식하였다. 실제로 『내경(內經)』에 있는 이 토론은 맥외로 행하는 것이 위기이고 이것들의 운행은 경맥 사이로 직접 확산되며 경락 사이의 직접통로를 통과할 필요가 없다는 것이다. 이와 반대로 경맥 안을 순행하는 위기는 영기의 제약을 받아서 족태양경을 따라 나와서 순행한 후에 영기의 순행노선을 따라 경을 순환하므로 경맥을 서로 연결시킬 필요가 있다. 만약에 경맥 밖을 순행하는 위기가 양경에서 양경까지의 사이로 직접 퍼져나가서 위기의 횡적 운행을 관리한다면 어떻게 경맥 내를 순행하는 위기가 양경에서 음경까지의 사이의 경을 따라 순행하여 위기의 종적 운행이 이루어지겠는가? 이러한 형태로 구성되었는데 유문소가 말하기를 "하나의 입체적이고 종횡이 교차되면서 수미상관(首尾相貫)하는 순환형식이다"51)고 하였다.

위기의 이와 같은 교차순행의 특징은 위기가 외사를 방어하는 기능을 충분히 발휘하기에 유리하게 함으로써, 최적정시간·최단거리로 체표

48) 其散行者, 別于目銳眥.
49) 從十二經脈連接情況着, 各陽經之間不存在上述直接通路.
50) 衛氣逐經依次循行的說法俱得商榷.
51) 一个立體的縱橫交錯的首尾相貫循環型式.

의 어떠한 부위에라도 도달할 수 있도록 하여 외사의 침입을 방어할 수 있게 하는 것이다. 위기는 밤에 신·심·간·폐·비의 순서에 따라 순행하는 순환주기가 되고, 역대 주가는 이에 대하여 별다른 이견이 없었다. 위기가 밤에 음경(陰經)으로 순행하는 유주법칙에 대하여 장개빈(張介賓)은 "위기가 밤에 음분을 순행하고, 족소음신경에서 시작하여 오장을 일주하며, 이는 오행상극의 순서에 따라 순행하므로 신·심·폐·간·비의 순서로 전해져서 하나의 순환주기가 된다"[52]라고 하였다. 이는 오행상극의 규율에 따라 순행하는 것으로 인식한 것이다. 유강(劉强) 등은 "오장의 배열은 양기가 많은 것에서 적은 것으로, 음기가 없는 것에서 있는 것으로 순서에 따른 것이고, 이와 같은 배열규율의 성립은 위기가 밤에 음을 행할 때에 양기가 가장 많은 곳에서 음기가 가장 많은 곳으로 순행하며 또한 위기를 순서대로 전달하는 것으로 이해해야 한다"[53]라고 하였다. 이는 위기운행의 상극법칙의 실제가 양기가 아래로 내려감으로써 음기가 위로 태과하지 못하게 억제하는 것이라고 인식한 것이다. 이러한 인식은 위기의 규칙이 자정 전에는 음이 성하고, 자정 후에는 음이 쇠하게 되는 형성 원인을 이해하는 데 도움이 된다.

## 6. 위기운행 이론의 임상적 의의

위에서 언급한 위기의 운행방식에 대한 인식은 이론에서뿐만 아니라 임상실천에 있어서도 중요한 의의를 가지고 있다. 첫 번째, 위기·폐·외사 삼자간의 관계에 대한 인식에 더욱 큰 도움이 된다. 위기는 외사침습에 대한 하나의 방어막으로 외사침입의 방지에 중요하다. 위기가 상초에서 나오고 위기가 산포되는 것은 상초 폐에 의존적이며 동시에 외사침입과 위기의 병변 발생도 먼저 폐에 영향을 주어 폐기선강실상(肺氣宣降失常)을 초래하게 된다. 섭천사(葉天士)가 "온사를 위에서 받으면 먼저 폐를 상한다"[54]라고 한 말은 온열병의 발

52) 衛氣夜行陰分, 始于足少陰腎經以周五藏, 其行也以相克爲序, 故腎心肺肝脾相專爲一周.
53) 五臟是按照陽氣從多到少, 陰氣從無到有順序排列的, 這種排列規律的建立, 讓我們瞭解到衛氣夜行于陰時最多運行的, 循循漸近的傳遞衛氣.

생과 폐의 관계를 명료하게 말한 것이다. 폐기·위기, 그리고 외감질병의 발병의 관계에 대한 연구는 각종 외사의 침입을 방어하는 보폐(補肺)약물의 기전과 효용에 대한 연구에서도 매우 중요한 임상의의를 가지고 있다. 두 번째로 영·위기와 인체 위외기능(衛外功能)간의 관계를 정확하게 인식하는 데 도움이 된다. 영기·위기는 서로 함께 순행한다. 따라서 단지 위기만 위외기능을 갖춘 것이 아니라 영기도 또한 위외기능을 갖추고 있다. 영·위기 이들 간에는 어떠한 상호협조작용이 있으며 외사침습을 방어하는 각각의 작용은 무엇인가에 대해서도 당연히 깊이 있게 연구·탐구하여야 한다. 세 번째로 위기법칙에 존재하는 조절기능의 인식에 대해 도움이 된다. 그 법칙은 생명의 기본 특징 중 하나이다. 『소문(素問)·생기통천론(生氣通天論)』에서 "양기는 하루 동안 밖을 주관하는데 해가 뜰 때 양기가 승하고, 낮 동안에는 양기가 융성해지며, 해가 서쪽으로 질 때 양기가 이미 허해지고 기문이 이에 닫힌다"55)라고 하였다. 인체의 위기법칙이 자연계의 햇빛, 온도 등의 영향을 받는다는 사실은 논쟁의 여지가 없는 사실이다. 그러나 위기운행법칙의 내적인 조절 기전은 역시 연구의 대상이다. 앞의 문장에 따르면 위기 운행법칙의 내적인 조절기전은 아마도 신과 관계 있음을 알 수 있고 따라서 신장이 외부의 햇빛, 온도 등의 신호에 대해 어떻게 반응을 나타내는지, 또 체내 위기를 조절하는 법칙은 무엇인지에 대한 것은 앞으로 더욱 연구해야 할 과제이다.

역자 이혜주 / 교정 박수진, 권영규

원　저 : 북경중의약대학학보 2004년 1월 20권 제1기
『內經』衛氣理論及其臨床意義

요　점 : 지금까지의 『내경(內經)』의 위기운행에 대한 기초내용을 연구한 바탕 위에 위기의 운행에 대한 해석을 더하여 총정리 하였다. 위기는 처음에 상초 폐에서 나오고, 폐기의 포산작용에 의해 영기와 함께 경맥내외를 순행

54) 溫邪上受, 首先犯肺.
55) 陽氣者, 一日而主外. 平旦陽氣昇, 日中而陽氣隆, 日西而陽氣已虛, 氣門乃閉.

하여 전신을 조절한다. 위기는 주로 경맥의 밖을 행하는데 낮에는 주로 체표의 양경으로 흩어져서 순행하고, 밤에는 주로 체내의 음경을 순행한다. 위기는 양에서 음으로 들어가며 신기의 섭납(攝納)작용의 도움을 필요로 한다. 맥내에서 순행하는 위기와 영기의 운행규율에 의하여 12경맥으로 2번 순행한다. 위기운행의 임상의의에 대한 연구도 병행하였다.

주제어 : 내경 / 위기이론 / 영위 / 폐신

# 『내경』의 외감병인관에 대한 탐구

北京中醫藥大學 邵學鴻

중의학의 창립은 반드시 먼저 질병의 원인을 탐구하고 이끌어내야 한다. 왜냐하면 오직 병인을 확립하고서야 비로소 질병의 발생에 대한 합리적인 해석을 할 수 있기 때문이다. 그렇다면 고대의 의사들은 무엇을 질병의 원인으로 삼았을까? 여기서 『내경(內經)』의 외감병인관에 대하여 한 번 탐구해 보고자 한다.

## 1. 병인의 특징

『영추(靈樞)·구문(口問)』에서 "모든 병의 발생은 모두 풍우한서, 음양희노, 음식거처, 크게 놀람과 두려워함에서 생한다."[1]라고 명확히 가리켰다. 『영추(靈樞)·순기일일분위사시(順氣一日分爲四時)』 중에서 또한 "모든 병의 발생은 반드시 조습·한서·풍우·음양·희노·음식·거처에서 기인하는데, 사기가 합하면 형이 있게 되고 장함을 얻으면 병명이 있게 된다"[2]라고 하였다. 『영추(靈樞)·백병시생(百病始生)』에서 또한 "모든 병의 발생은 풍우한서, 청습희노에서 생한다"[3]라고 하였다. 이것들을 총괄해 보면, 병인은 단지 정상적인 기후와 정지(情志)가 지나친 것일 뿐이다. 『소문(素問)·음양응상대론(陰陽應象大論)』에서는 여기서 한 단계 나아가 "하늘에는 사시오행이 있어서 생·장·수·장하고 한·서·

1) 夫百病之始生也, 皆生于風雨寒暑, 陰陽喜怒, 飮食居處, 大驚卒恐.
2) 夫百病之所始生者, 必起于燥濕, 寒暑, 風雨, 陰陽, 喜怒, 飮食, 居處, 氣合而有形, 得藏而有名.
3) 夫百病之始生也, 皆生于風雨寒暑, 淸濕喜怒.

조·습·풍을 낳으며, 사람에게도 오장이 있어서 오기를 화하여 기뻐하고 화내고 슬퍼하고 근심하고 두려워하는 감정을 낳는다. 그러므로 기뻐함과 화냄은 기를 상하게 하고, 한서는 형을 상하게 한다. 갑작스레 화냄은 음을 상하게 하고, 갑작스레 기뻐함은 양을 상하게 한다. 궐역하는 기가 위로 행함에 맥이 그득해지고, 형을 떠난다. 기뻐하고 화내는 감정을 절제하지 못하고 한서가 과도하면 생명이 견고해지지 못한다"[4]라고 하였다.

외부에서 들어와 병에 이르게 되는 요소에 대하여 말해보면, 한과 서는 서로 대립이 되고, 조와 습은 서로 어긋나는 것이며, 이 네 가지는 순수하게 기후현상에 속하는 것이지 사기가 아니다. 그러나 풍은 고대 의사들에 의해 확실히 사기라고 인식되어졌고, 치밀한 연구를 진행하여 "그러므로 풍은 모든 병의 우두머리이며 그것이 변화함에 이르러서는 이에 다른 병이 되는데, 일정한 처방은 없지만 그렇게 되기까지는 풍기가 있었기 때문이다"[5](『素問·風論』)라는 결론이 나오게 되었다.

## 2. 병에 이르게 되는 특징

한·서·조·습·풍은 그 성질이 각기 서로 다르기 때문에 각자 병에 이르게 되는 특징이 있게 된다. 예를 들어 『영추(靈樞)·사기장부병형(邪氣藏府病形)』에서는 "황제가 기백에게 '사기가 인체에 적중하면 어떠한가?'라고 물으니, 기백이 답하여 '사기가 인체에 적중한 것은 높다'라고 하였다. 황제가 '높고 낮음에 정도가 있는가?'라고 하니, 기백이 '상반신 이상은 사기가 적중한 것이고 하반신 이하는 습사가 적중한 것이다'라고 말하였다"[6]라고 기재되어 있다. 또한 『영추(靈樞)·소침해(小針解)』에서는 나아가 "기가 맥에 있을 때 사기가 상부에 있다는 것은 사

4) 天有四時五行, 以生長收藏, 以生寒暑燥濕風. 人有五臟化五氣, 以生喜怒悲驚恐. 故喜怒傷氣, 寒暑傷形, 暴怒傷陰, 暴喜傷陽, 厥氣上行, 滿脈去形, 喜怒不節, 寒暑過度, 生乃不固.

5) 故風者, 百病之長也. 至其變化, 乃爲他病也. 無常方, 然致有風氣也.

6) 黃帝問于岐伯曰: 邪氣之中人也宗何? 岐伯答曰: 邪氣之中人高也. 黃帝曰: 高下有度乎? 岐伯曰: 身半已上者, 邪中之也: 身半已下者, 濕中之也.

기가 인체에 적중됨이 높으므로 사기가 상부에 있음을 말한 것이다. 탁기가 가운데에 있다는 것은 음식물이 모두 위에 들어오면 그 정기가 위로 폐에 주행하고 탁한 것은 장위로 흘러감을 말한 것이고, 한온이 적절하지 못하거나 음식의 절도가 없게 되면 병이 장위에서 생기므로 탁기가 가운데에 있다라고 한다. 청기가 아래에 있다는 것은 청습한 지기가 인체에 적중한 것을 말함이니, 반드시 족부에서 시작하므로 청기가 아래에 있다"[7]라고 하였다. 이 세 가지가 침범하는 인체의 부위가 다르므로 손상하는 부위도 각각 다르다. 『소문(素問)·음양응상대론(陰陽應象大論)』에서는 "그러므로 하늘의 사기에 감촉되면 사람의 오장을 해치고, 수곡의 한열에 감촉되면 육부를 해치며, 땅의 습기에 감촉되면 피육근맥을 해친다"[8]라고 하였는데, 하늘의 사기가 실하면 육부를 상하게 할 수 있고, 오장도 또한 음식의 부절제로 손상될 수 있다. 예를 들어 『소문(素問)·태음양명론(太陰陽明論)』에서도 "그러므로 적풍허사를 만나면 양이 이를 받고 음식을 절제하지 못하고 기거함이 때에 맞지 않으면 음이 이를 받는다. 양이 이를 받으면 육부에 들어가고, 음이 이를 받으면 오장에 들어간다"[9]라고 설명하였다.

각종 병에 이르게 되는 요소들의 특성에 의거하여, 고대 의사들은 병이 변하는 기전과 이치를 지적하였다. 예를 들어 『소문(素問)·음양응상대론(陰陽應象大論)』에서는 "풍이 승하면 동하고, 열이 승하면 종(腫)이 되며, 조가 승하면 건조해지고, 한이 승하면 부종하며, 습이 승하면 설사가 된다"[10]라고 하였다. 이 뿐만 아니라 『내경(內經)』에서는 또한 그것들이 병적인 증상이 되는 것도 열거하였다. 예를 들어 『소문(素問)·생기통천론(生氣通天論)』에서 "한에 의해 병이 났을 때는 돌쩌귀가 움직이는 것과 같아야 하며, 기거함에 놀란 듯이 하면 신기가 이

---

7) 夫氣之在脈也, 邪氣在上者, 言邪氣之中人也高, 故邪氣在上也. 濁氣在中者, 言水穀皆入于胃, 其精氣上注于肺, 濁溜于腸胃, 言寒溫不適, 飮食不節, 而病生于腸胃, 故命曰濁氣在中也. 淸氣在下者, 言淸濕地氣之中人也, 必從足始, 故曰淸氣在下也.

8) 故天之邪氣, 感則害人五臟: 水穀之寒熱, 感則害于六腑: 地之濕氣, 感則害皮肉筋脈.

9) 故犯賊風虛邪者, 陽受之; 飮食不節, 起居不時者, 陰受之. 陽受之則入六腑, 陰受之則入五臟.

10) 風勝則動, 熱勝則腫, 燥勝則干, 寒勝則浮, 濕勝則濡泄.

에 떠오른다. 서에 의해 병이 났을 때는 땀이 나오며, 번하면 천갈하며, 정하면 말이 많아지며 몸이 마치 숯을 태우는 것과 같고, 땀이 배출되고서야 사기가 흩어진다. 습에 의해 병이 났을 때는 머리가 마치 무언가를 뒤집어 쓴 것과 같으며, 습열이 물리쳐지지 않으면 큰 근은 수축하여 짧아지고 작은 근은 이완되어 길어지니, 수축하여 짧아지면 구련하게 되고 이완되어 길어지면 위약해진다. 기에 의해 병이 났을 때는 부종이 생기게 되고, 사유가 서로 교대함에, 양기가 이에 다한다"11)라고 하였다. 이 조문이 비록 복잡하긴 하지만, 이 가운데에서는 여전히 각자 병에 이르게 되는 임상특징을 볼 수 있다.

그 밖에 사계절이 번갈아 변화하는 입장에서 질병의 발생과 변화를 관찰해 보면 풍습한서가 병에 이르게 되는 데는 분명한 계절성 특징이 있고 그 병도 같지 않음이 발견된다. 즉 『영추(靈樞)·논질진척(論疾診尺)』에서 사시한서가 변화하는 기전과 이치를 명백히 논술한 후에 말하기를 "그러므로 말하길 겨울에 한에 손상되면 봄에 단열이 생기고, 봄에 풍에 손상되면 여름에 손설 장벽이 생기며, 여름에 서에 손상되면 가을에 해학이 생기고, 가을에 습에 손상되면 겨울에 해수가 생긴다고 하였는데, 이것을 사계절의 순서라 한다"12)라고 하였다. 이 문장은 『소문(素問)』에 기재된 것과는 같지 않지만 그 뜻은 곧 하나이니 봄에는 온열, 여름에는 손설, 가을에는 해학, 겨울에는 해수병이 된다는 것이다. 즉 계절에 따라 흔히 볼 수 있으며 빈발하는 병이다.

## 3. 병증특징

한·서·조·습·풍 다섯 가지에서 조는 병이 되지 않는다. 습은 비증을 조성하는 병인의 하나이다. 예를 들어 『소문(素問)·비론(痺論)』에서 "풍

---

11) 因于寒, 慾如運樞, 起居如驚, 神氣乃浮. 因于暑, 汗, 煩則喘喝, 靜則多言, 體若燔炭, 汗出而散. 因于濕, 首如裹, 濕熱不攘, 大筋軟短, 小筋弛長, 軟短爲拘, 弛長爲痿. 因于氣, 傷腫, 四維傷代, 陽氣乃竭.

12) 故曰, 冬傷于寒, 春生痺熱, 春傷于風, 夏生後泄腸벽: 夏傷于暑, 秋生痎疾: 秋傷于濕, 冬生咳嗽. 是謂四時之序也.

한습 세 기가 섞이어 다다름에 합하여 비가 된다"[13]라 하였다. 서가 병적인 증에 이르게 되는 데는 『소문(素問)·자지론(刺志論)』에서 "기가 허한데 몸에 열이 나는 것은 서에 상한 데서 얻어지는 것이다"[14]라고 일컬었다. 또한 풍학이 발생하는 병인의 하나가 되는데 『소문(素問)·열론(熱論)』에서 "서사는 응당 땀과 함께 배출시켜야 하니 그쳐서는 안 된다"[15]라고 하였다. 만약 그렇게 하지 않으면 곧 『소문(素問)·금궤진언론(金匱眞言論)』에서 "여름 더위에 땀을 배출시키지 않으면 가을에 풍학이 된다"[16]라고 말한 바와 같이 된다. 서습조가 야기하는 질병은 비교적 적기 때문에 병기도 단순하다. 그러나 한과 풍사는 병에 이르는 힘을 가장 많이 갖추고 있어서 병증이 많고 병기도 복잡하다.

한기는 외감질병을 초래하는 주요 원인인데 한증과 열증의 구분이 있다. 한증은 『영추(靈樞)·구문(口問)』에서 "황제가 '사람이 오한으로 전율하는 것은 무슨 기가 그렇게 하는가?'라고 말하니, 기백이 '한기가 피부에 침범하여 음기는 왕성해지고 양기는 허약해지므로 오한으로 떨면서 전율하니, 모든 양을 보해야 한다'라고 대답하였다"[17]라고 한 것과 같고, 『소문(素問)·자지론(刺志論)』에서 또한 "기가 성한데 몸이 차가운 것은 한에 상한 데서 얻어지는 것이다"[18]라고 한 것과 같다. 열증에 이르게 되는 것은 한기가 열로 화함에 의해 다다르는 것으로 『소문(素問)·열론(熱論)』에서 "사람이 한에 상하면 곧 열병이 된다"[19]라고 기재된 것과 같고, 『소문(素問)·수열혈론(水熱穴論)』 중에 "황제가 기백에게 물어 말하길 '사람이 한에 상하였는데 전변하여 열이 되는 것은 어떻게 된 것인가?' 하니, 기백이 말하길 '무릇 한이 성하면 열이 생한다'라고 하였다"[20]라고 기재된 것과 같다. 한에 의해 형성된 열증에

---

13) 風寒濕三氣集至, 合而爲痺也.
14) 氣虛身熱, 得之傷暑.
15) 暑當與汗皆出, 勿止.
16) 夏暑汗不出者, 秋成風瘧.
17) 黃帝曰: 人之振寒者, 何氣使然? 岐伯曰: 寒氣客于皮膚, 陰氣盛, 陽氣虛, 故爲辰寒久慄. 補諸陽.
18) 氣盛身寒, 得之傷寒.
19) 人之傷于寒也, 則爲病熱.

대해, 『내경(內經)』에서는 통칭하여 열병이라 일컬었다. 『소문(素問)·열론(熱論)』에 "지금 무릇 열병은 모두 상한의 류이다"[21]라고 말한 것과 같다. 본편은 상한이 열병의 하나라고 논하였고, 이것과 서로 같은 부류는 "무릇 상한을 앓음에 온병이 되는 것에 있어서 하지보다 먼저 병이 발하면 온병을 앓게 되고 하지보다 뒤에 발하면 서병을 앓게 된다"[22]라고 하였다. 봄에 발생하는 병은 온병이 되고, 음정의 성쇠상황과 관계가 밀접하다. 『소문(素問)·금궤진언론(金匱眞言論)』에서 지적하길 "무릇 정은 인체의 근본이다. 그러므로 정을 저장하는 자는 봄에 온병이 들지 않는다"[23]라 하였고, 아울러 『소문(素問)·옥판론요(玉版論要)』 중에서는 "온병에 허함이 심하면 죽는다"[24]라고 지적하였다.

한기도 역시 직접 안으로 침입하여 많은 종류의 한성병증을 야기한다. 예를 들어 트림은 『영추(靈樞)·구문(口問)』에서 "한기가 위에 침범하면 궐역된 기가 아래로부터 위로 흩어졌다가 다시 위에서 나오는 것이므로 트림을 하게 된다"[25]라 하였고, 적취는 『영추(靈樞)·백병시생(百病始生)』에서 "적이 처음 생길 때 한을 만나야 비로소 생기고 막히면 바로 적을 형성한다"[26]라 하였다. 또 장부의 통증에 대해선 『소문(素問)·거통론(擧痛論)』에서 "황제가 '인체의 오장에 갑자기 통증이 오는 것은 어떤 기가 그렇게 하는 것인지 듣고 싶다'라고 말하니, 기백이 답하여 '경맥의 흐름은 끊임이 없고, 순환이 그치지 않는다. 한기가 경맥에 침입하여 머무르면 엉겨 정체되어 운행되지 않고, 맥 외부에 침입하면 혈이 부족해지고, 맥에 침입하면 기가 소통되지 않으므로 갑자기 통증이 발생한다'라고 하였다"[27]라고 일컬었다.

---

20) 人傷于寒而傳爲熱, 何也? 岐伯曰: 夫寒盛則生熱也.
21) 今夫熱病者, 皆傷寒之類也.
22) 凡病傷寒而成溫者, 先夏至日者爲病溫, 後夏至日者爲病暑.
23) 夫精者, 身之本也. 故藏于精者, 春不病溫.
24) 病溫虛甚, 死.
25) 寒氣客于胃, 厥逆從下上散, 復出于胃, 故爲噫.
26) 積之始生, 得寒乃生, 厥乃成積也.
27) 帝曰, 願問人之藏卒痛, 何氣使然? 岐伯對曰: 經脈流行不止, 環周不休. 寒氣入經而稽積, 泣而不行, 客于脈外則血少, 客于脈中則氣不通, 故卒然而痛.

풍사란 허풍과 적풍을 가리키고, 항상 피모로부터 인체에 침입하여 점차적으로 안으로 들어간다. 『소문(素問)·피부론(皮部論)』에서는 "이러한 까닭에 온갖 병이 처음 발생할 때는 반드시 먼저 피모에서부터 시작되는데, 사기가 피모에 침입하면 주리가 열리고, 주리가 열리면 락맥으로 들어가며, 머물러서 제거되지 않으면 경맥으로 전입되고, 머물러서 제거되지 않으면 육부로 전입되어 장위에 쌓인다. 사기가 처음 피모에 침입하면 오싹하여 작은 털이 곤두서면서 주리가 열린다"[28]라고 하였다. 사기가 피모에 침입하면 한열증이 있게 되는데, 치료법에는 보법과 사법이 있다. 곧 『소문(素問)·골공론(骨空論)』에서 "황제가 '풍은 온갖 병의 시초라고 들었는데, 침으로 치료하려면 어떻게 해야 합니까?' 라고 물으니, 기백이 대답하여 '풍이 외부로부터 침입하면, 사람으로 하여금 오한으로 떨게 하고, 땀이 나며, 머리가 아프고, 몸이 무거우며, 찬바람을 싫어하게 하는데, 치료는 풍부에서 음양을 조화시켜야 하며 부족하면 보하고 남으면 사한다'라고 하였다"[29]라고 말하였고, 이러한 증은 한에 속한다. 그리고 『소문(素問)·옥기진장론(玉機眞藏論)』에서 "이런 까닭에 풍은 온갖 병의 우두머리이다. 만약 풍한이 인체에 침입하면 작은 털을 모두 곤두서게 하고, 피부가 막혀 열이 나는데 이때에는 땀을 내어서 발산시켜야 한다"[30]라고 한 것은 그 증이 열에 속한다. 『소문(素問)·평열병론(評熱病論)』에서 기재한 음양교·풍궐·노풍·신풍의 병증은 모두 풍에 의한 것으로 그 성질은 열증을 나타내며, 『내경』에서는 모두 아울러서 열병범주에 귀속시킨다. 풍사에 의해 생성된 외감열병은 음을 상하게 함이 병리특징이 되고, 위에서 서술한 네 가지 증도 일부분 볼 수 있다. 『소문(素問)·통평허실론(通評虛實論)』에서는 이것을 병증의 허실로 나누어서 "사기가 성하면 실증이고, 정기가 빼앗기면 허증

---

28) 是故百病之始生也, 必先于皮毛, 邪中之則腠理開, 開則入客于絡脈: 留而不去, 轉入于經: 留而不去, 轉入于腑, 廩于腸胃. 邪之始入于皮也, 訴然起毫毛, 開腠理.

29) 黃帝問曰: 余聞風者百病之始也, 以針治之宗何? 岐伯對曰: 風從外入, 令人振寒, 汗出, 頭痛, 身重, 惡寒, 治在風府, 調其陰陽, 不足則補, 有餘則瀉.

30) 是故風者, 百病之長也, 令風寒客于人, 使人毫毛 直, 皮膚閉而爲熱, 當是之時, 可汗而發也.

이다"[31]라고 하였다.

사람들이 감탄하는 것은, 고대 의사들이 모든 사람들이 같은 병을 앓는 원인이 허사와 적풍에서 기인한다는 것을 알았으며, 허사와 적풍을 방어하여 지키지 못한 것과 직접적인 관계가 있다고 인식하였다는 점이다. 『영추(靈樞)·세로(歲露)』에는 "황제가 '한해에 모두 병이 동일한 까닭은 무엇으로 인하여 그런지 듣고 싶다'라고 하니, 소사가 '이는 팔정의 기후 때문이다'라고 하였다. 황제가 말하길 '이를 관찰하려면 어떻게 해야 하는가?'라고 하니, 소사가 '이를 관찰하려면 항상 동짓날에 북극성이 정북방의 협칩지궁에 서는데, 그 이를 때 날씨가 반드시 바람이 불거나 비가 오는 것으로써 이에 호응한다. 바람이 불거나 비가 오는 것이 남방으로부터 도래할 경우에는 허풍에 속하니 인체를 위해하고 손상시키는 것이다. 그것이 한밤중에 이르면 사람이 다 누워 잠을 자니 침범하지 못하므로 그 해에 사람은 병이 적다. 그것이 낮에 이를 경우에는 사람이 게을러져서 다 허풍에 적중되므로 사람이 대부분 병든다'라고 하였다"[32]라고 기재되어 있다. 비록 사기를 말함이 풍을 떠나지 않지만, 풍의 개념은 자연계에서 병을 일으키는 물질을 대변하여 가리킨 것이고, 그래서 사기라고 불리게 되었다.

풍으로부터 유래된 사기는 반드시 질병의 초래와 광범위한 관련이 있다. 『소문(素問)·풍론(風論)』에서는 "풍이 사람을 상하게 하면, 혹은 한열을 혹은 열중을 혹은 한중을 혹은 통풍을 혹은 편고를 혹은 풍병을 일으키는데, 그 병이 각기 다르고 그 명칭이 같지 않다"[33]라고 서술하여 이러한 점을 표명했다.

---

31) 邪氣盛則實, 精氣奪則虛.

32) 黃帝曰: 願聞歲之所以皆同病者, 何因而然? 小師曰: 此八正之候也. 黃帝曰: 後之宗何? 小師曰: 後此者, 常以冬至之日, 太一立于叶蟄之宮, 其至也, 天必應之于風雨者矣. 風雨從南方來者, 爲虛風, 賊傷人者也. 其以夜半至也, 萬民皆臥而弗犯也, 故其歲民少病. 其以晝至者, 萬民而皆中于虛風, 故萬民多病.

33) 風之傷人也, 或爲寒熱, 或爲熱中, 或爲寒中, 或爲痛風, 或爲偏枯, 或爲風也, 其病各異, 其名不同.

## 4. 결론

이제까지 서술한 바를 종합하면, 『내경(內經)』의 외감병인관은 일목요연하다. 또한 고대의사들의 외감병인에 대한 인식은 직관적인 특징을 가지고 있음을 볼 수 있다. 예를 들어 한과 서는 기후의 양극단으로, 사람에게 병이 생기게 함을 분명하고 쉽게 알 수 있다. 또한 변증의 특징을 가지고 있음을 볼 수 있는데, 예를 들어 한에 상하면 한증이 되고, 한이 열로 화하면 전변하여 열증이 될 수 있다. 동시에 풍부한 철학성이 있다. 예를 들어 풍사에 대한 이해는 사기가 발생하는 원리에 대해 상당히 명확하게 설명한다. 『내경』은 외감열병의 기전과 이치를 한기가 열로 바뀌는 것과 풍사 스스로 열로 바뀌는 것으로 귀결시켰고, 아울러 병증이 상음(傷陰)의 특징을 분명히 나타내 보이고 있는데, 이는 한과 풍사에 대한 깊은 인식에 의거한다. 임상에서의 검증은 매우 합리적이고, 따라서 이것은 또한 과학적이다. 동한의 장중경은 『내경』의 외감병인관을 계승하여 『상한잡병론(傷寒雜病論)』을 저술하고 중풍과 상한을 상세히 논하였다.

역자 박종혁 / 교정 유기훈, 박수진, 권영규

원 저 : 강소중의 2001년 제 3기
對『內經』外感病因觀的探討

요 점 : 우리들은 오랜 기간에 걸쳐 『내경』에서 기록되고 당대(唐代)에 오운육기설이 형성되어 만들어낸 외감병인의 기초적인 이론은 "외감병인은 육음을 벗어나지 않으며, 병은 마땅히 네 가지 기로 나뉜다"라는 관점을 믿어왔다. 일전의 『내경』 연구를 통해 고대 의사들이 한서의 태과와 조습의 기, 아울러 풍사를 병에 걸리게 하는 요소로 보았고, 그것들이 병에 이르게 되는 특징과 여러 가지 병증을 분명히 밝혔음을 발견하였는데, 이것은 '육음'학설과 전부 일치하는 것은 아니다.

주제어 : 『내경』 / 육음 / 상한 / 중풍

# 『침구대성·책문』을 자세히 밝히다

河北中醫學大學 王繼·孫立虹

양계주(楊繼洲)의 『침구대성(鍼灸大成)』은 확실히 그 책의 이름처럼 침구서적의 중요저술이며 『내경(內經)』·『난경(難經)』에서 명대에 이르기까지 중요한 성과물을 종합한 것이다. 『침구대성(鍼灸大成)』 중 4편 「책문(策問)」은 양계주(楊繼洲)의 **시험답안**이며, 그의 학술관점이 최대로 반영되어 있다. 이 글은 양계주의 견해를 검토한 것이다.

## 1. 진심으로 학문을 존경, 醫德을 높이 숭상

양계주(楊繼洲)는 의술에 조예가 깊은 명의이다. 의술에 대해서는 진심으로 학문을 사랑하는 마음을 가지고 더욱 공을 들였다. 이는 그의 저작과 의안에서 볼 수 있다. 뿐만 아니라 4편 「책문(策問)」 중의 친절하고 따뜻한 마음은 그가 평소에 중생을 구하고자 한 단정한 마음에서 비롯된 것이다. 그는 「책문(策問)」에서 자신을 '일개의 선비'[1]라고 칭하였을 뿐만 아니라 "진실로 만물을 사랑하는 마음이 존재하면 사람에 반드시 구하는 바가 있으니 …… 한결같은 마음으로 특별히 삼가고 삼가지 않으리요?"[2]라 했다. 아울러 수차례에 걸쳐 백성들의 건강장수의 목적을 달성하기 위하여서는 '세상을 구하는 선배의 방법'[3]을 추구하고, '제대로 된 의업을 행하는 사람'[4]은 넓고 깊게 학문을 구해야만

1) 一介之士.
2) 苟存心于愛物, 于人必有所濟……而一念濟物之心,特惓惓焉.
3) 神濟世之術.
4) 善業醫者.

'심학의 요점을 파악'[5]할 수 있을 뿐만 아니라 '경지에 오를 수'[6] 있다고 생각했다.(「穴有寄正策」) 그가 생각하는 좋은 의사는 기술이 마치 소를 가르는 주방장과 같고 기예가 출중한 의사이다. 「책문(策問)」을 자세히 읽다보면 그는 경락(經絡)·수혈(腧穴)에 상당히 정통하였다. 치료 중에는 신중하게 질병의 동이선후(同異先後)를 진단하고 병이 숨는 것과 나타나는 것을 낱낱이 드러냈다. 그는 "나는 경(經)을 잘 더듬고 나는 혈(穴)을 잘 취(取)한다"[7]라고 말하는 오늘날의 사람들과 심학습(心學習) 의학이론을 사용하지 않고 임상에 임하는 것과 오직 고지식하고 융통성 없는 것과 난치병을 만났을 때 속수무책인 것을 경멸했다. 그는 곧 자신에게서 구했으며 사람이 알아낼 수 있는 병뿐 아니라 난치병까지 치료했으며 백성들이 오래 살게 하는 목표에 도달하기 위해 세상에서 신의가 나오기를 바랐으며 그의 의술이 편작과 창공의 뒤를 따르는 수준에 달하기를 바랐다.

## 2. 견고한 중의 기초 이론이 깊은 학식이 됨

### (1) 이론의 근원이 된 『내경(內經)』과 『난경(難經)』

『침구대성(鍼灸大成)』은 1601년에 책이 완성된 지 400년이 지났다. 50여 개의 판본이 중국과 외국에서 전해진다. 『침구대성』은 침구발전의 역사 중 세 번째 기념비적인 저작이 되었다. 그래서 양계주가 일대 명의의 업적을 이룬 것은 그가 가진 학문을 깊이 사랑하는 마음과 집안에서 전해진 깊은 학문뿐만 아니라 학술의 연원이 깊은 것과 밀접한 관계가 있다. 「제가득실책(諸家得失策)」 중에 『맹자(孟子)·이루상(離婁上)』을 인용하여 이루(離婁)·사광(師曠)을 예로 들어 "이루의 현명함으로도 도구가 없으면 각이나 원을 만들 수 없고, 사광의 총명으로도 육률(六律)이 없으면 오음(五音)을 바로 할 수 없다"[8]라고 지적하며, 그

5) 聖神心學之要.
6) 皆神而明之.
7) 吾能按經, 吾能取穴.
8) 離婁之明, 不以規矩, 不能成方圓. 師曠之聰, 不以六律, 不能正五音.

일을 제대로 하려면 먼저 그 그릇을 제대로 갖추라고 주장했다. 광범위한 연구 중에 고금의서의 득실우열(得失優劣)을 비교하는 기초 위에서 "오직 소문(素問)과 난경(難經)이 가장 중요하다"[9]고 주장하였다. 그는 원류를 찾고 맥락을 찾아 고인들이 세운 법과 변법(變法)의 의미를 밝히고, 중의 이론 체계의 이론 구조와 발전과정의 규율을 연구하여 의학의 법칙과 도구를 얻었으며, 의학의 도구로는 『내경(內經)』·『난경(難經)』이라고 보아 "대개 소난(素難)이라는 것은 의가의 비조(鼻祖)이며 제생(濟生)하는 심법이라 수법이 되니 만세에 폐해가 없다"[10](「諸家得失策」)라고 했다. 『침구대성(鍼灸大成)』 1권의 「침구직지(鍼灸直指)」 중에 『영추(靈樞)』·『소문(素問)』·『난경(難經)』을 인용하여 책 전반에 걸친 이론의 근원으로 삼았으며 이것으로 평생 동안 의술을 행하는 과정에서 지표로 삼았다.

(2) 음양이론에 대한 깊은 이해와 운용

양계주(楊繼洲)는 음양이론에 대해 깊이 이해했다. 그는 "천지의 도는 음양뿐이니 무릇 사람의 몸도 또한 음양일 뿐이다. 음양이란 것은 조화의 으뜸이고 인류의 근저이다"[11](「諸家得失策」)라고 생각했다. 조화는 자연계의 창조와 만물을 화육(化育)하는 내재된 역량을 가리킨다. 즉 자연의 창조력과 자연규율이다. 음양을 자연규율을 지배하는 관건으로 여겼고 인류 생존의 근본으로 생각했다. 이는 『소문(素問)·음양응상대론(陰陽應象大論)』에서 "음양은 천지의 도이고 만물의 강기이며 변화의 부모이며 생살의 본시이고 신명의 부이다"[12]라고 한 것과 궤(軌)를 같이 한다. 또한 『내경(內經)』·『난경(難經)』의 경험적 인식과 증거를 깊이 연구했다. 이러한 인식은 이론에만 국한되지 않고 임상실천과도 밀접하다. 그는 「침유심천책(鍼有深淺策)」에서 "오직 음의 뿌리가 양이니 왕래가 궁하지 않아 몸에 화생함이 있고, 오직 양의 뿌리가 음

9) 惟素·難爲最要.
10) 蓋素·難者, 醫家之鼻祖, 濟生之心法, 垂之萬世而無弊者也.
11) 天地之道, 陰陽而已矣. 夫人之身, 亦陰陽而已矣. 陰陽者, 造化之樞紐, 人類之根抵也.
12) 陰陽者, 天地之道也, 萬物之綱紀, 變化之父母, 生殺之本始, 神明之府也.

이니, 즉 근본이 있어 감춘 것이 나타나 화생하니 쓰임이 있다"[13]고 말한 데서 나타난 음양이 서로 근본이 되고 쓰임이 되는 관계임을 근거로 선한후열〔陽隱于陰〕, 선열후한〔陰隱于陽〕증의 증상과 병기를 논하였을 뿐만 아니라 양중은음(陽中隱陰)과 음중은양(陰中隱陽)의 구체적인 침법도 구분하였다. 그 이론인식과 임상운용은 주련벽합(珠聯璧合)[14]의 경지에 이르렀다.

## 3. 학술특징

### (1) 막힘없는 수법인 변증논치(辨證論治)

4편 「책문(策問)」을 읽다보면 양계주(楊繼洲)의 변증논치(辨證論治)에 대한 깊은 이해를 자주 느낄 수 있다. 그는 융통성 없이 기계적으로 하는 치료[15]를 가장 반대하여서 「두불다구책(頭不多灸策)」에서 제창한 "병은 사람에 따라 다르고, 치료하는 것은 병에 따라 다르다"[16]는 변증사상을 주장하였다. 임상에서 "베푸는 뜸도 마땅히 다르다."[17](「頭不多灸策」) "수시로 변화하며 이루어진 수에 막히지 않는 것이다"[18](「穴有寄正策」)의 원칙을 따랐다. "만약에 그 기를 살피지 않고 많이 뜸뜨고 …… 그 부분을 살피지 않고 뜸을 함께 사용"[19]하면 "기혈이 체절하고 기육단박의 기함을 면할 수 없다"[20](「頭不多灸策」)고 인식하여서 중의 이론의 변증논치를 자유자재로 운용했다. 그는 "법이라는 것은 침구를 일으켜 세운 규정이고 수(數)라는 것은 그 법을 다스려서 궁하지 않게 운용하는 것이다"[21](「穴有寄正策」)라는 것을 강조

13) 惟陽而根乎陰也, 則顯藏有本, 而化生有用.
14) (成) 훌륭한 물건이 한데 모이다.
15) 按圖索驥.
16) 病以人殊, 治以疾異.
17) 施灸宜別.
18) 隨時變化, 而不泥于成數者.
19) 若不察其機而多灸之……不審其地而竝灸之.
20) 免夫氣血滯絶·肌肉單薄之忌.
21) 法者, 鍼灸所立之規, 而數也者, 所以紀法, 以運用于不窮者也.

했다. 수법이 비록 질병을 치료하려고 만들어졌지만 사람을 구속하는 규율이다. 그러나 "경을 살피는 것은 법이니 소위 신명(神明)이란 것은 심(心)이다"[22](「頭不多灸策」)라고 했다. 경(經)을 따르고 법을 지켜 경을 살피는 것은 항상됨이고, 질병에 내재된 규율을 따라 적응 변화하는 병정을 치료하는 것은 변화이다. 심(心)의 지배 아래 항상됨을 알고 변화에 통하는 것이 신명이다. "성인의 정(情)은 수(數)로써 표시하고 수(數)가 아닌 것을 꺼리며 법에 인한 것을 나타내고 법이 아니면 통하지 않고 정혈(定穴)을 사용하여 수교(垂敎)하니 기정(寄正)이 신명(神明)을 다하는 바가 아니다"[23](「穴有寄正策」)라고 했다. 변화무쌍한 임상변화에서는 유한(有限)의 수법으로 무한의 병증을 포괄하지 못한다. 오직 수법(數法)과 규율을 깊게 이해하여 그 굴레와 한계에서 벗어나야만 비로소 자유로울 수 있고 겸허한 마음이 깊어져 더 높은 단계에 도달할 수 있다. 그리고 오직 수법(數法)의 본원에 정통한 사람만이 성인의 본뜻을 이해할 수 있다. 그들은 "다스리는 방법은 사람에 인하니 수(數)에 인하지 아니하며, 변통은 증에 따른 것이고 법에 따르지 않으며, 혈을 정하는 데는 심(心)이 주(主)이고 기정(寄正)은 묵은 자국이 주(主)가 아니니 노장(老將)이 병사의 공격과 퇴각을 결정할 때 모두 마음과 정신을 하나같이 운영하여야 한다"[24](「穴有寄正策」)라고 한 것을 이해했다. 중의(中醫)의 변증논치의 정수를 파악하고 나서 중의(中醫)의 법도와 원칙에 대해 "법이 없다 하더라도 할 수 있을 것이며 수(數)가 없다 하더라도 할 수 있을 것이다"[25](「穴有寄正策」)라고 했다. 양계주(楊繼洲)는 이와 같이 법을 지켜 법에 막힘이 없고, 고전을 익혀 고전에 막힘이 없었다. 진정으로 후세 사람들에게 그 태도를 감탄하고 중요하게 여기게 한다.

---

22) 按經者法也, 而所以神明之者, 心也.

23) 聖人之情, 因數以示, 而非數之所能拘, 因法以顯, 而非法之所能泥, 用定穴以垂教, 而非寄正之所能盡.

24) 治法因乎人, 不因乎數, 變通隨乎證, 不隨乎法, 定穴主乎心, 不主乎奇正之陳迹. 譬如老將用兵, 運籌攻守, 坐作進退, 皆運一心之神以爲之.

25) 謂之無法可也, 無數可也.

### (2) 침·뜸·약을 모두 중시, 의술의 전반

양계주(楊繼洲)는 좋은 의사가 되려면 전면적으로 기술을 장악해야 한다고 주장했다. 병이 발생하는 원인이 다르기 때문에 질병이 나타나는 부위가 주리(腠理)·혈맥(血脈)·장위(腸胃)의 구별이 있다고 생각하여 "병이 장위에 있으면 약이 아니면 구하지 못하고, 병이 혈맥에 있으면 침을 쓰지 않으면 미치지 못하며, 병이 주리에 있으면 위설(熨焫)이 아니면 달하지 못하니 침·뜸·약이라는 것은 의가에 한 가지라도 빼지 못하는 것이다"[26](「諸家得失策」)라고 했다. 가장 좋은 것은 침과 뜸으로 병을 치료하는 것이다. 다만 『침구대성(鍼灸大成)』에는 구체적인 상황에 근거하여 침과 뜸과 약을 함께 쓰는 구체적인 병례를 기록하였다. 허약한 병증에 대하여는 대부분 중약(中藥) 치료를 사용하였는데, 이는 『영추(靈樞)·사기장부병형(邪氣藏府病形)』에서 "음양형기가 부족하여 모두 허약한 사람에게 침을 쓰지 말고 감약(甘藥)으로 조절해야 한다"[27]라고 한 것과 같다.

### (3) 풍부한 침구(鍼灸)치료 경험

① 경락(經絡)을 법도로 삼고 경(經)을 따라 취혈하는 것을 기초로 삼음

양계주(楊繼洲)는 경락을 침구치료의 기준으로 삼았다. 그는 침구요법은 능히 자유자재로 할 수 있다고 생각하여 "자연을 따라 닮지 않은 것이 없고 경락에서도 마찬가지이다. 제대로 이해하면 훌륭한 의사가 되지만, 그렇지 않으면 서툰 의사이다"[28]라고 했다. 경락(經絡)에 정통한지 아닌지는 의사의 능력을 감별하는 중요한 조건이다. 더불어 순경취혈(循經取穴)을 기초로 삼았고, "경을 고려하여 질병을 치료함에 남음이 있으며 항상 어떤 병이라도 치료되지 않는 것이 있으니 인수사민(仁壽斯民)이 부족하게 된다"[29]라 하여 순경취혈(循經取穴)을 파악한

---

26) 疾在腸胃, 非藥餌不能以濟; 在血脈, 非鍼刺不能以及; 在腠理, 非熨焫不能以達, 是鍼灸藥者, 醫家之不可缺一者也.
27) 諸小者, 陰陽形氣具不足, 勿取以鍼, 而調以甘藥也.
28) 罔不昭然, 有經絡在焉. 而得之則爲良醫, 失之則爲粗工.

다면 어떤 병이라도 치료할 수 없겠는가? 백성의 건강장수에 부족함이 있겠는가? 라고 하였는데, 이는 "그것이 경을 돌고 있으므로 더듬으면 기는 속한 곳으로 이어지니 부정한 혈이 없고 병을 제거하지 못하는 것이 없다"[30](「頭不多灸策」)이기 때문이다. 바로 이런 것이 기초적 지식과 기술이 되었다. 양계주(楊繼洲)는 뛰어난 침구기술을 연습하고 익혔다. 그것은 사람의 경락과 수혈의 정통함이 이미 더 뛰어난 사람이 없을 정도였다.

② 혈수가 적고 정밀한 취혈

㉠ 회혈(會穴)[31]을 중요하게 여김 : 양계주(楊繼洲)는 몸에 있는 365개의 혈 중에서 회혈(會穴)을 가장 중시했다. 그는 "그 회(會)를 보지 않으면 곧 제멋대로 하는 것이고 낭비하는 것이다"[32]라고 생각했으며 자연계의 천지산천에 비유하여 "하늘을 우러러보면 성신의 전려가 어떠한지는 알 수 없으나 그의 요점을 구하면 오직 칠수가 경(經)이 되고 24요(曜)가 위(緯)가 됨을 알 수 있고 땅을 굽어 살피면 산천(山川)의 시내와 개울을 다 알 수 없지만, 그 요점은 오악(五嶽)이 종이 되고 사독(四瀆)이 위가 됨을 알 수 있다"[33]고 하여 회혈(會穴)의 중요 작용을 나타냈다. 회혈(會穴)은 많은 경락의 경기(經氣)가 만나는 부위이다. 경락(經絡)은 그물과 같아 회혈(會穴)은 강목(綱目)이 된다. 양계주(楊繼洲)는 회혈(會穴)을 파악하는 것을 "바로 간이함을 취해 번잡한 것을 막고, 회를 보아서 필요한 것을 얻는다"[34]라고 생각했다. 이는 회혈의 작용에 대해 화룡점정(畵龍點睛)한 것이다. 바로 양계주(楊繼洲)가 "그 요점을 얻지 못하면 비록 많은 혈을 취하나 또한 사람을 구할 수 없을 것이지만 진실로 그 요점을 얻게 되면 비록 회통(會通)이 간단하

29) 按經治疾之餘, 尙何疾之有不愈, 而不足以仁壽斯民也哉.

30) 循其經而按之, 則氣有連屬, 而穴無不正. 疾無不除.

31) 팔회혈(八會穴). 장(臟)·부(腑)·기(氣)·혈(血)·골(骨)·수(髓)·근(筋)·맥(脈)의 병들을 각각 치료하는 작용을 가진 8개 혈.

32) 不觀其會, 則散漫靡要.

33) 仰觀于天, 其星辰之奠麗. 不知其幾也; 而求其要, 則惟以七宿爲經, 二十四曜爲緯; 俯察于地, 其山川之流峙, 不知其幾也, 而求其要, 則惟以五岳爲宗, 四瀆爲委.

34) 則執簡可以禦繁, 觀會可以得要.

더라도 충분히 성공할 수 있다"[35](「頭不多灸策」)라고 말한 것과 같다. 임상에 많이 사용되는 요혈(要穴)과 대혈(大穴)은 모두 회혈(會穴)이다. 회혈은 음경(陰經)과 양경(陽經)이 만나는 곳이고, 경기(經氣)가 모이는 기의 요충지이므로 여러 경락(經絡), 여러 장부(臟腑)의 질병을 치료할 수 있다. 예를 들면, 삼음경(三陰經)이 만나는 곳을 치료하면 동시에 부인과의 병이 나으며 오래된 빈뇨(頻尿)를 치료할 수 있고 백회(百會)는 오래된 두통을 치료하고 피부병에 사용하면 호전된다. 오직 경락(經絡)이 순행하는 길과 락맥(絡脈)이 다르게 나가는 곳을 파악하고 혈의 성질을 이해하고 혈의 위치를 익혀서 여러 가지에 정통해야만 정확한 회혈(會穴)을 찾을 수 있고 임상에서 치료효과를 볼 수 있다.

㉡ 기혈(寄穴)을 보좌 : 양계주(楊繼洲)의 취혈 특징은 회혈(會穴)을 중시하는 것 외에 기혈(寄穴)을 운용하는 데 정통하다는 것이다. 그는 "성인이 혈을 정할 때 기(寄)와 정(正)이 있으니 오직 기정(寄正)을 통하면 세상을 구하는 신비로운 기술로 충분하지 않겠는가?"[36]라고 하여 정혈(正穴)에 통달하고 동시에 기혈(寄穴)에도 통달한 사람만이 세상을 구하는 기술이 신기(神奇)에 이를 수 있다고 긍정하였다. 그러므로 『도경(圖經)』의 기혈(寄穴)을 참고하여 사용했다. 기혈(寄穴)로 "시간에 따라 치료한다"[37]의 이유는 그것의 많은 위치가 12정경(正經)의 순행 부위 밖에 있으면서 선인들이 임상에서 많은 효과를 본 경험혈(經驗穴)이기 때문이다. 그는 기혈을 "翊夫正以旁通于不測者也"(「穴有寄正策」, 翊은 翼으로 보좌한다는 뜻이며 不測은 意外를 가리키고 혹은 탐측할 수 없는 것으로 이는 정경기혈이 아니면 도달할 수 없는 곳을 가리킨다고 이해할 수 있다.)라고 보았다. 바꾸어 말하면 기혈(寄穴)은 대부분 정경의 기혈(氣血)이 도달할 수 없는 부위에 있으며 기경팔맥(奇經八脈)·락맥(絡脈)·경별(經別)·경근(經筋)·피부(皮部)·표본근결(標本根結) 등의 경맥을 보조하는 계통의 기혈(氣血)이 도달하는 부위에 있다

---

35) 故不得其要, 雖取穴之多, 亦無以濟人; 苟得其要, 則雖會通之簡, 亦足以成功.
36) 聖人之定穴也, 有奇有正, 而惟通于奇正之外者, 斯足以神濟世之術, 何也?
37) 以隨時療證者也.

는 것이다. 그들은 정경(正經)의 기혈(氣血)과 서로 통하며 정경(正經)의 기혈(氣血)이 순행하는 부위와 이어져 있고 12경맥(經脈)의 순행 체제와 다른 층에서 경맥(經脈)을 보충해준다. 그래서 기혈(寄穴)은 정혈(定穴)을 보충하고 보좌하여 각종 질병을 치료하는 작용이 있고 임상적으로 의표를 찔러 치료하는 효과를 나타낸다. 그러나 요즘의 사람들은 오히려 기혈(寄穴)을 자주 소홀히 여긴다.

위에서 볼 수 있듯이 양계주(楊繼洲)의 취혈특징은 혈수가 적고 정밀하고 치병에서 "의사가 오직 베풀지 않을 뿐 베풀면 반드시 병을 다스린다"[38](「穴有寄正策」)라 한 것을 따라 목적한 치료효과를 얻었다. 이렇게 한다면 바로 이론에 대한 깊은 이해의 기초에서 임상운용을 자유자재로 할 수 있다.

## 4. 학문하는 방법

### (1) 유물주의적인 자연관과 의학관

양계주(楊繼洲)는 자연계에서 '천지의 도는 음양'이라 생각하고 음양을 '조화의 으뜸이고 인류의 근지'(「諸家得失策」)라고 생각했다. 그는 『역경(易經)』에 나타난 만물의 자원을 원기(元氣)에서 시작했다는 관점과 자연계를 창조하고 만물을 화육(化育)하는 관건은 음양이라는 것에 동의했다. "일원의 기가 천지지간을 유행하여 한 번 닫고 한 번 열어 왕래가 끊이지 않아서 움직이면 음양이 되고, 흩어지면 오행이 된다"[39](「諸家得失策」)라고 하여 이렇게 양생(陽生)·음장(陰長)이 끊임없이 되면 자연계의 만물이 생식(生息)·장양(長養)이 끊임없이 이루어진다. 사람도 이와 같아서 "천지의 이치가 사람의 이치가 되고, 천지의 기가 사람의 기가 된다"[40]고 했다. 정상인은 "음양이 그 이치를 얻으면 기가 화하고 기가 화하면 운행 역시 조화롭게 된다"고 했다. 환자

38) 醫惟不施, 施必療疾.
39) 一元之氣, 流行于天地之間, 一合一辟, 往來不窮, 行而爲陰陽, 布而爲五行.
40) 吾人同得天地之理以爲理, 同得天地之氣以爲氣.

는 다양한 질병의 변화가 있는데 마치 자연에 비·맑음·추위·더위가 있는 것과 같다. 이러한 객관적 유물주의적 생각이 기초가 되어 양계주(楊繼洲)는 질병의 전반에서 객관적이고 과학적인 태도를 유지했다.

(2) 여러 가지 장점을 받아들임, 풍부한 지식

양계주(楊繼洲)는 의학 이론이 견고하며 임상경험이 풍부했는데, 이것은 그의 부지런히 배우고 게으르지 않으며 여러 가지 장점을 취하는 학문태도와 나뉠 수 없다. 「책문(策問)」에서도 볼 수 있는데, 그는 『영추(靈樞)』·『소문(素問)』·『난경(難經)』·『천금방(千金方)』·『외대비요(外臺秘要)』·『금란순경(金蘭循經)』·『침구잡집(鍼灸雜集)』 등의 고대 의서들을 두루 섭렵했다. 그 근원을 찾고 그 흐름을 궁리하고 모든 책의 우열과 장단점을 비교하고 평가한 후에 자신의 관점을 찾아냈다. 의학지식을 연구하였을 뿐만 아니라 천문에 정통하고 지리에 밝으며 술수에 정통했다. 「책문(策問)」 중에 가까이에서는 자기 몸으로부터, 멀리에서는 사물로부터 연구하였음을 볼 수 있는데, 하늘에는 7요(曜)·28수(宿), 그리고 땅에는 오악(五嶽)·사독(四瀆)이 있어 사람의 모습과 닮았다는 것을 알았고, 양수(陽數)로써 구침(九鍼)의 쓰임을 설명하고 생각하고 사유하는 관계에서 9달을 사람을 만드는 도로 삼았다. 짧고도 짧은 4편 「책문(策文)」 중에 침구경락(鍼灸經絡)·수혈(腧穴)·침법(鍼法)·구법(灸法)·양생(養生)·천지(天地)를 논하였을 뿐 아니라 『역경(易經)』과 군법(軍法)까지 언급했다. 학식이 깊고 넓은 명의(名醫)답다.

## 5. 언어의 특징

「책문(策問)」 중에서 양계주(楊繼洲)는 호문(互文)과 설문(設文)의 수식방법에 능통하다. 예를 들면, "맥락을 탐하여 영위를 찾는다."[41] "음양이 화하고 오기가 순하다."[42] "영위는 견고하고 맥락이 완하다"[43](「諸家得失策」)와 같은 서로 함축하고 호응하는 표현법으로 반복

---

41) 探脈絡, 索榮衛.
42) 陰陽和, 五氣順.

을 피할 수 있으며 용어를 교차하여 쓰는 효과를 볼 수 있다. 설명을 하는 과정에서 설문(設文)을 두는 것은 문제를 제기하여 사람의 주목을 끌고 사색하게 하는 효과가 있으므로 평범한 문장 중에 변화를 준 것이다. 원본이론의 성격을 확실히 강조한 「책문(策問)」은 변화를 주어 생동감과 활기를 얻었으며 상응하는 흥취를 높였다. 『침구대성(鍼灸大成)』은 침구연구자의 필수도서이며 내용도 풍부하고 다채로우며 만물을 포괄하는데, 이 논문은 「책문(策問)」의 범위에서 초보적으로 연구하고 분석하였으니 부적절한 말은 바로잡아 주길 바란다.

역자 권지명 / 교정 박수진, 권영규

원 저 : 중국침구 2004년 7월 제24권 제7기
『鍼灸大成·策問』探微

요 점 : 목적 : 楊繼洲가 지은 『鍼灸大成』의 4편 「策問」의 학술적 가치를 연구한다. 방법 : 醫德, 중의학 이론의 기초, 침구학술의 특징, 학문을 하는 방법, 「策問」언어의 특징으로 나누어 연구를 진행하였다. 결론 : 「策問」에는 양계주가 학문을 진심으로 공경하는 정신이 반영되어 있는데, 『黃帝內經』과 『難經』의 이론 기초를 학술의 연원으로 삼았고 막힘없이 변증논치를 활용하고, 풍부한 임상경험을 가진 침구학술의 특징이 있으며 유물주의 자연관과 널리 두루 취하는 방식으로 연구하였기 때문에 楊繼洲의 침구학술의 대표적 저술이라 할 수 있다.

주제어 : 『鍼灸大成』 / 鍼灸學 / 歷史

43) 榮衛固, 脈絡緩.

# 중의 유학생 교육에서의 전자매체활용교육[1]의 응용

江西中醫學院

국제교류의 계속적인 확대에 따라 중국유학생이 날로 증가하고 유학생교육의 연구는 새로운 과제가 되었다. 그 교육과정과 교육방법 및 수단 등의 문제는 실로 검토할 가치가 매우 크다. 유학생은 다른 국가와 지역에서 오기 때문에 언어가 다를 뿐 아니라 교육적 배경, 문화적 배경 및 전통적인 사고방식 등의 방면에서 특수성이 있고, 더욱이 중의학 문헌이 한자로 된 고전이고, 이론이 심오하여 이해하기 어려워서 교육자와 학생 모두 어려움이 있다. 어떻게 학생의 학습동기를 유발시키고 교육효과를 높이는가가 우리가 반드시 해결해야 할 과제이다.

80년대 중반부터 지금까지 우리 학원에는 계속 200여 명의 장/단기 유학생이 등록하였고, 다년간의 교육을 통하여 유학생의 실제상황에 부합하게 마침내 1단계의 비교적 높은 교육효과의 '중의유학생 전자매체활용교육'이라는 교육방법을 찾아내게 되어 일정한 효과를 얻게 되었다. 아래 몇 가지 부분으로 나누어 해법을 소개하겠다.

## 1. 교재편찬

모든 사람들이 다 알고 있듯이 교재는 교육과정 중 매우 중요한 작용을 한다. 이때까지의 교육에 있어서 우리는 일찍이 전국통일 중의교

1) 전자매체활용교육은 원문의 '形象教學法'으로 각종 슬라이드·비디오영상 등을 이용한 교육방식이다.

육교재를 채택하였으나 교재 중 중의술어가 너무 많고, 경전인용이 많으며 중의이론과 관점의 서술과 인식이 모두 중국인의 표현으로 되어 있어 우리가 영어표기를 가하였다. 또한 교육자와 학생간의 설명에 대한 논의가 없어 모두 매우 어려움을 겪으며 교육효과도 미비하였다. 그래서 전통교재로 유학생을 교육시키는 것은 확실히 옳지 않다는 결론을 내렸다. 이 문제의 해결을 위해 우리는『중의기초이론』을 선택하여 중의실험과정 중에 중문과 영문을 대조하는 형식으로 교재를 재발행하고, 아울러 유학생의 목적에 맞게 간단히 요약하고, 언어를 정확히 하며, 개념을 명확히 하였고, 경전인용은 최대한 줄이고, 인용하되 그 정신만 인용하도록 주의하였다. 표현상 외국인의 사고방식에 접근이 가능하고 추상적인 이론을 보편적이고 이해가 쉬운 언어로 설명을 보충하였다. 동시에 표와 그림, 범례를 사용하여 주요 개념을 총괄하였다. 예를 들면 기의 생성기원과 분포, 수액대사의 전 과정, 음식물소화흡수의 전 과정, 혈액순환 등이 그것이다. 이러한 것은 학생의 이해와 총괄, 기억에 유리하다.

## 2. 교실강의

교육의 수단과 방식이 점점 다양화될지라도 교실교육은 없앨 수 없는 교육의 주요 방식이고 유학생교육 또한 마찬가지다. 교재의 재편 후 우리의 직면문제는 어떻게 교실교육을 조직하고 실시하는가였다. 우리 학원의 유학생은 단기연수생 위주이고 대부분 유럽으로부터 오는 이가 많다. 대체로 2가지 배경이 있는데 크로아티아 지방의 학생은 기공애호가가 많고 중국에 오기 전에 중의학 지식은 공백상태이고 다만 이들은 중의학에 대한 깊은 호기심을 가지고 학습을 하고 그 목적은 건강과 병의 예방에 있어 중의에 대해서 다만 일반적인 이해를 필요로 한다. 이들을 위하여 우리의 수업은 어려운 의문점은 피하고 추상적인 이론에 대하여 실제 생활의 예를 중심으로 설명을 보충하였으며 언어의 묘사에서는 생동감 있으며 흥미롭고 난이도를 낮추고 간단하게 바꾸었다. 다른 종류의 학생은 일정한 서의학의 기초 아래에 심지어는 중의학을 마친 자국의 의사와 침구사이다. 그들은 학습시에 습관적으로 종종 중의이론과 서의이론의 어떤 관점을 상호 비교하여 인식상의 오류를 조성한다. 이들 유학생은 그들로 하여금 중의의 발전사, 중의이론체계, 인체생리병리에서 다른 인식을 경험해 봄으로써 점차 사유방식을 변화시키는 것이 필요하다. 이런 유학생의 목적은 비교적 명확하여 귀국 후 진료소를 개업하는 수가 많다. 진료기술의 파악과 임상경험의 갈구가 강렬하여 수업시에 엄중한 논리성·계통성·완전성 외에 마땅히 이들을 임상에 접근하게 하고 임상실례를 열거하여 학생이 중의이론과 관점을 이해하는 것을 도와야 한다. 동시에 주입식 교육방식을 변화시켜 충분한 문답식 토론식 방식을 채택하여 교실의 분위기를 생기 넘치게 하고 학생의 학습흥미를 크게 일으킨다. 당연히 이것은 교사 본인의 확실한 이론기초가 있어야 할 뿐 아니라 또한 필수적으로 풍부한 임상경험도 갖추고 있어야 비로소 해박한 지식과 풍부한 응용력으로 유학생들이 제기한 각종 문제를 해결해 줄 수 있으며, 국제교육의 요구에 부응할 수 있다.

### 3. 교육수단

우리들이 유학생 교육과정 중 깊이 경험한 것은 추상적 중의이론의 형상화 구체화와 직관화는 학생들의 이해와 기억을 돕기 위하여 필요하며 또한 반드시 교육수단의 현대화에 있어서도 필수적이다. 따라서 우리는 충분히 다양한 교육도구(예를 들면 괘도·슬라이드·비디오테이프·빔프로젝트 등의 전자교육수단)를 사용하여 교육내용이 생생하고 풍부하게 변화되었다. 다양한 교육매체를 이용하여 강의할 때는 매체에 따른 적절한 해설과 예시의 관계에 대한 세심한 처리가 요구된다. 우리들은 이것을 세 단계로 나누었다. 먼저 교육도구를 사용하기 전에 강의를 하는 것으로 이 단계는 개념, 정의 그리고 주요 내용에 대한 개괄적인 제시가 주된 내용이다. 이어서 교육도구와 강의를 동시에 혹은 번갈아가며 진행시키는 단계에는 교육도구가 언급하는 내용에 대해 상세한 설명이 필요하고 반드시 임상실제 혹은 생활의 실례를 중심으로 연구, 토론하는 것이 필요하다. 학생의 인식을 감성적인 상태에서 이성적인 판단으로 이끌어 그간의 강의와 교육도구가 상호보충작용을 하도록 한다. 마지막 단계는 귀납단계로서 강의위주로 학습내용에 대하여 고도의 개괄과 전면적으로 종합하여 배운 지식을 강화하고 견고하게 한다. 많은 교육매체의 우수성을 이용하여 추상적이고 어려워 알아들을 수 없는 것을 실질적이고 생동적인 모습으로 직접 보게 하여 학생이 보고 듣고 쉽게 받아들이는 좋은 학습효과를 얻을 수 있다.

## 4. 평가총결

실험과정 중에 우리들은 학생을 실험조와 대조조로 나누어 다른 교육방식으로 실험해 보았다. 실험조는 전자매체활용교육으로 가르치고 대조조는 전통교육방식으로 교육하였다. 학습을 마친 후 우리들은 문답형식을 사용하여 실험조의 교육진행에 대하여 평가하였다. 문답시 아래 몇 가지 따라야 할 원칙을 확정하였다. ① 문답을 설정할 때 조사 이전에 문답의 설정목적과 문답요구 작성의 필요성을 설명하여 학생으로 하여금 문답의 의도를 이해하고 기입하게 하는 것이 필요하다. ② 문답 설정상 문제의 진행성과 대표성을 충분히 고려하여 학생의 평가가 전면적으로 반영되도록 노력을 다한다. ③ 설정된 문제는 직접적이고 명료하여 곡해하지 않게 한다. 문답의 계획 후 먼저 시험 문답할 때 외국어 전문가의 의견을 널리 구하여 수정을 진행시킨다. ④ 학생이 실제 기입시 이름을 기재하지 않게 선택한다.

3개 국가 43명의 유학생을 나누어 전통교육방식과 전자매체활용교육 2종의 다른 교육실험을 하고 아울러 동일한 문답형식의 조사를 진행하고 통계 처리하였다. 그 결과로 전자매체활용교육은 확실하게 보통교육법보다 만족도가 높게 나타났다. 더욱이 그 교재와 교육도구의 활용도가 비교적 높은 비율을 나타낸다. 이후의 작업에서 우리는 교육법을 발전시켜 유학생교육상에 새로운 초석이 될 것이다.

역자 하진호 / 교정 유기훈, 박수진, 권영규

원　저 : 江西中醫學院學報 2000년 12권 3기
'形象教學法'在中醫留學生教學中的應用
주제어 : 전자매체활용교육 / 중의학

# 제 II 편

# 생리학
# 양생기공학

# 기항지부에 대한 고찰

山東省醫學情報研究所 張效霞
山東省萊芜市中醫醫院 楊庚臣

최근의 중의기초이론교재와 저작은 모두 장부계통을 오장(五臟)과 육부(六腑), 기항지부(奇恒之腑) 세 부분으로 구성된 것으로 인식하고 있는데, 문헌학적 입장에서 이것은 토론의 여지가 있다. 분석해 보면 아래와 같다.

## 1. 장부의 글자의 뜻에 의한 측면

장부(臟腑)의 본래 글자는 '장부(藏府)'이다. '장(藏)'이라는 글자는 음이 3가지이다. 한 가지는 cǎng으로 이때 뜻은 두 가지이다. 동사로 쓰여 '보존하고 저장하다, 숨겨 저장하다'의 뜻이 되는데, 『예기(禮記)·단궁(檀弓)』에서 "장은 사람에게 보이지 않는다"[1]라 하였고, 『설문해자(說文解字)·초부(草部)』에서는 "장은 숨김이다"[2]라 하였다. 형용사로 쓰여 '깊음'의 뜻이 되는데, 『광아(廣雅)·석고(釋詁)』에서 이르길 "장은 깊음이다"[3]라 하였으며, 『소문(素問)·장자절론(長刺節論)』에서 "머리에 있어서 머리가 아파오면, 장을 찌른다"[4]라 하여, 왕빙이 주에서 이르길 "장은 깊은 것과 같다. 깊은 곳을 찌름을 말한 것이다"[5]라 하였다.

1) 藏也者, 欲人之弗得見也.
2) 藏, 匿也.
3) 藏, 深也.
4) 在頭頭疾痛, 爲藏刺之.
5) 藏, 猶深也, 言深刺之.

두 번째 음은 záng이다. 하나는 풀이름으로 『사기(史記)·사마상여열전(司馬相如列傳)』에서 이르길 "그 낮고 축축한 곳에는 곧 장(藏), 랑(莨), 갈대가 생긴다"6)라 하였고, 『집해(集解)』를 인용한 『한서음의(漢書音義)』에서 이르길 "장(藏)은 물억새와 같고 잎이 크다"7)라 하였다. 또 장물〔贓〕로 통하는데 『좌전(左傳)·문공18년(文公十八年)』에서 이르길 "숨기는 장물이 장이다"8)라 하였다. 세 번째 음은 zāng이다. 문장에서 이것은 보통 명사로 사용되는데, 그 본래 뜻은 창고를 가리킨다. 『옥편(玉篇)·초부(艸部)』에서 "장은 창고이다"9)라 하였고, 『사기(史記)·평준서(平準書)』에 "산과 바다는 천지(天地)의 창고이다"10)라 하였다. 또 고대 제왕의 진귀한 물건을 저장하는 곳을 말하는데, 『좌전(左傳)·희공24년(僖公二十四年)』에 "진나라 제후의 견두수는 수장자(守藏者)이다"11)라 하였고, '수장자'는 곧 진후(晋侯)의 보물 창고를 지키는 사람이다. 『사기(史記)·노장신한열전(老莊申韓列傳)』에서 노자는 "주나라의 장실(藏室)을 지키는 벼슬아치다"12)라 하였고, 색은에 이르길 "생각건대 장실 벼슬아치는 주나라 책을 저장하는 곳의 벼슬아치이다"라 하여, 노자가 일찍이 문서창고의 관직을 맡았음을 말한다.

부(府)의 본래 뜻은 문서 혹은 재물을 저장하는 장소를 가리키며, 또한 창고의 뜻이 된다. 『한서(漢書)·교사지상(郊祀志上)』에서 "역사서는 부에 저장된다"13)라 하여, 주에 이르길 "부는 책을 저장하는 곳이다"14)라 하였고, 『한서(漢書)·복식전(卜式傳)』에 "현관(顯官)이 낭비하여 창부(倉府)가 비니, 가난한 백성들이 도망간다"15)라 하여, 주에 이

6) 其卑濕, 則生藏, 莨, 蒹葭.
7) 藏似薍而葉大.
8) 掩賊爲藏.
9) 藏, 庫藏.
10) 山海, 天地之藏也.
11) 晋侯之堅頭須, 守藏者也.
12) 周守藏室之史也.
13) 史書而藏之府.
14) 府, 藏書之處.
15) 顯官費衆, 倉府空, 貧民大徙.

르길 "부는 재물이 모여 있는 곳이다"[16]라 하였으며, 『설문해자(說文解字)·엄부(广部)』에 "부는 문서를 저장한다"[17], 『옥편(玉篇)·엄부(广部)』에 "부는 모으는 것으로, 재물을 저장한다"[18]라 하였다. 그러나 '부(府)'에는 아주 많은 파생된 뜻이 있는데, 『설문해자주(說文解字注)』에 이르길 "문서를 저장하는 곳을 일컬어 부(府)라 한다. 파생된 뜻으로 부(府)·사(史)·아전〔胥〕·보병〔徒〕을 부(府)라 한다. 『주례(周禮)』에 '부(府)에는 6인이 있고, 사(史)에는 12인이 있다'라 하고, 주에 이르길 '부는 장(藏)을 다스리고, 사(史)는 책을 장악한다'라 하였고, 또 『대재(大宰)』에 '8법으로 관부(官府)를 다스린다'라 하고, 주에 이르길 '백관이 거처하는 곳을 부라 한다'라 하였다"[19]고 하였다.

장(藏)·부(府) 두 자의 본래 뜻이 비록 모두 창고를 말하더라도 저장하는 물질의 성질은 각기 다르다. 『사기(史記)·귀책전(龜策傳)』에 이르길 "주나라에 복관(卜官)이 되면, 항상 점대와 귀갑을 소중히 저장한다"[20]라 하였는데, 이것은 제왕이 국사를 위하여 점복의 말을 중요 기밀문서에 넣었음을 가리키며, 비밀로 하여 전해지지 않았다. 『설문해자주(說文解字注)』에 이르길 "무릇 좋은 물건은 반드시 안에 감춘다"[21]라 하였으니, 즉 '장(藏)'은 진귀한 물품(선물)을 저장하는 곳이다. 부(府)는 이와 달라 문서·패물·곡식 등 일상생활용품을 저장한다.

장·부 두 글자가 의학에 인용된 후, 의학 속성이 부여되었다. 『영추(靈樞)·창론(脹論)』에 이르길 "장부는 흉협의 복강 내에 위치하며, 마치 귀중한 물건이 상자 속에 들어 있는 것 같고, 각기 일정한 부위가 있으며, 명칭은 다르나 동일한 부위에 위치하며, …… 대저 흉복은 장부의 외곽에 해당한다"[22]고 하여 명확히 인체 흉복강 내의 장부를 가

16) 府, 錢所聚也.
17) 府, 文書藏也.
18) 府, 聚也, 藏貨也.
19) 文書所藏之處曰府. 引申之爲府史胥徒之府. 『周禮』;府六人, 史十有二人. 注云:府治藏史掌書者. 又『大宰』:以八法治官府. 注云:百官所居曰府.
20) 至周室之卜官, 常寶藏蓍龜.
21) 凡物善者, 必隱于內也.
22) 臟腑之在胸脇腹裏之內也, 若匣匱之藏禁器也, 各有次舍, 異名而同處, …… 夫胸腹,

리키며, '장(臟)'은 인체에 가득하고 진귀한 '정기(精氣)'를 저장하고, '부(腑)'는 수곡지물(水穀之物)을 저장하고 전달한다.

장부는 중의학 이론체계의 개념 술어로 쓰이며, 그 말의 속성은 하나의 명사이다. 그러나 현대 중의학 기초이론저작 혹은 교재에 장부의 본래 뜻에 대한 설명이 모두 『설문해자(說文解字)』의 "장은 숨김이다"23)에서 인용하여 적절하지 않은데, 이는 '닉(匿)'의 뜻으로 쓰여 장(藏)이 명사가 아니고 동사이기 때문이다.

## 2. 장부계통의 확립이라는 측면

장부개념과 그 내포된 의미에 대하여 우창이 『향초속교서(香草續校書)·내경소문(內經素問)』에서 일찍이 말하길 "장부의 뜻은 「금궤진언론(金匱眞言論)」에서부터 지금의 의사까지 동일하며, 예전부터 있었으나 정설은 없다. 그러므로 「영란비전론(靈蘭秘典論)」에 이르길 '십이장(十二臟)의 상호작용 및 주차관계가 어떤지 듣고 싶다'고 하였고 또 「육절장상론(六節藏象論)」에 '무릇 십일장(十一臟)은 담(膽)에서 결단을 취한다. 이것은 장부에 합하고 통칭하여 장(臟)이다.' 또 「진요경종론(診要經終論)」에서 12월에 대하여 말하길, '인체의 기에 따라 나누어 두 달을 하나의 장(臟)에 배속하므로, 오장의 외부는 또한 머리에 있고, 머리 역시 장(臟)이 된다.' 또 「육절장상론(六節藏象論)」과 「삼부구후론(三部九候論)」에 더불어 말하길 '구야(九野)는 구장(九臟)과 상응한다. 그러므로 인체에는 신을 저장하는 다섯 장과 유형의 물질을 저장하는 네 개의 장이 있다'고 하였다. 왕빙이 이르길 '소위 형장(形臟)이 넷이라 함은 하나는 두각(頭角)이고, 둘은 이목(耳目)이며, 세 번째는 구치(口齒)이고 네 번째는 흉중(胸中)이다. 또한 장이 된다.' 또 「맥요정미론(脈要精微論)」에 이르길 '무릇 오장은 인체를 튼튼하게 해준다.' 아래 문장에서 이르길 '머리는 정명의 부이고, 등은 흉중의 부이며, 허

臟腑之郭也.

23) 藏, 匿也.

리는 신의 부이고, 무릎은 근육의 부이며, 골은 골수의 부이다. 즉 오부이다. 오장을 말함에 오장은 또한 머리·등·허리·무릎·골이 된다"[24]고 하였다. 『소문(素問)·오장별론(五臟別論)』에서 "무릇 위·대장·소장·삼초·방광, 이 다섯 가지는 하늘의 기운에 의해 화생된 것으로, 그 기는 하늘을 닮았으므로 배출하되 저장은 하지 않는다. 이들은 오장의 탁기를 받아들이며 전화지부(傳化之腑)라고 한다. 이들은 오랫동안 머물지 않도록 하며 전송하고 배출하는 것들이다. 항문 역시 오장의 부림을 받아 수곡이 오래 머물지 않도록 한다"[25]라 하였고, 이것에 대하여 우창이 『향초속교서(香草續校書)·내경소문(內經素問)』중에서 말하길 "위 문장은 전화지부를 말함에 있어서 위·대장·소장·삼초·방광, 즉 오부로 그친다. 또 항문 역시 오장의 신하가 되어 수곡을 오래 저장하지 않으니, 곧 항문 역시 전화지부의 하나이며, 합하여 육부를 이룬다. 그러나 이 위·대장·소장·삼초·방광·항문의 육부는 「금궤진언론(金匱眞言論)」에서 담·위·대장·소장·방광·삼초의 육부와 다르다"[26]라 하였다. 『한시외전(韓詩外傳)』에 이르길 "육부란 무엇인가? 인후는 양입(量入)의 부이다. 위는 오곡의 부이며, 대장은 전수(轉輸)의 부이고, 소장은 수성(受盛)의 부이며, 담은 적정(積精)의 부이고, 방광은 진액의 부이다"[27]라 하여 이것의 육부는 인후가 있으며 삼초가 없다. 『소문(素問)·시종용론(示從容論)』에서 이르길 "오장육부와 담·위·대장소장·비

---

24) 臟腑之說, 今醫工一從「金匱眞言論」, 而在古初無定論. 故「靈蘭秘典論」云: 願聞十二臟之相使, 貴賊何如? 又「六節藏象論」: 凡十一臟取決于膽也. 是合臟腑而通謂之臟矣. 又「診要經終論」言十二月, 人氣分兩月配一臟, 故五臟之外又有頭, 則頭亦爲一臟矣. 又「六節藏象論」及「三部九候論」并言九野九臟, 故神臟五, 形臟四. 王冰云:所謂形臟四者, 一頭角, 二耳目, 三口齒, 四胸中. 亦爲臟矣. 又「脈要精微論」云:夫五臟者, 身之强也. 而彼下文云:頭者精明之腑, 背者胸中之腑, 腰者腎之腑, 膝者筋之腑, 骨者髓之腑. 則是五腑也. 而云五臟, 五臟而又爲頭, 背, 腰, 膝, 骨矣.

25) 夫胃大腸小腸三焦膀胱, 此五者, 天氣之所生也, 其氣象天, 故瀉而不藏, 此受五臟濁氣, 名曰傳化之腑, 此不能久留輸瀉者也. 魄門亦爲五臟使, 水穀不得久藏.

26) 上文言傳化之腑, 云:胃, 大腸, 小腸, 三焦, 膀胱, 則止五腑. 又云:魄門亦爲五臟使, 水穀不得久藏, 則魄門亦實傳化之腑之一, 合成六腑. 然則此六腑爲胃, 大腸, 小腸, 三焦, 膀胱, 魄門, 與「金匱眞言論」以膽, 胃. 大腸, 小腸, 膀胱, 三焦爲六腑者異.

27) 何爲六腑? 咽喉, 量入之腑; 胃者, 五穀之腑; 大腸, 傳輸之腑; 小腸, 受盛之腑; 膽, 積精之腑; 膀胱, 液之腑也.

(脾)·포(胞)·방광 및 뇌·골수·눈물·침·울면서 슬퍼하는 것 등은 오액이 운행하는 바를 다루는데 이들은 모두 사람의 생존에 필요한 것이다"라 하여, 비록 육부라 말하여 담·위·대장·소장·비·포·방광의 일곱 개 장부명칭이 있고, 이로 인하여 장차 '칠부설(七腑說)'이 나타나지만, 배속되지 않으며 검증되지 않았다. 원(元)·왕호고(王好古)가 『차사난지(此事難知)·문장부유기(問臟腑有幾)』 중에 이르길 "간·심·비·폐·신에 일명 명문인 포락(包絡)을 겸하여 육장(六臟)이 되고, 담·소장·위·대장·방광에 삼초를 겸하여 육부(六腑)가 된다. 계산하면 12이다. 포(胞)는 곧 하나의 부이니 13이 된다. 경에 이르길 '포가 열을 방광에 옮기면 곧 방광결석·혈뇨가 된다.' 또 이르길 '포비(胞痺)는 소복(少腹)과 방광을 누르면 안이 아픈 것으로 만약 건실하면 탕으로 치료한다'고 하였다. 주에 이르길 '방광은 포 안쪽에 위치한다'고 하였다. 『내외이경도(內外二境圖)』에 '방광은 포의 방이다'고 하였다. 이로써 13장부를 알 수 있다"[28]고 하여, 이것의 칠부(七腑)는 경전의 육부에 포를 더한 것이다. 이외에 『내경(內經)』 중 "비는 고장이다."(『素問·玉機眞藏論』) "신은 고장이다."(『素問·逆調論』) "삼초는 …… 고(孤)의 부이다."(『靈樞·本輸』) 등 다른 설명이 있다. 이러한 것은 모두 장부학설의 초기에서 제시하고 설명했는데, 사람들이 어떤 기관은 장에 속하고, 어떤 것은 부에 속한다는 것에 대해 더불어 통일적 설명이 없었다. 『소문(素問)·오장별론(五藏別論)』에 "황제가 물어 말하길, 내가 듣기에 의생 중에서 어떤 사람은 뇌수를 장(臟)으로 보고, 어떤 사람은 장(腸)과 위를 장(臟)으로 보며, 어떤 사람은 뇌수를 부(腑)로 보며, 어떤 사람은 장과 위를 부(腑)로 본다고 들었다. 함부로 상반되는 견해로 바꾸어 물으면 모두 자신들의 의견을 옳다고 한다"[29]라 하였는데, 곧 당시의 장과 부의 분화에 관한 토론과 논쟁의 명확한 기록이다.

---

28) 肝心脾肺腎兼包絡一名命門爲六臟, 膽小腸胃大腸膀胱兼三焦爲六腑, 計之十二矣. 故胞則爲一腑矣, 是爲十三矣. 經曰:胞移熱于膀胱則癃, 溺血; 又云:胞痺者, 少腹膀胱按之內痛者, 若沃以湯. 注云:膀胱, 胞內居之. 『內外二境圖』云:膀胱者, 胞之室也. 以是知爲十三臟腑矣.

29) 黃帝問曰: 余聞方士, 或以腦髓爲臟, 或以腸胃爲臟, 或以爲腑, 敢問更相反, 皆自爲是.

그러나 『내경(內經)』에서 중점적 주도적 위치의 설명은 '오장육부'이며, 기타 '육장설(六臟說)'·'구장설(九臟說)'·'오부설(五腑說)'·'칠부설(七腑說)' 등은 모두 발전되지 않았다. 그 원인을 찾으면 장부는 우선 인체 흉복강 내의 기관이며, 그 다음으로 저장하는 바가 있다. 두각·귀와 눈·입과 치아는 흉복강 내에 위치하지 않고 또 저장하지 않는다. 머리·등·허리·무릎·골은 비록 저장하지만 흉복강 내의 기관이 아니다. 고로 장 혹은 부로 설명되나 마침내는 장부의 내포된 의미와 부합하지 않아 소리 없이 자취를 감추었다. 단중·명문·자궁은 비록 흉복강 내에 위치하고 모두 저장하나 그들의 위치와 형태 구조가 『내경』 이후 논쟁이 매우 많고 그 기능이 또한 다른 장의 기능에 의존하여 발휘된다. 그러므로 또한 최종적으로 인체 장부학설의 이론체계에 포함되지 않았다. 장(臟)에 속하는 심포는 경맥의 수가 11에서부터 발전되어 12에 이른 산물이며, 아울러 심포는 겨우 심을 대신하여 행하고 명령하며, 심을 대신하여 사기를 받는 기능을 하며, 정기를 저장하지 못하여, 장의 본래 뜻과는 부합하지 않는다. 그러므로 『내경(內經)』에는 설명이 없으며, 역대 의학서적 중에도 없다. 심포는 독립적 기관이 아니며 후에 심의 부속기관의 하나로 설명된다.

### 3. 기항지부는 장부계통의 구성부분이 될 수 없다.

'기항지부'는 『내경(內經)』에서 단지 『소문(素問)·오장별론(五藏別論)』에서만 보인다. 한에서 청까지의 역대의학저작에서 주석을 제외하고, 『내경(內經)』을 정리한 류의 저작과 『내경(內經)』원문을 인용하여 증명한 것 외에는 언급한 것이 드물고, 또 이것을 오로지 설명한 편이나 장은 없다. 또한 이미 '기항지부'라 하여 보통의 부(腑)와 다름을 말했으나 종시에는 '부(腑)'로 귀속된다. 수곡을 저장하고 전화하는 기관으로서, 뇌(腦)·수(髓)·골(骨)·맥(脈)·여자포(女子胞)의 '부(腑)'는 어떠한 기능을 가지는가? 설사 '장(臟)'과 유사하다 할지라도 뇌·수·골·맥, 모두 인체 흉복강 내의 기관이 아니며, 또 수·골·맥, 세 가지는 전신

각 장소에 널리 퍼져 있다고 말할 수 있어, 장의 내포된 의미와 서로 관련되지 않는다. 이 두 가지는 신체의 설명에서 서로 모순된다. 『영추(靈樞)·해론(海論)』에서 이르길 "뇌는 골수의 바다이다."[30) 『소문(素問)·맥요정미론(脈要精微論)』에서 "골은 골수의 부이다"[31)라 하였다. 설사 "무릇 물질을 저장하는 것을 모두 이름하여 장 또는 부라 할 수 있다"[32)라고 해도 또 어찌 수(髓)와 뇌(腦)·골(骨)을 더불어 논하여 '부(腑)'라 칭할 수 있겠는가?

끝으로 '기항지부'의 설명은 『소문(素問)·오장별론(五藏別論)』에서만 보인다. 이미 '별론(別論)'이라 하여, 당연히 일반적 설명과는 다른 일가(一家)의 말이다. 실로 「오장별론(五藏別論)」의 경문을 세밀히 읽어보면 곧 이 편이 체계가 다른 두 편의 초기의학문헌에서 긁어모아 이루어졌음을 발견하기 어렵지 않다. 편의 앞머리에서 "항문 역시 오장의 신하가 되는데, 수곡을 오래 저장하지 않는다"[33)까지 하나의 편이 구별되는 고의서에서 왔으며, "소위 오장은 정기를 저장하고 배설하지 않는다"[34)에서 편의 끝에 이르기까지는 곧 별본(別本)에서 근원했다. 이로 인하여 뒤의 일부분의 장부 논술을 볼 때, 하나는 천(天)이고 하나는 지(地)이며, 하나는 오(五)이고 하나는 육(六)인 음양배합의 대립적 체계로 구성되었다. 여섯 개의 전화지부와 기항지부를 비교해보면, 곧 음양과 음양속성 모두 상합하지 않는다. 지적해야 할 것은, 왕빙이 일찍이 이 문제에 도달함을 주의하여, 다른 주석 중 설명하기를 "뇌수는 장이다. 별경(別經)에 응한다"[35)라고 한 것이다. '별경'은 곧 『내경(內經)』과 같지 않은 다른 일종의 고의경이다. 『내경(內經)』 저작에는 비록 '기항지부'를 설명한 편이 현재본 『내경』에 들어있지만 '오장별론'이라는 이름의 편 문장 중에 각기 놓여 있으며, 그 뜻의 쓰임은 매우

---

30) 腦爲髓之海.
31) 骨者髓之腑.
32) 凡藏物者皆可名臟名腑.
33) 魄門亦爲五臟使, 水穀不得久藏.
34) 所謂五臟者, 藏精氣而不瀉也.
35) 腦髓爲臟, 應在別經.

깊다. 후세사람들이 이 편을 통해 "고대에 있었으나 정론이 없다"36)라는 오장학설을 이해하도록 했다. 현대 학자는 이 뜻을 알지 못하여, 기항지부를 억지로 잡아끌어 장부학설의 이론체계에 포함시켜 『내경(內經)』 저작 초기의 속뜻을 위배하였고, 장부 본래의 뜻과도 부합하지 않는다. 총괄하여 장부는 인체 흉복강 내 기관의 총칭이다. 일반적으로 설명하여 간·심·비·폐·신의 오장과 담·소장·위·대장·방광·삼초의 육부를 포괄한다. 이러한 장부개념에 대한 설명은 단단히 다져진 문헌근거와 충분한 이론근거를 볼 수 있다. '기항지부'는 다만 장부학설 형성 초기에 어떤 것이 장이고, 어떤 것이 부인가에 대한 많은 다른 설명의 '일가지언(一家之言)'이다. 장부의 본래 뜻에서 논의하지 않고, 장부계통이 최종적으로 확립된 데서 보면, 모두 장부계통의 구성부분이 될 수 없다.

역자 조영은 / 교정 조영은, 박수진, 권영규

원　저 : 북경중의약대학학보 2003년 1월 26권 1기
寄恒之腑考辨
주제어 : 장부 / 기항지부 / 중의기초이론

---

36) 在古初無定論.

# 심신상교와 심신불교

江西中醫學院 張志明

'심신상교(心腎相交)'이론은 역사가 유구하다. 그러나 현행규범교재를 포함한 매우 많은 문헌이 모두 심신상교를 간단히 수화상교(水火相交)로 이해하고, 심신상교를 또한 수화기제(水火旣濟)라 일컬으며, 심신불교(心腎不交)는 수화부제(水火不濟)라고 일컫는다. 필자는 이러한 인식은 전면적으로 충분하지 않으며, 심신상교는 심신수화상교(心腎水火相交)·심신음양상교(心腎陰陽相交)·심신지기상교(心腎之氣相交) 등 3개 부분의 내용을 포괄한다고 생각한다.

## 1. 심신의 수화상교(水火相交)

### (1) 심화와 신수의 상교

심화(心火)는 군화(君火)를 가리키며 이것은 생리적인 화(火)이다. 『의학원류론(醫學源流論)』에서 "대개 심은 화(火)에 속하며 위에 있고, 또한 순수한 양(陽)으로 일신을 주관하니, 이름하여 군화라 한다"[1)]고 하였다. 심화(心火)는 인체의 태양과 같아 온후(溫煦)작용을 하며 그 양열(陽熱)의 기는 단지 심장 자신의 생리기능만을 유지하는 것이 아니라 또한 전신에 온양작용을 하여 전신의 혈액운행을 추동할 수 있어, 인체의 생명활동을 유지한다. 신수(腎水)는 신정(腎精)과 그로부터 나온 수액을 포함하므로 곧 선천지정(先天之精)과 후천지정(後天之精)

---

1) 盖心屬火而位居上, 又純陽而爲一身之主, 名曰君火.

을 포괄하니 『소문(素問)·상고천진론(上古天眞論)』에서 "신은 인체의 수기(水氣)를 주관하여, 오장육부의 모든 정(精)을 받아 저장한다"[2]라 하여 일찍이 신이 정을 받아 수액을 제약하는 것을 포괄하였다. 『소문(素問)·해정미론(解精微論)』 중 황제가 땀·눈물·콧물 등의 형성에 대해 묻자, 대답하여 말하길 "눈물은 수(水)로부터 발생한다. …… 수(水)의 원천은 체내에 축적된 수액이고, 축적된 수액이란 지음(至陰)이며 지음은 신장의 정이다"[3]라 하였다. 총괄하자면, 인체 내의 유윤(濡潤), 유통(流通)되는 체액의 생화(生化), 분비, 배설은 모두 신이 수(水)를 주관하는 예이다. 정상 상황에서 심화(心火)는 신에 하강하여 신양(腎陽)을 돕고, 신수로 하여금 차갑지 않게 하며, 신수(腎水)는 위로 심을 도와 심음(心陰)을 기르고, 심양(心陽)이 항성하지 않게 하니, 이러한 현상을 수화기제(水火旣濟)라 한다. 『오의회강(吳醫滙講)·권8(卷八)』에서 "심에 수가 없으면 화가 홀로 상역한다. 신에 수가 없으면 곧 한수(寒水)가 아래에서 응체된다"[4]라 하였고, 또 『경악전서(景岳全書)·권1(卷一)』에서 "대개 화의 성질은 본래 열이다. 화 가운데 수가 없으면 그 열이 반드시 다하며, 열이 다하면 곧 음이 망령되게 행하여 만물이 마른다. 수의 성질은 본래 한이다. 수 가운데 화가 없으면 그 한이 반드시 다하며 한이 다하면 양이 망령되게 행하여 만물이 사라진다"[5]라 하였다. 이는 수화기제의 중요성을 알 수 있는 하나의 예이다. 수화(水火)의 이러한 승강(升降)움직임은 쉼이 없으니, 『격치여론(格致餘論)·방중보익론(房中補益論)』에서 "사람이 생명이 있으면, 심은 화(火)가 되어 위에 거처하고, 신은 수(水)가 되어 아래에 거처하며, 수(水)는 능히 상승하고 화(火)는 능히 하강하며, 하나는 올라가고 하나는 내려가 다함이 없으니, 생의 뜻이 있다"[6]고 하였다.

---

2) 腎者主水, 受五臟六腑之精而藏之.

3) 泣下水所由生……水宗者積水也, 積水者至陰也, 至陰者腎之精也.

4) 心無水, 則孤火上逆. 腎無火, 則寒水下凝.

5) 盖火性本熱, 使火中無水, 其熱必極, 熱極則亡陰而万物焦枯矣. 水性本寒, 使水中無火, 其寒必極, 寒極則亡陽而万物寂災矣.

6) 人之有生, 心爲火居上, 腎爲水居下, 水能升而火能降, 一升一降, 無有窮已, 故生意存焉.

### (2) 심화와 신수의 불교

만일 수화승강(水火升降) 평형이 파괴된다면 매우 많은 병변이 발생한다. 신수(腎水)가 부족하면 위로 심화(心火)를 도우지 못하여 심화가 홀로 상역하게 되어 실면(失眠)·다몽(多夢)·심계(心悸)·심번(心煩)·건망(健忘)·적백탁(赤白濁)·유정(遺精) 등의 증상이 나타난다. 『세의득효방(世醫得效方)·권7(卷七)』에서 "신수(腎水)가 고갈되면 위를 윤(潤)하지 못하여, 심화가 위로 치성하여 구제하지 못한다. 음액이 말라 심번조갈(心煩燥渴)·소변빈삭(小便頻數)·백탁(白濁)·음위약(陰痿弱)이 생긴다"[7]라 하였고, 『문재의안(問齋醫案)·권1(卷一)』에서 "신수(腎水)가 아래에서 손상되면, 심양(心陽)이 상염하여, 양제맥만(陽臍脈滿)·불면(不眠)이 나타난다"[8]고 하였다. 심화가 부족하면 아래로 신수를 덥히지 못하여 신허유한(腎虛有寒)에 이를 수 있으며 소변불리(小便不利)·활정백탁(滑精白濁)·요슬산연냉통(腰膝酸軟冷痛) 등의 증상이 나타나고, 심하면 수기능심(水氣凌心)의 중증이 된다. 임상에서 이러한 종류의 질병 치료는 신수(腎水) 혹은 심화(心火)를 보충하는 것이 중요하다.

### (3) 군화와 상화의 상교

심은 화에 속하고 위에 거처하며 양중지양(陽中之陽)으로 군화(君火)라 한다. 신은 수에 속하나 수 중에 또한 화가 있고 음중지음(陰中之陰)으로 상화(相火)라 한다. 『의학원류론(醫學源流論)·권상(卷上)』에서 말하길 "심화는 화중지화(火中之火)이고 신수는 수중지화(水中之火)이며, 신화는 아래에서 지키고 심화는 위에서 지키며, 삼초는 화의 도로로 두 화의 상교(相交)를 이끈다"[9]라 하였고, 『내경(內經)』에서 "군화로써 밝히고, 상화로써 거처한다"[10]라 하였는데, 이 말에서 심은 군화이고 또 신명(神明)을 주관하여 '밝힌다'라 하였고, 신은 상화로 생장

---

7) 腎水枯竭, 不能上潤, 心火上炎, 不能旣濟. 煎熟而生, 心煩燥渴, 小便頻數, 白濁, 陰痿弱.
8) 腎水下虧, 心陽上亢, 陽臍脈滿, 不成寐.
9) 心火爲火中之火, 腎水如水中之火, 腎火守于下, 心火守于上, 而三焦爲火之道路, 能引二火相交.
10) 君火以明, 相火以位.

발육을 주관하며 온천지원(溫泉之源)으로 만물의 생장발육의 근원이 되니 '거처한다'라 하였다. 신은 수에 속하고 심은 화에 속하며, 수가 화를 만나면 곧 혈이 형성되니 그러므로 『의문봉갈(醫門棒喝)·육기음양론(六氣陰陽論)』에서 "사람의 심화(心火)를 군화라 하고, 군화를 운용시위(運用施爲)하여 기혈을 생화하는 것은 상화의 공이다"[11]라 하였다. 『오의회강(吳醫滙講)·권8(卷八)』에서 "명문의 화는 곧 심화의 근원이다. 신수의 정은 곧 심정의 근원이다"[12]라 하여, 군주는 재상 없이 다스릴 수 없듯이, 심은 신 없이 생(生)할 수 없으니, 군화와 상화의 정상적 상교로 신지가 맑고 기혈이 소통되며, 사람의 생장발육과 오장육부의 기능이 모두 정상이 된다.

(4) 군화와 상화의 불교

『롱환심법(弄丸心法)·권3(卷三)』에서 "군화는 행함이 없고 오화(五火)를 주관하며, 상화는 명령을 받아 기를 선통한다. 군화는 質(질)이 있어 인화(人火)라 하고, 상화는 形(형)이 없어 천화(天火)라 하며, 군화가 청응(淸凝)하면 상화가 따라 이루어지고, 심화가 망령되게 움직이면 상화는 제멋대로 행동한다"[13]라 하였다. 상화는 심화에 복종하며, 심화가 움직이면 상화 역시 움직이며, 신이 저장하는 정(精)의 소설(疏泄)이 정상을 잃으면 번조(煩躁)·실면(失眠)·유정(遺精)·임탁(淋濁) 등의 병이 생긴다. 만약 신수가 부족하면 또한 아래에서 상화가 왕성하게 되어 유정(遺精)·적탁(赤濁)·요슬산연(腰膝酸軟) 등이 생긴다. 바로 『풍씨금낭비록(馮氏錦囊秘錄)·권14(卷十四)』 중에 "모든 병은 전부 심에서 생기고, 모든 병은 전부 신에 근원한다. 천일(天一)은 수를 생(生)하고 지이(地二)는 화를 생(生)한다. 신수가 상승하지 못하면, 기가 불고(不固)하고 음허(陰虛)하게 된다. 심화가 하강하지 못하면, 망동(妄動)하고 상화가 그것을 따름으로 인하여 몽정(夢精)이 발생한다"[14]라

11) 人之心火, 名爲君火, 而其運用施爲, 生化氣血者, 相火之功也.

12) 命門之火, 卽心火之近. 腎水之精, 卽心精之源.

13) 君火無爲, 主宰五火, 相火受令, 宣通氣也. 君火有質, 謂之人火. 相火無形, 謂之天火, 君火淸凝, 相火順成, 心若妄動, 相火橫行.

한 것이다.

## 2. 심신의 음양상교와 불교

중의(中醫)는 수화(水火)를 음양의 징조로 여긴다. 그러나 수화와 음양은 결국 구별이 있으며, 음양은 수화의 큰 범주로 비교할 수 있다. 심은 리화(离火)이고 혈액을 생하니 양(陽) 중에 음(陰)이 있다. 신은 감수(坎水)이고 기를 생하니 음(陰) 중에 양(陽)이 있다. 『의학충중참서록(醫學衷中參西錄)·4기2권(四期二卷)』에서 "심은 양이고 안에 혈액을 저장하며, 신은 음이고 상화를 저장하니, 음중에 양이 있고, 양중에 음이 있다"[15), 『본초술구원(本草述鉤元)·우목부(寓木部)』에서 "심은 안은 음이고, 밖은 양이다. 신은 안은 양이고, 밖은 음이다. 안이라는 것은 신이 주관하는 것이고, 밖은 기가 쓰는 것이다"[16)]라 하였다. 화의 성질은 온열염상(溫熱炎上)하는데 어찌 하강할 수 있겠는가? 수의 성질은 한랭추하(寒冷趨下)하는데 어찌 상승할 수 있겠는가? 그 근본원인은 곧 화(火) 가운데 진음(眞陰)이고, 수(水) 가운데 진양(眞陽)이다. 화는 진음을 따라 내려가 신에 이르며, 수는 진양을 따라 올라가 심에 이르니, 『신재유서(愼齋遺書)·권1(卷一)』 중 "승강은 수화(水火)로, 승강하게 하는 까닭은 수화 중의 진음 진양이다"[17)]라 하였다. 진음 진양은 심신 중의 진기(眞氣)를 가리킨다. 이것으로부터 심신음양상교는 심신수화상교의 과정과 원인임을 알 수 있다. 『내경지요(內經知要)·권상(卷上)』의 "신은 수(水)이며 수 중에 기를 생하니 곧 진화이다. 심은 화(火)이며 화 중에 진액을 생하니 곧 진수이다. 음 중에 양이 있고 양 중에 음이 있으며 수화(水火)가 서로 저장하여 음양이 서로 근본이 된다"[18)]와 『의림순막(醫林純莫)·권5(卷五)』의 "리화(离火) 중의 양이

14) 百病皆生于心, 百病皆根于腎. 天一生水, 地二生火. 腎水不上, 則氣不固而陰虛. 心火不下, 則妄動, 而相火從之, 夢遺所由來也.

15) 心, 陽也, 而中藏血液. 腎, 陰也, 而中藏相火, 陰中有陽, 陽中有陰.

16) 心內陰而外陽, 腎內陽而外陰. 內者是神是主, 外者是氣是用.

17) 升降者水火, 其所以使之升降者, 水火中之眞陰眞陽也.

18) 腎者, 水也, 水中生氣, 卽眞火也. 心者, 火也, 火中生液, 卽眞水也. 陰中有陽, 陽中有

하강하고, 감수(坎水) 중의 음이 상승하니, 승강이 합하여 수화가 이미 도운 것이다"19)에 의하면 곧 이러한 뜻을 알 수 있다. 중의는 신양(腎陽)을 전신 양기(陽氣)의 근본으로 인식하며, 이것으로부터 신양은 심양(心陽)의 발생을 촉진할 수 있고, 신양이 충분하면 심양이 휴손되지 않으니, 심음을 제약할 수 있어 심음의 편성으로 인한 흉비(胸痞)·수범(水泛) 등의 병이 나타나지 않게 된다. 같은 형태로 신음은 전신 음액의 근본이며, 신음은 심음의 자생을 도울 수 있고, 신음이 충분하면 심음이 휴손되지 않으니, 심양이 편항(偏亢)되지 않고 즉 심번(心煩)·경계(驚悸)·실면(失眠) 등의 증상이 나타나기 어렵다. 심신의 관계는 바로 이러한 음양상교 실현이다. 만약 신양이 부족하면, 심양이 부족해져 심음이 편성하고 신음이 부족하면 심음이 부족해져 심양이 편항된다. 심신 관계의 이러한 음양불교(陰陽不交)는 각종 병변이 된다.

### 3. 심신의 기의 상교

심기(心氣)는 심장의 기능 활동을 대표하며 심음심양(心陰心陽)은 모두 심기의 일부분으로, 대표적으로 자양유윤(滋養濡潤)과 온후추동(溫煦推動)작용을 하는 것으로 나눌 수 있다. 그러므로 심이 혈을 주관하고 신지(神志)를 주관하는 등의 기능실현은 심기가 왕성한 데 의지한다. 신기(腎氣)는 신정이 화생된 기로 신정의 기능표현이며, 신장의 기능 활동을 대표하고, 신음신양(腎陰腎陽)은 모두 신기의 일부분으로, 신음은 자양유윤(滋養濡潤)작용을 하고, 신양은 온후증화(溫煦蒸化)의 작용을 한다. 그러므로 생장발육, 생식을 주관하고 수를 주관하며, 납기(納氣)를 주관하는 등은 모두 신기의 주재를 받는다. 이것에서 볼 수 있듯이 음양이든 수화(水火)든 말할 것도 없이 이들의 운동은 필연적으로 기의 승강출입운동으로 표현되며, 심기와 신기의 상교는 실제로 심신의 수화·음양 상교의 고도개괄이며, 또 이것들은 대부분 정상적인

---

陰, 水火互藏, 陰陽交體.

19) 离中之陽降, 坎中之陰升, 降升合宜, 水火既濟者也.

상교(相交)의 원동력과 전제조건이 된다. 『본초술구원(本草述鉤元)·음초부(陰草部)』에 "심신은 수화의 근원이다. 수화가 분수에 지나치게 행동하지 않으면, 이에 음 중의 양이 하늘에 이르니 이를 천기라 하고, 양 중의 음이 땅에 이르니 이를 지기라 한다."[20] "인체에 다만 수화의 두 기가 있을 뿐인데, 신기는 수 중의 화열(火熱)이고, 심혈은 화 중의 수이다. 신기가 위로 심에 도달하면 곧 수 또한 화를 따라 상승하며, 수가 화를 따라 상승하면 곧 심혈로 하여금 아래로 신에 이르게 하니, 화 또한 수를 따라 하강하는 것이다"[21]라 하였다. 심기와 신기 중 심기는 하강을 위주로 하고, 신기는 상승을 위주로 하며, 심기의 하강으로 신기가 상승하고, 신기의 상승으로 또한 심기가 하강한다. 기의 승강은 수화음양(水火陰陽)의 승강을 이끌어나가게 하며 결과적으로 심신의 기가 불상교(不相交)하면 심신의 수화·음양상교를 말할 수가 없으며, 임상상 각종 병변이 나타나게 된다.

## 4. 결론

심신상교의 구체적인 실현 과정은 심신지기의 승강상교로 이 과정 중 심신음양과 수화 각각의 상교가 완성된다. 이 3개 방면은 서로 연계되어 서로 영향을 끼치며 3개 방면 모두 협조평형을 이루어야 비로소 심신상교이며 어떤 한 방면의 협조관계가 파괴되면 모두 심신불교의 병리변화에 이르게 된다.

역자 조영은 / 교정 조영은, 박수진, 권영규

원 저 : 중국중의기초의학잡지 2003년 9권 12기
心腎相交與心腎不交

요 점 : 심신상교는 심신수화상교·심신음양상교·심신지기상교라는 세 가지 방면의

20) 心腎者, 水火之原. 水火不僭, 乃得陰中之陽際于天, 是謂天氣. 陽中之陰極于地, 是謂地氣.

21) 人身止是水火二氣, 腎氣者, 水中火熱也, 心血者, 火中水也, 能使腎氣上奉于心, 卽水亦隨火以升矣, 水隨火升, 卽能使心血下達于腎, 而火亦隨水以降矣.

내용을 포괄하며, 그 구체적인 실현 과정은 심신지기의 승강상교로 이 과정 중의 심신음양과 수화 각자의 상교가 완성된다. 이 3개 방면 중 어떤 한 방면의 평형협조관계가 파괴당하면 모두 심신불교의 병리변화에 이르게 된다.

주제어 : 심신(心腎) / 상교(相交) / 불교(不交)

# 신음신양학설

上海市中醫文獻館 江克明

신(腎)은 오장(五臟) 중의 하나로서, 신에 저장되어 있는 정기가 신음(腎陰)이고 신에서 원기(元氣)가 증발한 것이 신양(腎陽)이다. 신음신양학설은 장부변증(臟腑辨證)에서 중요한 내용이다. 신음신양 학설의 형성과 운용에 대하여 토론하고자 한다.

## 1. 한당대(漢唐代), 최초로 신양(腎陽)을 중시하다

중의서적 『내경(內經)』과 『난경(難經)』에서 일찍이 신장(腎臟)의 생리·병리 자용에 대하여 상세히 설명하였다. 특히 '명문(命門)'은 양쪽 신의 사이에 있고 그것은 일생동안 인체의 생명활동을 유지하는 원기인 '명문지화(命門之火)'이며, 후세에는 이를 원양(元陽) 즉 신양(腎陽)이라고 하였다. 이러한 논점은 사람들이 생각하는 내분비 학설과 매우 비슷하고 세계 의학사에서 최초로 제시된 것이다.

한대(漢代) 장중경(張仲景)의 『금궤요략(金匱要略)』에서 신기환(腎氣丸)이라는 고방이 지황(地黃)·산수유(山茱萸)·회산약(淮山藥)을 사용하여 보신양정혈(補腎養精血)하고 복령(茯苓)·택사(澤瀉)로 리수습(利水濕)하고 목단피(牧丹皮)로 량혈사화(凉血瀉火)한다고 하였다. 그리고 계지(桂枝)·부자(附子)는 온진원양(溫振元陽)한다. 그러므로 만성신염·결핵병 후기에 많이 나타나는 신양허증(腎陽虛證)과 매우 유사한 '허로요통, 소변불리'1) 증후를 치료한다. 최근 몇 년간의 임상자료를 조사해

1) 虛勞腰痛, 小便不利.

본 결과 효과가 있는 것이 확실하다. 원서에서 담음해천(痰飮咳喘)[2]·소갈(消渴)[3]·전포(轉胞)[4] 등의 병증에 대한 치료에도 사용하였다고 기재되어 있다. 책에서 팔미환(八味丸)도 좋은 효과를 가진다고 하였는데, 이것은 신기환과 단지 육계와 계지 한 가지 약물만 다를 뿐이다. 중의학에서는 전통적으로 이 처방을 온보신양(溫補腎陽)의 대표적인 처방으로 숭상한다.

왕빙(王冰)이 "한사로 인해 열이 나는 모든 자는 음을 취하고 열사로 인해 한증이 나타나는 모든 자는 양을 취한다"[5]라는 경문에 주를 달아 설명하기를 "한해야 하는 것이 한하지 않는 것은 수가 없는 것이고 열이 나야 하는 것이 열나지 않는 것은 화가 없는 것이다. 수가 없는 자는 양광을 제압하여 수를 저장하고 화가 없는 자는 음예를 없애서 화의 원천을 더해준다"[6]라고 하였다. 경문의 본래 의미는 한량(寒凉)한 약을 사용하여 청열(淸熱)하였으나 열이 물러가지 않으면 마땅히 양음(養陰)하는 약으로 바꾸어 사용하고, 온열(溫熱)한 약을 사용하여 한증을 치료하였으나 여전히 따뜻해지지 않으면 마땅히 온장양기(溫壯陽氣)하는 약으로 바꾸어 사용하라는 것이다. 그것의 수화(水火)와 음양(陰陽)은 결코 신장과 연관되지 않는다. 왕씨의 "규범 이외의 이치에 통달하면 음양학설이 열린다"[7]라는 설명을 사람들이 찬양하고 있다. 이 말은 매우 일리가 있어서 후세사람들이 본받을 만하다.

## 2. 송금원대(宋金元代), 자음강화(滋陰降火)를 숭상하다

송대(宋代) 소아과 전문의사인 전을(錢乙)의 『소아약증직결(小兒藥證直訣)』에서 육미지황환(六味地黃丸)을 소아신허(小兒腎虛)·뇌문불합증

2) 만성기관지염.
3) 당뇨병.
4) 임신소변불리.
5) 際寒之而熱者, 取之陰 ; 際熱之而寒者, 取之陽.
6) 寒之不寒, 是無水也; 熱之不熱, 是無火也. 無水者, 壯水之主以鎭陽光; 無火者, 益火之源以消陰翳.
7) 達至理于繩墨之外, 開陰陽學說也.

(腦門不合證)의 치료에 사용한다고 하였다. 그는 소아가 순양지체(純陽之體)이며, 본래 생장발육이 왕성한 시기이고, 신이 뼈를 주관하므로 뇌문이 닫히지 않는 것은 정혈(精血)이 충분하지 못한 것이므로 신음허(腎陰虛)에 속한다고 하였다. 이는 단지 자양신음(滋養腎陰)하면 치료되고, 온양(溫陽)할 필요는 없으므로 신기환에서 계지·부자 두 약물을 뺀다. 그러므로 이것은 자음신음의 대표적 처방이 된다. 이 시대에 육미와 팔미 두 처방이 자양신음과 온보신양의 전형적인 처방이 되었고, 나아가 하나의 변증선방(辨證選方)[8]의 공식이 되었다. 이와 같이 신음신양학설의 형성 및 운용과 방제의 발전은 밀접한 관계가 있다.

주단계(朱丹溪)는 금원사대가[9]의 한 명으로 『단계심법(丹溪心法)』에서 "양은 항상 유여하고 음은 항상 부족하다"[10]라는 학설을 제창하였고, 대보음환(大補陰丸)이라는 처방을 '음허화왕·골증조열·도한·해혈·객혈·토혈·번열이기·족열동통·설홍소태·척맥삭이유력자"[11]를 치료하는데 사용하였으며, 이는 결핵성 허로(虛勞)증후와 매우 유사하다. 주씨는 전씨의 신음허(腎陰虛)의 기초 위에 사화왕(邪火旺)의 측면을 겸하여 보고, 이에 따라 자음(滋陰)과 강화(降火) 두 가지 방법을 같이 사용함으로써 정사(正邪)를 동시에 고려한 최초의 중요한 시도였다. 이 처방은 지황(地黃)·귀판(龜板)을 사용하여 신음을 기르고, 지모(知母)·황백(黃柏) 두 가지 약물을 배합하여 안에서 항성한 상화(相火)의 편승을 사(瀉)하고, 외감(外感)으로 인한 습열사화(濕熱邪火)를 청(淸)한 것으로, 최근에는 매우 좋은 항균소담(抗菌消痰) 작용이 있다는 것을 알게 되었다. 후세의 지백지황환(知柏知黃丸)은 주씨와 전씨의 처방을 합하여 만든 것이다.

그리고 육미지황환(六味知黃丸)류의 처방을 변화한 것으로 기국지황환(杞菊知黃丸)(육미에 枸杞子·菊花를 더한다.)은 양간신지음(養肝腎之

---

8) 증을 분별하여 처방을 정한다.

9) 金元시대 의학상의 사대학파를 말한다. 劉完素, 張從正(子和), 李東垣, 朱震亨(丹溪).

10) 陽常有餘, 陰常不足.

11) 陰虛火旺, 骨蒸潮熱, 盜汗, 咳血, 喀血, 吐血, 煩熱而飢, 足熱疼痛, 舌紅少苔, 尺脈數而有力者.

陰)할 수 있고, 맥미지황환(麥味知黃丸)(육미에 麥門冬·五味子를 더한다.)은 양폐신지음(養肺腎之陰)할 수 있고, 이롱좌자환(耳聾左慈丸)(육미에 當歸·白灼藥을 더한다.)은 보신양음혈(補腎養陰血)할 수 있는 등 모두 육미지황환(六味知黃丸)을 기초로 약물을 더하여 변화시킨 것이다. 이를 살펴보면, 전을의 보신양음법의 응용을 더욱 넓히고 보충하였으며, 그 공적은 매우 중요하다.

## 3. 명대(明代), 음양이 모두 중(重)하여 성숙되다

명대 의가 조헌가(趙獻可)는 『의관(醫貫)』이라는 책에서 "선천수화는 원래 같은 무리에 속한다"[12]라고 주장하였다. 여기에서 수(水)는 정(精)·혈(血)·진액(津液)을 가리키고, 화(火)는 명문지화(命門之火)를 가리킨다. 이 책에서 명문지화의 작용을 주마등(走馬燈)에 비유하여 구체적으로 설명하였고, 왕빙의 "수가 없는 자는 양광을 제압하여 수를 저장하고 화가 없는 자는 음예를 없애서 화의 원천을 더해준다"라는 두 구절을 사용하여 이를 결합하여서 자양신음과 온보신양의 치료원칙을 완성하였다. 또한 조씨는 "음을 취한 자는 화에서 수를 구하여 정이 마르지 않고 양을 구한 자는 수에서 화를 찾아서 신명이 꺼지지 않는다"[13]라는 이치를 상세히 설명하였을 뿐만 아니라 자양신음에는 마땅히 육미환이고 온보신양에는 마땅히 신기환이라고 명확히 제시하였다. 이와 같이 신음신양학설의 운용이 성숙되었다. 책에서 두 가지 처방을 사용한 실제 경험도 적지 않게 서술하였으므로 이는 믿을 만한 증거가 된다.

조헌가와 같은 시대의 사람인 장경악(張景岳)은 『신방팔진(新方八陣)』에서 "양이 음을 잃고 어지러운 것은 음을 보하지 않고 어찌 흩어져서 어지러운 기를 거둘 수 있겠는가? 수가 화를 잃고 쇠퇴한 것은 화를 보하지 않고 어찌 흩어져서 어지러운 기를 거둘 수 있겠는가? 또한 이것은 음양이 서로 돕는 오묘한 효용이다."[14] "그러므로 양을 잘 보(補)

---

12) 先天水火原屬同宮.
13) 取之陰者, 火中求水, 其精不竭; 取之陽者, 水中尋火, 其明不熄.
14) 陽失陰而离者, 不補陰何以收散亡之氣? 水失火而敗者, 不補火何以? 此又陰陽相濟之

하려면 반드시 음 속에서 양을 구하고, 즉 양이 음을 도와서 생화함이 끝이 없다. 음을 잘 보하려면 반드시 양 속에서 음을 구하고, 즉 음이 양을 승강시켜서 원천이 마르지 않는다"15)라고 하였는데, 이는 자양신음과 온보신양하는 처방에 사용하는 약물 배오 관계의 작용에 대한 한 층 더 발전한 설명이다. 그는 신기환에서 목단피·택사를 빼고, 구기자·토사자(免絲子)·두충(杜冲)·감초(甘草)를 더하여 우귀음(右歸飮)을 만들었는데, 이것은 기름을 보충하여 등불이 더욱 밝아지게 하는 것과 같다. 그리고 육미환에서 목단피·택사를 빼고 구기자·감초를 더하여 좌귀음(左歸飮)을 만들었는데, 이것은 과일을 성숙시켜 즙이 더욱 진해지게 하는 것과 같다. 이와 같이 일음일양(一陰一陽)은 서로 결합하여 한 조를 이루게 된다.

앞에서 인용된 사실은 대부분은 법칙과 처방에 대한 것이다. 이것은 신음·신양 두 가지 방면의 임상표현에 대하여 빠져 있다. 왜 신음신양에서 나타나는 증에는 허증이 많은가? 중의학적 장부변증의 원칙에 의하면 실증에는 부(腑)를 치료하고 허증에는 장(臟)을 치료한다. 그러므로 자양신음과 온보신양 두 가지 방법은 허증에 대하여 설명한 것이다. 두 가지에 관한 구체적인 표현은 좌귀환과 우귀환 두 가지 처방의 주치항을 기준으로 하고 따로 구별할 필요가 없다.

장씨는 두 가지 음제(飮劑)를 기초로 하여 두 가지 환제(丸劑)로 바꾸어 약물배합을 정밀하게 고치고 주치증후(主治證候)도 전면적으로 고쳤다. 좌귀환은 좌귀음에서 감초를 빼고 우슬(牛膝)·귀판교(龜板膠)를 더하여 정혈을 보하고, 음양을 조절하는 효능을 증강하였다. 주치는 "진음신수가 부족하여 영위를 자양하지 못하여 점점 쇠약해지거나 혹은 허열왕래·자한도한하거나 혹은 신불수사·혈불귀원하거나 혹은 허손상음하거나 혹은 유림불금하거나 혹은 기허혼훈하거나 혹은 안화·이롱·구조설건하거나 혹은 요산퇴연하다. 정수가 안에서 줄어들고 진액이 말

---

妙用也.

15) 故善補陽者, 必于陰中求陽, 則陽得陰助而生化無窮; 善補陰者, 必于陽中求陰, 則陰得陽升而泉源不竭.

라붙는 등의 증은 신속하게 장수의 군주인 좌신의 원양을 양성하여서 정혈이 스스로 보충되게 한다."[16] 우귀환은 우귀음에서 감초를 빼고 두충(杜沖)·당귀(當歸)·토사자(免絲子)·녹각교(鹿角膠)를 더하여 보정혈온장(補精血溫壯)하는 효능을 증강하였다. 주치는 "원양이 부족하거나 혹은 선천적으로 약하거나 혹은 노상이 과도하여 명문화가 손상되어 토를 생(生)할 수 없게 되어 비위허한·음식소진하게 된다. 혹 구오·팽창하거나 혹 번위[17]·열격[18]하거나 혹 겁한외랭하거나 혹 배꼽 주위 부위의 배가 아프거나 혹은 대변불실·사리빈작하거나 혹 소수자유·허림·한산하거나 혹 한사가 계곡에 침입하여 지절비통하거나 혹 한이 하초에 있어서 수사로 인해 부종이 생긴다. 이와 같이 진양이 부족한 것은 반드시 신피기겁하고 혹은 심박수가 안정되지 않거나 혹은 사지불수하거나 혹은 안견사수하거나 혹 양기가 쇠하여 자식을 갖지 못하는 등의 증이 나타나기도 하는 것은 모두 마땅히 신속하게 화의 근원을 더해주어 우신(右腎)의 원양을 양성하고 신기가 스스로 강해지게 한다."[19]

장씨는 좌귀환을 신음허증의 치료에 사용하여 원음(元陰)을 양성하여 정혈(精血)을 보충하였다. 그리고 우귀환을 신양허증의 치료에 사용

16) 眞陰腎水不足, 不能滋養榮衛, 漸至衰弱, 或虛熱往來, 自汗盜汗, 或神不守舍, 血不歸原, 或虛損傷陰, 或遺淋不禁, 或氣虛昏暈, 或眼花, 耳聾, 口燥舌乾, 或腰酸腿軟. 凡精髓內虧, 津液枯耗等證, 俱速宜壯水之主以培左腎之元陰而精血自充矣.

17) 反胃. 음식을 먹은 후에 脘腹이 脹滿하며, 아침에 먹은 것을 저녁에 토하거나 혹은 저녁에 먹은 것을 아침에 토하며, 소화되지 않은 음식을 토하고 정신이 피로하여 힘이 없으며 혀가 희끄무레하고 맥이 가늘며 무력하게 느껴지는데, 음식물이 들어가면 토해내므로 이렇게 이름한다. 주로 비위가 虛寒하기 때문이다.(『한의학사전』, 성보사)

18) 음식물이나 침을 삼킬 때 무엇이 목에 걸린 듯한 느낌이 있는 것을 噎이라 하고, 음식물이 아래로 내려가지 않는 것을 膈이라 한다. 열은 보통 격의 전기증상인데 대개 합하여서 말한다. 위암, 식도암, 식도협착, 식도경련 등에서 볼 수 있다. 대부분 오랫동안 우울해하거나 혹은 술이나 자극성 있는 음식물을 편식하여서 비가 손상되므로 기가 몰리고 혈이 정체되어 맺히는데 이것이 담과 서로 결합하여 식도를 막으므로 위기가 내려가지 못하여 나타난다.(『한의학사전』, 성보사)

19) 遠洋不足, 或先天稟衰, 或路上過度, 以致命門火衰, 不能生土, 以爲脾胃虛寒, 飮食少進, 或嘔惡, 膨脹, 或翻胃, 噎隔, 或怯寒畏冷, 或臍腹多痛, 或大便不實, 瀉痢頻作, 或小水自遺, 虛淋, 寒疝, 或寒侵溪谷而肢節痺痛, 或寒在下焦而水邪浮腫. 總之, 眞陽不足者, 必神疲氣怯, 或心跳不寧, 或四體不收, 或眼見邪祟, 或陽衰無子等證, 俱速宜益火之源以培右腎之元陽而神氣自强矣.

하여 원양(元陽)을 양성하여 신기가 강해지게 하였다. '정(精)'·'혈(血)'·'신(神)' 세 가지는 생식계통·순환계통·중추신경계통 등의 방면을 포괄한다. 예로 든 두 가지 처방은 비뇨계통·내분비계통·소화계통 등에 관련된 병증을 치료한다. 중의학에서는 신양신음을 오장의 근본으로 여긴다. 오장음양이 제대로 조절되지 못하면 신을 보하여 이를 조정한다. 이와 같이 신음신양학설의 운용범위는 매우 넓다. 최근 국내외에서 수년 동안 연구한 결과 '신허(腎虛)'는 신체내외에서 병에 이르는 요소로 작용하고 발생학적인 신경·체액계통·중심대사기관·면역계통·대식세포 등에 있는 체내의 넓은 범위의 계통·기관 및 세포의 병변을 포괄한다고 본다. 신을 보하는 처방을 사용하여 이러한 기관에 있는 조직학적 매우 작은 조직의 이상변화를 정상으로 되도록 치료하였다. 연구결과 매우 많은 보신약물은 성호르몬작용·신상선피질작용·적응원작용이 있다는 것을 증명하였다.

중의학적 전통에 의하면 신음허는 대부분 설홍구건(舌紅口乾)하고 정혈진액(精血津液)이 부족하다. 신양허는 대부분 설담태백(舌淡胎白)·사지량(四肢凉)하여 신체기능이 저하된다. 일반적으로 사용하는 자양신음(滋養腎陰)하는 약물은 지황(地黃)·산약(山藥)·산수유(山茱萸)·옥죽(玉竹)·황정(黃精)·여정자(女貞子)·상심자(桑椹子) 등과 같이 대부분 정혈을 보하는 작용이 있다. 일반적으로 사용하는 온장신양(溫壯腎陽)하는 약물은 선모(仙茅)·선령비(仙靈脾)·녹용(鹿茸)·계지(桂枝)·부자(附子) 등 대부분 흥분강장작용이 있다. 학설의 형성은 추상적이고 방약의 운용은 구체적이다. 그러므로 앞으로 신양신음학설에 대한 메커니즘의 탐구와 임상에서 자주 사용하는 처방의 상관관계에 대하여 한 걸음 더 나아가 깊이 있게 연구할 만한 가치가 있다.

역자 이혜주 / 교정 유기훈, 박수진, 권영규

원　저 : 腎陰腎陽學說的形成與運用
주제어 : 신음신양학설 / 역사연혁 / 임상응용

# 비주승청론

廣西中醫學院 葉慶蓮

『소문(素問)·경맥별론(經脈別論)』에 "비기는 정을 흩어 위로 폐에 돌아간다."[1] 『소문(素問)·자금론(刺禁論)』에 "비는 전달한다"[2]고 하여 후세 의가들이 이에 근거하여 비의 이러한 기능과 특성을 '비주승청(脾主升淸)'에 귀납시켰다. 비의 승청기능은 인체의 기·혈·진액의 생성과 수포에 중요한 작용을 가지고 비기의 승청을 통하여 전신의 장부경락과 형체관규(形體官竅)·사지백해(四肢白骸)의 기능을 조절하므로 실제 임상에 매우 큰 의의를 가진다.

## 1. 생기의 원(原)이며 청양승운(淸陽升運)의 추(樞)가 되는 비(脾)

### (1) 종기의 생성

종기는 또한 대기라고도 하며, 수곡의 정기(精氣)와 자연의 청기(淸氣)가 결합하여 생긴다. 『소문(素問)·평인기상론(平人氣象論)』에 "위의 대락은 허리에 이르고 격을 뚫고 폐에 락하고 왼쪽 가슴 아래에 나와 그 움직임이 옷에 응하는데 맥 종기이다"[3]라 하였으며, 장석순이 『의학충중참서록(醫學衷中參西錄)』에서 "허리의 락을 살펴보면, 즉 위(胃)가 수곡을 흉중으로 수포하여 대기의 도로를 기른다"[4]라 하였다. 비가

1) 脾氣散精, 上歸于肺.
2) 脾爲之使.
3) 胃之大絡, 名曰虛里, 貫膈絡肺, 出于左乳下, 其動應衣, 脈宗氣也.
4) 按虛里之絡, 卽胃輸水穀氣與胸中, 以養大氣之道路.

허리(虛里)의 락을 통과하여, 비위가 만든 수곡정기는 서서히 위로 상승하고 흉중에 쌓여 폐 중의 청기와 한데 모여 종기를 이룬다. 종기의 생성과 비 폐의 상관관계에서 볼 수 있듯이 비의 승청작용은 매우 중요하며, 바로 『영추(靈樞)·오미(五味)』에 "천지의 정기는 그 대기가 항상 셋은 나가고 하나가 들어오므로 곡식이 반나절 못 들어오면 기가 쇠하고 하루 종일 못 들어오면 기가 적어진다"5)라고 하였다. 만약 비실건운(脾失健運)하여 종기의 생성이 부족하면, 몸이 피곤하고 정신이 피곤하며, 호흡이 짧고 힘이 없고, 음성이 낮고 말하기 싫어하고, 맥은 가라앉고 미약한 등의 전신 기허증이 나타난다. 장중경은 대기(즉 종기)하함에 자기가 만든 승함탕(升陷湯)·회양승함탕(回陽升陷湯)·해울승함탕(解鬱升陷湯)·성비승함탕(醒脾升陷湯) 등을 자주 사용하였는데, 모두 승기하고 보기하는 황기를 군약으로 하였고, 효과가 매우 빨라 후세 의가들이 추종하였다.

(2) 영위기의 생성

『영추(靈樞)·영위생회(營衛生會)』에 "사람이 곡식에서 기를 받고 곡식이 위에 들어가고 폐로 전해져서 오장육부가 모두 기를 받는데 그 맑은 것은 영이 되고 탁한 것은 위가 되고 영은 맥 중에 있고 위는 맥 외에 있어 영은 돌아 쉬지 않는다"6)라 하였으며, 『영추(靈樞)·위기(衛氣)』 역시 "그 부기(浮氣)가 경을 따라 돌지 않는 것이 위기가 되고 그 정기가 경을 따라 도는 것이 영기가 된다"7)고 하였다. 영기와 위기는 모두 수곡정기에서 오는데, 다만 영기는 수곡정기의 정미로운 부분〔淸者〕에서 생기고, 위기는 수곡정기의 사나운 부분〔濁者〕에서 생긴다. 이러한 정기청탁(精氣淸濁)의 분화과정은 전부 비의 산정(散精)작용에 의지한다. 산(散)이란 것은 분별이다. 즉 비기가 수곡정기에서 청(淸)한 것(영양의 정기를 함유한 것)과 탁한 것(빠르고 사납고 잘 흐르는 맹

5) 天地之精氣, 其大氣常出三而入一, 故穀不入半日則氣衰, 一日則氣少矣.

6) 人受氣于穀, 穀入于胃, 以傳于肺, 五臟六腑, 皆以受氣, 氣淸者爲營, 濁者爲衛, 營在脈中, 衛在脈外, 營周不休.

7) 其浮氣之不循經者爲衛氣, 其精氣之行于經者爲營氣.

렬한 기)을 분별한 이후에 상초로 상승시키는데, 그러므로 후세에 영위의 두 가지 기(氣)가 중초에서 나온다는 설이 있었다. 영위의 두 기(氣)는 안으로 오장육부를 돌고, 밖으로는 형체 관규와 사지백골을 적심으로써 따뜻하게 하고 자양하는 작용을 한다. 만약 비실건운(脾失健運)하면 영위가 조화되지 못하여, 몸이 아프고 피부 감각이 없고, 몸이 위축되고 배가 몹시 아픈 복통이 있는 등으로 표현되는데, 그 기전은 영위불화로 『소문(素問)·역조론(逆調論)』에 "영기가 허하면 감각이 없고 위기가 허하면 쓰지 못한다. 영위가 함께 허하면 감각이 없고 쓰지 못한다"[8]고 하였다. 임상에서 이러한 종류의 병을 치료할 때 속을 따뜻하게 하고 비를 건강하게 하고 기를 도우며 양을 올리는 것이 중요하다. 장중경이 이 이론을 제대로 활용하여, 영기가 부족하여 쉽게 사기를 받아서 생기는 혈비증에 대하여 황기계지오물탕(黃芪桂枝五物湯)을 만들었고, 중기허한과 영기부족·허로리급의 복통에 대하여 소건중탕(小建中湯)을 자주 사용하였다.

### (3) 원기의 배보(倍補)

『영추(靈樞)·자절진사(刺節眞邪)』에 "진기는 천에서 받아 곡기와 더불어 몸을 충실하게 한다"[9]라 하였는데, 여기서 진기는 원기이다. 이고가 『비위론(脾胃論)』에서 "진기는 원기라고도 하는데, 이는 몸이 생길 때 가장 먼저 생기는 정기이다"[10]라 하였다. 원기는 신에 근원을 두고 선천정기가 기초가 되므로, 그 생성의 때에 이미 그 수가 정해져서[11](『醫學源流論』·『元氣存亡論』), 출생한 이후 신(腎) 중 정기의 신진대사에 따라 소모되므로, 후천 수곡정기의 배가와 보조를 필요로 하고, 기능이 부단히 충실해져서 신기성(腎氣盛)·신기평균(腎氣平均)의 생명특성으로 표현된다.(『素問·上古天眞論』) 후천 수곡의 정(精)이 원기를 충실히 하는 데는 주요 경로가 두 가지이다. 하나는 오장육부의

---

8) 營氣虛則不仁, 衛氣虛則不用, 營衛俱虛則不仁且不用.
9) 眞氣者, 所受于天, 與穀氣幷而充身者也.
10) 眞氣又名元氣, 乃先生身之精氣也.
11) 其成形之時, 已有定數.

정기가 충실하여 신으로 흘러가는 것이다. 바로 『소문(素問)·상고천진론(上古天眞論)』에 나타난 “신은 수를 주관하고, 오장육부의 정을 받아 저장하고, 고로 오장이 성하면 사정한다”12)라 하였다. 오장정기의 성쇠는 비위가 만든 정기와 다소 상관이 있다. 다른 하나는 원기는 삼초를 통로로 하여 아래에서 위로 움직여, 중초에서 수곡정기의 충분한 영양을 얻어 영위를 돌고, 상초로의 운행을 통하여 전신에 퍼진다. 황죽제가 『난경회통(難經滙通)』에서 “삼초는 진원의 기를 받은 인체의 근본이다. 십이경의 근본은 삼초에서 자생되어, 하초에서 중초로 전해져, 수곡의 정한한 기를 받아 영위를 만든다. 영기, 위기와 진원의 기는 상초에 통행된다”13)라 하였다. 원기의 성쇠는 선천품부에서 완전히 결정되는 것이 아니라, 역시 후천 수곡정기의 차고 없어짐과 밀접한 상관이 있다는 것을 볼 수 있다. 임상실천과 결합하여 이동원이 “원기가 충족되려면 모두 비위의 기가 손상이 없어야 하며, 이 후에 원기를 자양할 수 있다. 만약 위기가 본래 허하면, 음식을 많이 먹어 비위의 기가 손상되고, 원기 역시 충실해질 수 없으니 모든 병이 이로 인하여 생긴다”14)라고 하였는데, 이것으로부터 “안으로 비위가 상하면 원기가 부족하여 모든 병이 생긴다”15)라는 결론이 나온다.(『脾胃論·脾胃虛實傳變論』) 이동원은 기의 작용을 매우 중시하여, 또한 비의 승발(升發) 작용을 더욱 중시하였다. 그러므로 『내경(內經)』 원문 “음정은 그 수명을 받든다”16)를 “비기가 승발하면 곡기가 상행하여 원기가 충실해지고, 인체가 생명의 기전이 비로소 생기니, 그것이 바로 인간의 수명이다”17)라 해석하였고, 반대로 “음정이 내리는 것”18)은 심하면 삼초 원

---

12) 腎者主水, 受五臟六腑之精而臟之, 故五臟盛乃能瀉.

13) 三焦稟眞元之氣, 爲人身之本, 十二經之根, 三焦之所資生, 自下焦送于中焦, 受水穀精悍之氣, 化爲營衛, 營衛與眞元之氣通行送于上焦.

14) 元氣充足, 皆由脾胃之氣無所傷, 而後能滋養元氣, 若胃氣本弱, 飮食自倍, 則脾胃之氣旣傷, 而元氣亦不能充, 諸病之所由生也.

15) 內傷脾胃, 元氣不足, 百病由生.

16) 陰精所奉其人壽.

17) 脾氣升發, 穀氣上行, 元氣充沛, 人體始有生生之機, 故其人壽.

18) 陰精所降.

기의 쇠갈에 이르니, 이것은 비위가 먼저 허하여, 기가 위로 올라가지 못한 것이다. 후세 의가들은 이에 근거하여 "선천부족을 후천으로 보한다"[19]는 치료사상을 제시하고, 비를 건강하게 하여 기를 더하고 신을 보하는 법〔健脾益氣補腎法〕으로 부원산(扶元散)·보신지황환(補腎地黃丸)·보중익기탕(補中益氣湯)·가감육미지황환(加減六味地黃丸) 등의 방약을 이용하여, 영유아의 발육불량, 오연(五軟)[20]·오지(五遲)[21]의 병증을 치료해 좋은 치료효과를 얻었다.(『醫宗金鑑·幼科心法要訣』)

### (4) 청양승운(淸陽升運)의 추(樞)

청양(淸陽)은 가볍고 맑아 올라가서 발산하는 양기이고, 양(陽)이라는 것은 마땅히 올라가야 하므로 청양이 올라가는 것은 순리이다. 비위는 중초에 있고, 기기승강의 축이 되며, 위기(胃氣)는 내리는 것을 주관하고 비기(脾氣)는 오르는 것을 주관한다. 비기가 승을 주관하는 것은 두 가지 방면으로 표현된다. 하나는 정기를 위로 흩어 위로 심폐(心肺)·두목(頭目)에 이르게 하는 것이다. 『영추(靈樞)·사기장부병형(邪氣藏府病形)』에 "그 정과 양기가 위로 눈에 이르러 볼 수 있고, 그 별도의 기가 귀에 이르러 들을 수 있다"[22]라고 하였고, 이는 모두 비기승운의 결과이다. 다른 하나는 비가 경맥의 수포를 통하여 청양을 사지기육에 산포한다는 것이다. 『소문(素問)·태음양명론(太陰陽明論)』에 "사지는 모두 위에서 기를 받고, 경에 이르지 않는 것은 반드시 비가 받은 것으로 인한다."[23] 또 "태음은 삼음에 기를 행하게 하고, …… 역시 삼양에 기를 행하게 한다. 장부는 각 그 경으로 인하여 양명에서 기를 받는다"[24]라 하였다. 이고의 『비위론(脾胃論)』 중 그 작용은 "비가 위에서 기를 받아 사방으로 뿌리고, 기혈을 영양한다"[25]로 귀납되

---

19) 先天不足後天補.
20) 소아 선천성 장애로 성장이 느리게 이루어지는 것.
21) 기능의 선천성 장애.
22) 其精陽氣上走于目而爲睛, 其別氣走于耳而爲聽.
23) 四肢皆稟氣于胃, 而不得至經, 必因于脾乃得稟也.
24) 太陰爲之行氣于三陰……亦爲之行氣于三陽. 臟腑各因其經而受氣于陽明.
25) 脾稟氣于胃而澆灌四旁, 營養氣血者也.

는데, 바로 비경이 수포하고 올리는 운동으로서, 밖으로 사지기육을 청양으로 따뜻하게 기르고 충실히 하게 하여, 주리가 치밀해지고 신체가 건강해진다. 만약 비가 허약하면, 승청이 무력해지고, 수곡정기가 위로 눈에 전해지지 못하며, 곧 청기의 부족으로 나타나 "뇌가 가득하지 못해 기가 이명〔귀에서 소리가 나는 것〕으로 고통 받고, 머리가 기울고 눈이 아찔하다"26) 등의 증을 일으킨다.(『靈樞·口問』) 만약 비기가 허하여 아래로 내려가면 청기가 아래에 이르러 덜 소화된 설사 등의 증이 출현할 수 있다. 임상상 익기총명탕(益氣聰明湯)·조중익기탕(調中益氣湯)·승양탕(升陽湯)·승양산화탕(升陽散火湯)·보중익기탕(補中益氣湯) 등 비를 건강하게 하고 기를 도우며 양을 올리는 방법으로 치료하면 효과가 크다.

## 2. 생혈(生血)의 원(原)이고 혈액을 통섭운행(統攝運行)하는 비(脾)

### (1) 생혈(生血)의 원(原)인 비(脾)

혈액의 생성은 수곡이 위로 들어가 위의 수납·부숙(腐熟)을 통하여 식미(食糜)를 형성하고, 아래로 소장에 전하여 다시 소장의 수성화물(受盛化物)·비별청탁(泌別淸濁)을 통하여 맑은 것은 비로부터 심폐로 전해지면 심폐의 기화작용을 거쳐 이루어진다. 『영추(靈樞)·결기(決氣)』에서 "중초가 기를 받고 즙을 취하여, 변화시켜 붉어지는 이것을 혈이라 한다"27)라고 하였다. 『영추(靈樞)·영위생회(營衛生會)』에 "중초 역시 위중을 지나 상초의 뒤에서 나온다. 이는 기를 받아 조박을 분비하고 진액을 찌고 그 정미를 변화시켜 위로 폐맥으로 흘러가 이에 변하여 혈액이 된다"28)라 하여 혈액의 생성은 비위·심폐와 모두 밀접한 상관관계가 있으며, 수곡이 중초에서 기를 받고, 조박을 분비하고, 진액을 찌고, 정미를 만드는 과정 중, 비기의 승청은 지극히 중

---

26) 腦爲之不滿, 耳爲之苦鳴, 頭爲之苦傾, 目爲之眩.
27) 中焦受氣取汁, 變化而赤, 是謂血.
28) 中焦亦幷胃中, 出上焦之後. 此所受氣者, 泌糟粕, 蒸津液, 化其精微, 上注于肺脈, 乃化而爲血.

요한 작용이 있음을 명확히 하였다. 비가 수곡정미를 만드는 과정을 고인들이 '수곡을 소화시킨다〔消磨水穀〕'라 하였다. 예를 들어 『주해상한론(注解傷寒論)』에 "비는 곤토이다. 비기가 위기를 도와 수곡을 소화하고, 비기가 전해지지 않으면 위중의 수곡은 소화되지 않는다"29)라 하였다. 『의술(醫述)』에서 『의학충중참서록(醫學衷中參西錄)』을 인용하여 상세히 묘사하기를 "비가 수곡을 잘게 가는 것은 절구로 찧거나 가는 것이 아니라 기를 흡수하여 음식물이 그냥 내려가지 않게 하는 것이다. 음식물이 위에 들어오면 기가 있고 질이 있어, 질은 아래로 가려하고 기는 올라가려 하여, 위기의 훈증으로 기질의 가고 머무름이 각각 반이 되어서, 비기의 흡수로 위기가 도움을 받아 음식의 정이 오래 머무른다"30)라 하였다. 결국 비는 수곡정미를 만드는 데 있어 세 가지 작용이 있다. 첫째, 비기가 승거(升擧)하는 것으로 위장의 납성(納性)을 돕는다. 수곡이 위장으로 들어오면 위장이 수납하고 소장이 수성(受盛)하는데, 다만 부기(腑氣)는 하강을 주로 하여 비기의 상승을 얻어 제약되고, 음식물로 하여금 순서대로 아래로 전해지도록 하여, 바로 아래로 내려가지 못하게 하며, 수곡을 충분히 삭히고 물질이 변화하게 한다. 둘째, 비는 승(升)하고 위(胃)는 강(降)하여 같이 수곡을 소화시킨다. 음식물이 위 중으로 들어오면, 위기는 하강하고 비기는 상승하는 반복운동으로 음식물은 회전하고 부딪치고 반죽되고 갈아져 식미(食糜)를 형성한다. 옛날 사람들은 이 과정을 물체를 부수는 것에 비유하였다. 셋째, 비기는 청기를 올린다. 식미가 장으로 가면 소장이 화물(化物)·비별청탁(泌別淸濁)하는 과정에서 비는 그 승거하는 힘으로 식미 중의 정미로운 것을 흡수하여 위로 올라가게 하고, 나머지는 조박으로 내려가게 하는데 위(胃)·소장 기(氣)의 하강으로 인하여 대장으로 전해진다. 이처럼 비기가 청기를 올리는 작용은 수곡정미의 화생에 중요하며, 수곡정미는 영기와 진액의 물질기초를

29) 脾, 坤土也. 脾助胃氣消磨水穀, 脾氣不轉, 則胃中水穀不得消磨.

30) 脾之所以能消磨水穀者, 非爲磨之能著, 杵之能舂也, 以氣吸之, 而食物不墜焉耳. 食物入胃, 有氣有質, 質欲不達. 氣欲上行, 與胃氣熏蒸, 氣質之去留各半, 得脾氣一吸, 則胃氣有助, 食物之精得以盡留.

만들고, 영기와 진액은 또 기혈의 주요조성성분이므로 비는 혈을 생성하는 근원이라 말한다. 만약 비기가 허약하여, 상승하는 작용이 잘되지 못하면, 수곡정미가 부족하고 혈액생성이 부족하여 기혈휴손(氣血虧損)을 초래하며 모든 허증이 이 때문에 생긴다. 치료에는 비를 건강하게 하고 기를 도와 그 근원을 자양하는 법을 많이 사용한다.

(2) 혈액의 통섭운행(統攝運行)

『영추(靈樞)·본신(本神)』에 "비는 영을 저장한다"[31]는 것은 비가 영혈을 저장하고 수납한다는 것이다. 『난경(難經)·42난(四十二難)』에 "비는 …… 혈을 싸는 것을 주관한다"[32]라 하여 또한 비가 혈액을 싸고 조절하여 혈액이 맥내를 운행하도록 하는 작용을 명확히 제시하였다. 비가 통혈할 수 있는 것은, 먼저 비가 상승을 주관하는 기능 때문이다. 혈은 액체 형태의 물질로 음에 속하고 수(水)의 종류인데, 수의 성질은 아래로 내려가니, 비록 심기의 추동과 폐기의 선포, 간기의 소설작용이 있더라도 반드시 비기의 승거작용이 있어야 혈액운동이 비로소 승강의 질서가 유지되고 순환도 끊이지 않는다. 그 다음은 비는 기를 만드는 근원이라는 것이다. 비기가 건강하게 운행되면, 생기가 왕성하고, 기가 혈액을 추동하는 동시에 능히 혈액을 조절하고 제어하여 맥 외로 넘쳐나는 것을 막는다. 만약 비기가 부족하면, 혈이 기를 따라 하함하거나 비실건운(脾失健運)하게 되어, 수곡정미가 적어지고, 생기가 곤핍해지고 기의 고섭기능이 감퇴하여, 모두 출혈을 일으킨다. 비기가 상승을 주관하므로 습관적변혈·뇨혈·붕루와 피하출혈 등이 인체의 아래쪽에서 많이 발생하고, 혈색이 창백하게 되는데, 이를 일러 '비불통혈(脾不統血)'이라 한다. 비를 보하여 혈을 통제하는 방법으로 치료한다.

## 3. 진액의 화생과 수포

『소문(素問)·경맥별론(經脈別論)』에 "음식이 위(胃)에 들어가면 정기

31) 脾藏營.
32) 脾……主裹血.

가 흘러 위로 비에 전해지고, 비기가 정을 흩이 위로 폐에 들어가면 수도를 조절하여 아래로 방광에 전하여 수정이 사방으로 퍼지고 5경에 흐른다"[33)]에서 진액의 생성과 수포는 여러 개의 장부의 상호협조로 완성되고 비는 그 중에 주도적이고 축이 되는 작용을 한다는 것을 제시하였다. 진액 생성의 주요 과정은 위의 음식물에 대한 '유일정기(游溢精氣)'와 소장의 '분청별탁(分淸別濁)', 이후의 '상수우비(上輸于脾)'의 과정으로 모두 비기의 승청작용과는 떨어져 나타낼 수 없다. 비가 혈액을 생성하는 과정에 작용함과 동시에 비의 승운하는 힘은 위, 소장과 공동으로 작용하여 음식물 중의 정미물질을 '유일(游溢)'·'비별(泌別)'을 통하여 진액으로 만든다. 진(津)과 액(液)은 모두 인체 내의 정상 수액이나 다만 진(津)은 질이 맑고 액(液)은 질이 진하다. 두 가지는 모두 수분과 정미물질이 결합하여 만들어지므로 진액의 성질은 음에 속하여 아래로 내려가고, 그 수포운행은 기의 추동·온조에 의지하며 또 기의 승봉을 필요로 하니 '수정사포, 오경병행'[34)]의 기능을 하는 것이다. 그 축 작용은 두 개로 발휘된다. 첫째, '비기가 정을 산포하여, 위로 폐에 들어간다'는 것으로 이는 비기의 승거작용으로 수와 정이 위로 폐에 전해지고, 폐의 선발작용을 통해서 산포되어 전신을 윤택하게 한다. 둘째, 삼초의 통로가 되고, 경맥의 경로가 되어, 수가 발산되고 안으로 장부를 자양하고, 밖으로 사지백해, 주리와 털로 흘러간다. 만약 비기가 허약하여 진액생성이 부족하면, 장부와 관규가 그 자양함을 잃고, 입과 인후·피부가 건조하고, 눈이 뻑뻑하고 소변이 줄어들고 변비가 생기며 몸이 마르는 등의 진액휴손의 증이 발생된다. 임상에서는 비를 건강하게 하고, 진액이 생기게 하는 법으로 치료한다. 만약 비실건운(脾失健運)하게 되어 수정이 선포되지 못하고 모이면 습을 이루고 머무르면 담이 되며 고이면 음이 되고 쌓이면 수(水)가 된다. 바로 『소문(素問)·육원정기대론(六元正紀大論)』에 "습이 성하면 유설(濡泄)

---

33) 飮入于胃, 游溢精氣, 上輸于脾, 脾氣散精, 上歸于肺, 通調水道, 下輸膀胱, 水精四布, 五經幷行.

34) 水精四布, 五經幷行.

하고, 심하면 수폐부종에 이른다."[35] 『소문(素問)·지진요대론(至眞要大論)』에 "모든 습·종·만은 다 비에 속한다"[36]라 한 것처럼 비가 허하면 습이 생기고, 비는 담이 생기는 근원이 되니, 비허수종(脾虛水腫)의 발생기전이 된다. 수액정체의 여러 증상을 치료하는 데는 건비온양법(健脾溫陽法)을 위주로, 겸하여 화습(化濕)·조습(燥濕)·이습(利濕)하면 효과가 좋다.

## 4. 장부의 상대적인 평형의 유지

인체 내 장기의 상대적 평형은 장부간 기기승강 평형의 협조에 있어 중요한 요소이고, 비가 승(升)하고 위가 강(降)하는 것은 인체 기기의 축이 되므로, 내장이 하수에 이르지 않게 유지하는 것은 비기의 승거(升擧)의 힘에 귀속된다. 이외에 비는 수곡정기를 운화하여, 장부의 근막기육 등의 조직을 유지하도록 영양하는데, 비기가 건강하게 운행하면 영양이 충분하여 근막기육이 건강하고, 내장의 상대적 평형이 유지된다. 만약 비실건운(脾失健運) 혹은 비기허손(脾氣虛損)하게 되면 승거에 힘이 없어지므로 강(降)이 많고 승(升)이 적어지며 또한 영양이 결핍되어 근막기육의 영양이 실조되면 내장유지가 힘들어 하강이 많아져 위하수·간하수·신하수·자궁탈수·탈항 등의 병증을 형성하니 건비(健脾)·익기(益氣)·승양(升陽)의 법으로 치료하면 효과가 좋다.

위의 내용을 종합하여 말하면, 비주승청(脾主升淸)은 비의 생리기능을 개괄하는 것으로 운화(運化)·통혈(統血)·산정(散精)·장부유지〔維系臟腑〕 등의 작용은 모두 비주승청에 의해 실현된다. 각종 병리변화는 주승(主升)하고 주운(主運)하는 기능을 상실한 결과이다. 그러므로 비주승청의 요지와 전체적인 의미를 제대로 이해하고 임상실천에 적용하는 것은 모두 중요한 의의가 있다.

역자 하진호 / 교정 조영은, 박수진, 권영규

---

35) 濕勝則濡泄, 甚則水閉胕腫.

36) 諸濕腫滿, 皆屬于脾.

원 저 : 산동중의잡지 2001년 11월 20권 11기
脾主升清論

요 점 : 기의 생성과 운행, 혈액의 생성과 통제, 진액의 생성과 수포 및 내장의 상대적인 평형 등의 방면에서 비주승청(脾主升清)이 발휘하는 중요작용을 계통적으로 논술하였으며, 동시에 비기의 승청이 전신의 장부경락, 형체관규(形體官竅), 사지백해(四肢百骸)의 기능을 조절하는 것은 실제 임상에서 큰 의의가 있다.

주제어 : 비 / 승청 / 기혈진액 / 장부경락

# 중의학 '비장' 개념 연구

福建中醫學院 中醫基礎理論敎研室 紀立金

중의(中醫)의 '오장(五臟)'의 개념은 해부학 개념이지만, 그 의미는 해부학의 오장과는 명확한 차이가 있다. 더욱이 비장(脾臟)은 장상(藏象)이론의 비(脾)와 해부 소견 상의 비(脾)가 분명 다른 개념이다. 중의 '비장'의 개념과 해부학의 비(脾)의 관계를 정확히 이해하는 것이 비장 이론을 연구하는 핵심이다. 우리가 장상이론이 생겨난 당시로 돌아가 기본개념을 세우는 발생학 연구를 이용할 때, 이러한 곤혹스러움을 해결할 수 있을 것이다.

## 1. '비장' 개념의 초기 의미

'비장' 개념은 먼저 해부학에서 세워졌지만『내경(內經)』에는 비장의 해부 형태가 기재되어 있지 않고, 다만 "비(脾)와 위(胃)는 막(膜)으로 서로 이어져 있다"[1]고 되어 있다. 그리고『난경(難經)·42난(四十二難)』에 "비의 무게는 2근3량이고, 너비는 3촌이고, 길이는 5촌이며, 덮인 기름이 반 근이고, 혈을 싸고 오장을 따뜻하게 한다"[2]는 묘사가 있다. 중의 문헌에서 비장의 해부 부위의 인식은 일치한다. 즉 복강 상부, 횡격막 하부, 늑골 하단부에서 위(胃)와 "막으로 서로 이어져"[3] 있으며, 위(胃)의 뒤쪽 좌상방(左上方)에 위치한다. 그러나 비의 해부형태가 역

1) 脾與胃以膜相連.
2) 脾重二斤三兩, 扁廣三寸, 長五寸, 有散膏半斤, 主裹血, 溫五臟.
3) 以膜相連.

내 문헌에 모두 기재되어 있고, 중의의가들이 모두 논술했으며, 최근에도 많은 학자들이 연구를 진행하고 있지만, 일치되는 의견이 없다. 혹은 현대해부학의 비장으로 인식하기도 하고, 혹은 현대해부학의 췌장샘으로 인식하기도 하고, 또 현대적 비장과 췌장 두 장을 포괄하는 중의학 비장으로 인식하기도 한다.

형태학에서 중의학 비장의 인식에 대해 구분이 있지만, 『내경(內經)』 내용의 보충과 설명에 대해서는 전혀 의문점이 없다. 문제는 『내경』에 어째서 비장의 형태적 기재가 없는가? 『내경』시대에는 비의 형태를 이해하지 못했는가? 하는 것이다. 우리는 문자발생학에서 오장의 명명이 확립된 것으로 봐서, 이 측면의 인식이 『내경』시대에 이미 완성되었는데, 심(心)·위(胃)는 상형자이고 간(肝)·비(脾)·폐(肺)·신(腎)은 형성자이다. 문자의 표의(表意) 측면에서 보면, 분명히 체내 실질성 장기를 가리키는 것인데, 그 명명이 임의로 된 것이 아니므로, 조상들은 먼저 장부의 부위와 각각의 특징을 실제로 고찰했고, 일정한 언어형식을 써서 결정했는데 간(肝)과 비(脾)는 하나는 좌(左), 하나는 우(右)에 있어 그 위치가 모두 가장자리이므로 이런 뜻을 취하여 명명했다. 간(肝)은 '간(干)'에서 음과 뜻을 받았는데 간(干)은 가장자리의 의미가 있고, 『시경(詩經)·벌단(伐檀)』에 "강의 가장자리에 위치한다"[4]라 하여, '간(干)'은 강변을 나타낸다. 『역(易)·절(浙)』에 "홍절(鴻浙)[5]의 가장자리이다"[6]라고 하였고, 『석문(釋文)』에 인용된 정주(鄭注)에 "간(干)은 물의 근처이다"[7]라 하였다. 비(脾)는 '비(裨)'의 음과 뜻을 받았다. 비(裨)는 치우친다는 뜻이다. 『석명(釋名)』에는 "가장자리를 비라고 한다"[8]라고 하였고, 『문선(文選)·원소격예주(袁紹檄豫州)』에서 "비사(裨師)를 주다"[9]에 주를 달기를 "비사는 편사(偏師)이다"[10]라고 되어 있다. 『내경(內經)』을 만든

4) 置之河之干兮.
5) 강의 이름.
6) 鴻浙于干.
7) 肝, 水傍.
8) 在旁曰裨.
9) 授以裨師.
10) 裨師, 偏師也.

시대에는 오장(五臟)의 해부가 상당히 정밀하게 이루어졌다. 따라서 비장의 명명은 해부실체와 부위에 근거한 것이다. 또 『영추(靈樞)·본장(本藏)』에 비(脾)의 크기와 높이, 견고함과 위태로움, 단정함과 치우친 경향 등을 논하고 있고, 『내경』의 비장의 이름이 해부실체의 비장에서 온 것임을 볼 수 있다.

중의학에서 인체 생리 기능과 각종 병리현상을 인식할 때, 그 착안점은 자연스럽게 인체의 동태(動態) 생명과정의 관찰상에 놓여 있지, 인체의 각종 형태구조 상의 차이에 있는 것이 아니다. 형태구조는 단지 상대적인 의미이고, 혹은 인체의 생명현상의 구조를 충분히 해석할 수 있는 의미일 뿐이다. 예를 들면 중의학에서 폐의 형태구조특징을 소개할 때, 몇 가지 측면으로 종종 강조하는데, 폐는 화개(華蓋)이고, 폐엽(肺葉)은 희고 투명하며, 연약하고, 벌집처럼 비어 있다고 한다. 이는 중의학에서 폐의 해부학적 인식이 결핍되었음을 의미하는 것이 아니고, 이 몇 개의 방면이 중의학의 정체(整體)관계의 관념을 더욱 강조하는 사상과 부합되어 이루어져서, 중의학 '폐장' 개념의 기초가 성립된 것이다. 마찬가지로 『내경』은 비의 형태를 기재하지 않고, 다만 "비는 위와 막으로 이어져 있다"고 했는데 이는 비와 그 주위의 정체관계를 중시하여, 비위(脾胃)의 밀접한 관계를 설명하고, 기능의 관점에서 나온 것으로, 기화(氣化)를 중시하고 실질(實質)을 경시하는 사상 경향과 부합한다. "비는 위와 막으로 이어져 있다"는 구조는 비 자체의 형태 구조와 비교하여 매우 중요하다. 비장이 위(胃)와 막으로 이어져 있다고 말하는 것은 비장의 생명활동에 있어서의 의미가 드러나는 것으로, 이는 중의에서 비장에 대한 본래의 인식이다. 중의에서 비장개념을 세운 초기에는, "비는 위와 막으로 연결되어 있다"는 기능 구조에 착안하였고, 이때 비장 자체의 실체적인 구조는 중요하지 않았다.

물론 위에서 언급한 인식에 기초하여, 비장(脾臟)의 생리병리는 사변(思辨)적인 방법에서 획득한 것이 많다. 고대 사람들은 "구조가 어떤 의미를 가진다"는 것을 배제하는 사변적인 방법을 운용하였으며, 심지어는 기발한 추측이 매우 자연스러운 일이었다. 고대의 사변적인 방법은 그 역사가 필연성과 합리성이 있으면서 또한 인식의 가치도 있다. 따라서 비장 해부학적 부위에 있어서 "비는 위와 막으로 연결되어 있다"는 인식은 비위가 생리·병리 상에서 필연적 연계가 있고, 따라서 비는 "위(胃)를 위해 진액을 행한다"[11]는 기능이 있는 것이다. 분명히 이는 사변과 추리이다. 다만 이러한 사변과 추리로 얻어진 초보적인 인식은 비장 이론을 구성하고, 임상에 유효하며, 독특한 이론체계-비위학설-를 형성했다. 따라서 고대에 비장에 대한 해부학적인 지식에 기초하여, 사변과 추리의 방법으로 취한 초기의 인식은 비장이론을 만들고 이끌어내는 기반이 되어 중의 '비장'의 개념을 세운 초기의미를 구성하였다 하더라도 비장의 고대 해부학과 그 인식이 없었으므로 '비장'의 개념을 논할 수도 없을 뿐만 아니라 어떠한 비장 이론도 논할 수 없다.

## 2. '비장' 개념의 속성 규정

"속에 있는 것은 반드시 겉으로 드러난다"는 정체(整體)관념 하에서, 오장을 내외(內外)를 통일(統一)하는 중심으로서 강조하고, 오장 간의 정체관계를 강조하며, 오장과 자연의 대응관계를 강조하여, 그 인식은 오장이 중심이 되는 전체적·연계적·표상적(表象的)·동태적 방향으로 발전했다. 그 본질은 인체의 생명활동 현상을 오장의 운동변화에 귀속시킨 것인데, 이때 오장은 이미 해부 분야상의 해부형태학 개념이 아니고, 인체내외를 통일하고 "속에 있는 것은 겉으로 드러난다"는 본질 속성과 특징의 개념을 표현한다. 따라서 "속에 있는 것은 겉으로 드러난다"에 따라 '비장'의 개념을 세울 때는 먼저 그 속성의 의미를 인식해야 한다.

### (1) 비위의 비

위장은 인체와 외계의 물질 교환을 진행하는 장소인데, 생명활동 과정 중에 필수적인 영양물질을 섭취하는 곳이다. 이 개념은, 중국 고대

11) 爲胃行其津液.

에 일찍이 알고 있던 바이다. 『소문(素問)·육절장상론(六節藏象論)』에서 "풀에서 오미가 생기고, 오미의 좋음은 승극할 수 없다. …… 오미가 입으로 들어가면 장위에 저장되어 맛이 저장되어 오기를 기르고, 기가 화생되고 진액이 이루어지며, 신이 저절로 생긴다"12)라고 하였을 뿐만 아니라, 『내경(內經)』시대에는 위장(胃腸)에 대한 기능도 해부학적으로 깊이 있게 인식하고 있었다. 예를 들어 『영추(靈樞)·평인절곡(平人絶穀)』에서 "위가 가득차면 장이 비고, 장이 가득차면 위가 비어, 비고 차는 것이 번갈아 되므로 기가 상하로 운동하고, 오장이 안정되고, 혈맥이 조화되며 정신이 이에 거처하므로 신은 수곡의 정기이다"13)라고 하여, 장(腸)과 위(胃)를 옛사람이 위(胃)의 범위에 귀속시켰다. 『영추(靈樞)·본수(本輸)』에서 "대장과 소장은 모두 위에 속하며 족양명이다"14)라고 했고, 『상한잡병론(傷寒雜病論)』에서 이를 위가(胃家)라고 불렀다.

위(胃)는 음식물을 받아들여 소화·흡수·수포의 과정을 거치는데, 그 기능은 직관적으로 인식할 수 있는 것도 있고 그렇지 않은 것도 있는데, 옛사람이 '납(納)', '진액의 수포', '산정(散精)' 등의 과정으로 개괄하였다. 그 중 위(胃)가 수곡을 '수납(受納)'하는 기능은 비교적 직접 인식할 수 있지만, 그 외 '수포', '산정' 등의 기능은 직관적으로 인식할 수 없는데, 임의로 비(脾)와 긴밀히 막으로 서로 연결되어 있다고 귀속시켰다. 예를 들면 『소문(素問)·태음양명론(太陰陽明論)』에서 "비는 위와 막으로 서로 이어져 있는데, 능히 위를 위해 그 진액을 행한다"15)고 하여 장위(腸胃)수곡의 소화·흡수·수포를 위주로 하는 비위장상(脾胃臟象)을 세웠다. 이는 장위(腸胃)의 해부학적 기초 위에서 비장(脾臟)으로 가장 먼저 세워진 비위장상체계(脾胃臟象體系)인데, 비장을 인

---

12) 草生五味, 五味之美, 不可勝極 ……五味入口, 藏于腸胃, 味有所藏, 以養五氣, 氣和而生, 津液相成, 神乃自生.

13) 胃滿則腸虛, 腸滿則胃虛, 更虛更滿, 故氣得上下, 五臟安定, 血脈和利, 精神乃居, 故神者, 水穀之精氣也.

14) 大腸, 小腸, 皆屬于胃, 是足陽明也.

15) 脾與胃以膜相連耳, 而能爲之行其津液…….

식하기를 먼저 장위(腸胃)로부터 시작하여, 비(脾)가 수곡을 운화하는 '기(氣)'라고 확립했다고 말할 수 있다. 비위장상체계는 비장 특징 중 하나를 깊이 반영했는데, 즉 비는 중초에서 집중적으로 작용을 발휘하는 것이다.

(2) 지음의 비

비장을 음양 속성에 따라 구분하는 목적은 음양의 대립통일이며, 비의 기능 특성과 다른 장과의 관계를 보다 잘 설명할 수 있다.

① 장부 상대(相對)에 따라 비장은 음(陰)에 속한다. '장음(臟陰)', '부양(腑陽)'의 속성 구분은 2가지 측면에 근거한다. 하나는 장부의 해부형태의 상대적인 특징이다. "장은 …… 흉복강 내부조직 중 비교적 충실한 실체성 장기이다."[16] "부는 …… 흉복강 내부조직 중 비어 있고 주머니 모양 혹은 대롱 모양의 장기이다"[17]라고 하였다. 장부의 형태학적 특징은 장부의 상호 비교 중에서 생긴 것으로, 비(脾)는 위(胃) 같은 부(腑)에 비해서 음(陰)에 속한다. 다른 하나는, 장부의 기능 특징에 근거한다. 오장(五臟)은 정기(精氣)를 저장하고, 정기는 장(臟)의 내용물로, 정기를 저장하되 배설하지 않는다. 육부(六腑)는 수곡을 전화(傳化)하고, 전화를 위주로, 배설하되 저장하지 않는다. 즉 『소문(素問)·오장별론(五藏別論)』에서 말한 바 "오장은 정기를 저장하고 배설하지 않으므로 가득 차되 실하지 않다. 육부는 물(物)을 전화하고 저장하지 않으므로 실하되 충만하지 않다"[18]고 한 것이다. 비는 오장 중의 하나이고 정기를 저장하고 또 위(胃)를 위해 진액을 행한다. 정기를 저장하고 진액을 행하는 것은 모순되는 것 같지만 비가 저장하면서 또한 정기를 생(生)하는 곳임을 설명하고, 정기를 화생하는 과정 역시 끊임없이 정기를 저장하는 과정이므로 비는 정기를 저장하여 음(陰)에 속한다.

② 오장 상대(相對)에서 비는 지음(至陰)이다. 오장의 음양을 구분할 때는 2가지에 근거한다. 하나는 천기의 음양 중에 또 음양이 있어 사

16) 臟……它們都是胸腹腔中內部組織比較充實的實體性臟器.
17) 腑……它們都是胸腹腔中內部組織中空而囊狀或管腔性臟器.
18) 所謂五臟者, 藏精氣而不瀉也, 故滿而不能實. 六腑者, 傳化物而不藏, 故實而不能滿也.

람 또한 응한다는 이론인데, 해부 부위의 상대적 특징에 근거하여 제시된다. "인체의 장부(臟腑)의 음양(陰陽)은 장(臟)이 음(陰)이고, 부(腑)가 양(陽)이며 간(肝)·심(心)·비(脾)·폐(肺)·신(腎)의 오장(五臟)은 모두 음(陰)이고, 담(膽)·위(胃)·대장(大腸)·소장(小腸)·방광(膀胱)·삼초(三焦)의 육부(六腑)는 모두 양(陽)이다"[19]라 하였고, 또 한걸음 나아가 "등은 양(陽)이고 양(陽) 중의 양(陽)은 심(心)이다. 등은 양(陽)인데 양(陽) 중의 음(陰)은 폐(肺)이다. 배는 음(陰)이고 음(陰) 중의 음(陰)은 신(腎)이다. 배는 음(陰)인데 음(陰) 중의 양(陽)은 간(肝)이다. 배는 음(陰)인데 음(陰) 중의 지음(至陰)은 비(脾)이다"[20]라고 하였다. 『소문(素問)·금궤진언론(金匱眞言論)』은 해부 부위의 특징에 근거하여, "비는 뱃속에 있는데, 가장 깊은 음의 장소에 있다"[21]고 제시했다. 『소문(素問)·평열병론(評熱病論)』에서 "배는 지음의 거처이다"[22]라고 했으므로 비는 음(陰) 중의 지음(至陰)인데, '지(至)'자는 '도달한다'는 의미를 지닌다. 다른 하나는 인체 내의 심·간·폐·신·비의 구분과 사시(四時)와 토기(土氣)의 상통에 근거하여, 사시와 토기의 음양의 기운의 다소에 따라 심·간·비·폐·신 오장의 음양의 기의 다소를 추측하는 것이다. 심(心)은 '양(陽) 중의 태양(太陽)'이고, 폐(肺)는 '양(陽) 중의 태음(太陰)'이며, 신(腎)은 '음(陰) 중의 소음(少陰)'이고, 간(肝)은 '음(陰) 중의 소양(少陽)'이며, 비·위·대장·소장·삼초·방광은 모두 토기(土氣)에 통한다. 토기 중에 음기(陰氣)가 가장 많은 것이 지음(至陰)이므로 비가 지음이 되고 지(至)는 극(極)이다. 극음(極陰)은 음기가 최대인 것이므로 태음(太陰)이라 부른다.

음양(陰陽)으로 비장을 구분하여 음장(陰臟)이라고도 하고, 또 음(陰) 중의 지음(至陰)이라고도 하는 것으로 비장에서 지음 속성의 특징이

---

19) 人身之臟腑中陰陽, 則臟者爲陰, 腑者爲陽, 肝心脾肺腎五臟皆爲陰, 膽胃大腸小腸膀胱三焦六腑皆爲陽.
20) 背爲陽, 陽中之陽, 心也; 背爲陽, 陽中之陰, 肺也; 腹爲陰, 陰中之陰, 腎也; 腹爲陰, 陰中之陽, 肝也; 腹爲陰, 陰中之至陰, 脾也.
21) 脾居腹中, 至深至陰處.
22) 腹者, 至陰之所居.

표출됨을 설명하여, 비는 지음의 장이고, 오장 중 음기가 가장 많으므로, 지음의 기가 된다는 것이다.

(3) 토행(土行)의 비

고대철학의 오행이론이 중의학에 영향을 미쳤는데, 그 중 철학의 오행학설이 중의학의 오행학설에 도달하는 과정에서 하나의 중요한 문제는 오장이 어떤 오행(五行)에 배속되는가로, 이는 중의의 장상(臟象)이론을 이해하는 데 있어 핵심이 되는 문제이다. 오장을 오행에 배속하는 것에는 2가지 배속법이 있다.

『여씨춘추(呂氏春秋)』에서의 오행법은 우주의 '이질동구계통(異質同構系統)' 중에서 오방(五方)·오미(五味)·오수(五數)·오색(五色)·오음(五音)과 오행의 배속관계가 『내경』과 같은데, 오직 오장의 배속은 서로 달라서 목(木)은 비(脾), 화(火)는 폐(肺), 토(土)는 심(心), 금(金)은 간(肝), 수(水)는 신(腎)에 배속된다. 동한 말년 허신(許愼)의 『오경이의(五經異義)』에서 인용한 『상서(尙書)』 또한 "비목, 폐화, 심토, 간금, 신수[23]"라고 되어 있다. 서한 시대에 동중서(董仲舒) 또한 "토는 군의 기관이다."[24] "중앙은 군의 기관이다"[25](『春秋繁露·五行相勝篇』)라고 말했다. 오장의 이러한 배속 모형은 상고시대에 계절에 따른 장기의 제사활동과 유관하며, 계절에 따른 장기의 제사활동에서 오행과 오장의 대응관계가 형성되어 비목·폐화·심토·간금·신수라고 하였다. 이러한 배속법은 고대 해부학의 부위와 유관하여 비좌·폐상·간우·신하·심중이라는 위치가 오행의 방위 상대와 같다. 이러한 제사활동은 해부에서 나온 실체기관이 상응하는 계절에 따른 제사활동이다. 물론 이러한 배속법은 의학에도 영향을 주었다. 예를 들어 「창공전(倉公傳)」에 "이것은 비기를 상하여 봄이 되면 막혀서 통하지 않는다"[26]는 설명이 있는데, 이는 비가 토에 속하지 않고 목에 속하여 봄이 되면 목기가 주

23) 脾木, 肺水, 心土, 肝金, 腎水.
24) 土者, 君之官.
25) 中央者, 君官也.
26) 此傷脾氣也, 當至春鬲塞不通.

관하므로 병이 가중됨을 말한 것이다. 이런 배속법은 비록 중의학 분야에서 체현되지만, 결국 이런 배속법의 의학이론체계는 발전하지 않았고, 『내경(內經)』에서 오장을 오행에 배속하는 방법, 즉 간목·심화·비토·폐금·신수라는 것이 계속 발전했다.

『내경(內經)』에서 오행을 오장과 배속하는 방법은 고문 『상서(尙書)』의 배속법과 다르다는 것을 명백하고 쉽게 알 수 있다. 고문 『상서(尙書)』는 실제로 실체와 오행의 배속을 중시했고, 『내경(內經)』의 배속법은 기능속성(비록 간단한 추측과 상상일지라도)과 오행의 유비(類比)의 추세를 중시했다. 고대해부학으로부터 오장의 생리기능의 일부는 이미 간단히 추측할 수 있다. "비는 위와 막으로 이어져 있다"[27]는 것은 비는 위(胃)와 통하여 수곡의 토기가 상통함을 설명하여, 비가 토와 서로 배속되는 데 근거를 제공한다. "모든 혈은 심에 속한다"[28]는 것 역시 해부학을 통하여 나왔지만, 혈색이 붉은 것이 마치 불과 같아서 심과 화의 배속에 대한 근거가 되었는데, 이는 당시 중의학의 '중도경기(重道輕器)'라는 인식에 부합되는 것이다. 장상이론에 따르면 장의 생리기능에 대한 인식도 해부학적 장의 기능에 대한 인식과 일맥상통하는데, 이는 당시 오상과 오행 배속의 사상적 기초를 반영하지 않을 수 없었기 때문이다. 따라서 중의학은 오장과 오행의 배속에 있어 기능 속성의 배속법을 중시하여 선택하고 확인했는데, 바로 중의학의 창조와 발전의 필연이다.

오장과 오행 배속의 확립과 오장의 오행속성특징은 또한 명확해졌다. 비토(脾土) 배속은 비장이 갖고 있는 토의 속성특징을 반영한다. 『소문(素問)·옥기진장론(玉機眞藏論)』에서 "비는 외로운 장이고, 중앙토이며, 사방에 관개한다"[29]고 말했다. 『소문(素問)·태음양명론(太陰陽明論)』에서 또 "비장은 항상 위토의 정에 붙어 있다. 토는 만물을 생하고 천지를 본받으므로 상하로 두족(頭足)에 이르며, 주관하는 시가 없다."[30] "비는

---

27) 脾與胃以膜相連.
28) 諸血者, 皆屬于心.
29) 脾爲孤臟, 中央土, 以灌四旁.
30) 脾臟者, 常著胃土之精也. 土者, 生萬物而法天地, 故上下至頭足, 不得主時也.

토이다. 중앙을 다스린다. 사시에 항상 있고 사장을 기른다"[31] 등의 말이 있어, 비토가 중앙에 있어 사방을 기른다는 것, 즉 '토원가색(土爰稼穡)(파종과 수확)'의 속성을 반영한다.

이상 비위의 비, 지음의 비, 토행의 비는 해부학을 근거로 하고, 기능면에서 비장의 속성을 정하여, 비장 개념 변천의 주된 원인이 된다. 그러나 셋 중 토행의 비는 '비장' 개념의 핵심을 세웠는데, 비위의 비와 지음의 비는 모두 토행의 비에 속하기 때문이며, 토행의 비는 또한 '비장' 구조의 틀을 가장 명확하게 드러낸다. 따라서 토행의 비의 확립은 비장이 실체로부터 기능으로 변화한 과정의 결속을 반영한다.

## 3. '비장' 개념의 장상 구조

비장의 속성 규정을 근거로 하여 인체의 부(腑)·지(志)·액(液)·규(竅)·체(體)·시(時) 등의 비(脾) 장상 계통의 틀을 구성했는데, 즉 부(腑)에 있어서 비와 위는 장부표리구조를 형성하였고, 규(竅)에 있어서 비는 입으로 개규하며, 액에 있어 비와 침〔涎〕은 상관관계이고, 체(體)에 있어서 비는 기육과 사지를 주관하며, 지에 있어서 비는 의(意)와 사(思)를 주관하고, 시(時)에 있어 비는 장하(長夏)에 응하며, 또 계절을 주관하지 않고 각 18일씩 다스리는 등이다. 이 비(脾) 장상 구조체계는 한 측면에서 공간상 표현으로는 부·체·규·액의 비 계통구조가 있고, 시간상 표현으로는 장하를 주관하고 또 각 18일씩 다스리는 활동변화규율이 있는데, 장상의 시공구조를 나타내었다. 다른 한 측면에서 형체상 표현으로는 부·체·규·액의 비(脾)계통 활동이 있고, 신지(神志)상 표현으로는 의(意)를 저장하고 사(思)를 주관하는 정신사유 활동이 있는데, 장상의 형신(形神)구조 관계를 나타내었다. 비(脾) 장상구조체계의 형성은 '비장' 개념의 최종적인 의미를 드러낸 것이다.

이상의 내용을 종합하면, 비장의 고대해부의 초기인식은 '비장' 개념

---

31) 脾者土也, 治中央, 常以四時長四臟.

형성의 기초가 되었고 오장음양오행의 속성 규정은 '비장' 개념 변천의 근거와 주된 원인이 되었으며, 비장의 장상구조체계의 형성은 '비장' 개념의 최종적인 의미를 나타내고 있다. '비장' 개념은 해부학적 실체를 떠나서 볼 수는 없지만 장상속성의 특징을 근거로 개념을 정립하였으므로 비(脾)의 장상(藏象)을 형성하였다. 비(脾)의 장상(藏象)이 비록 중초에 있기 때문에 비위의 비에 초점을 두어 표현하는 것이 마치 해부학적인 비와 흡사하지만 이러한 사실을 인정하기 전에 반드시 중의에서 비의 중요성을 강조하면서 말하는 '후천지본'이 서의와 일치하지 않는다는 사실이 중요하므로 어떤 질병을 치료할 때 비절제술을 채용하면 안되는 것과 같다. 비의 중서의(中西醫) 차이는 이처럼 큰데, 계속 의학계에서 곤혹해하는 점은 비절제는 '후천지본'을 절제하는 것인가? 하는 점이다. 절대 그렇지 않다. 사실은 장상 비와 해부 비의 개념은 기능상에 본질적 차이가 존재함을 반증하는 것이다. 장상 비는 기론(氣論)을 기초로 장상 속성 특징의 개념을 형성한 표현이며, 해부 비는 다만 해부에서 보이는 해부실체일 뿐이다. 고대해부학은 장상이론 형성과정 중에 기초와 선도의 작용을 했으므로, 장상 비와 해부 비는 차이가 이처럼 크지만 장상 비를 인식할 때 비의 해부학지식을 근거로 한다. 해부 비의 형태구조를 근거로 하고, 음양오행을 이론도구로 하여, 장상 비의 운행규율과 특징을 파악하고, 중의 '비장'의 개념을 형성한다면 전체 장상이론 형성의 발생학 규율과 완전히 부합할 것이다.

역자 박영애 / 교정 조영은, 박수진, 권영규

원 저 : 산동중의약대학학보 2000년 5월 24권 3기
中醫學'脾臟'槪念的探討

요 점 : 중의발생학 방법을 운용하여, 비장의 초기 의미, 속성 규정, 장상 구조의 3가지 방면으로부터 '비장' 개념의 변천과정을 자세히 살펴보고, 중의학의 비장 형성 과정 중의 해부학의 비장의 지위와 작용을 설명하며, 중의학 비장 개념의 범주를 설명하고, 중의학 비장 개념의 과학적 의미를 정확히 이해하여, 중의 비장 개념이 갖고 있는 중요한 의의를 규범짓는다.

주제어 : 비/ 초기 의미/ 속성/ 구조

# 폐기의 선발과 숙강에 대하여 논하다

四川部峽市高埂衛生院 胡世平

폐는 흉중에 있어서 오장육부의 덮개가 되며 위로는 기도로 이어지고, 코에서 개규(開竅)되며 일신의 기를 주한다. 『소문(素問)·오장생성(五藏生成)』에서 "모든 기는 폐에 속한다"[1]라 하였다. 인체의 기는 부단히 운동하며 그 운동형식은 승강출입에서 벗어나지 않으며 인체의 장부경락과 기혈음양도 승강출입으로써 그 활동형식을 삼는다. 『소문(素問)·육미지대론(六微旨大論)』에서 "승강출입하는 것 가운데 형체가 없는 것이 있을 수 없다."[2] "출입이 없으면 생장장노의 과정을 거칠 수 없고 승강이 없으면 생장화수장의 과정을 거칠 수 없다"[3]라 하였다. 기기승강출입(氣機升降出入)은 인체물질대사와 에너지대사의 기초형식이며 생명활동에 반드시 필요한 것이다. "출입이 정지되면 신기(神機)[4]가 소멸되고 승강이 정지되면 기를 활동의 근원으로 하는 것이 허약해져서 위태로워진다."[5](『素問·六微旨大論』)

기기승강출입은 각 장부의 종합작용이지만 폐의 선강은 모든 신체의 승강출입과 지극히 중요한 관계이고 폐의 선발과 숙강은 또한 대립통일적이다. 선발과 숙강의 대립통일관계를 파악하는 것은 신체, 기기의 승강출입에 대한 이해와 임상질병의 논치에 중요한 의의를 이해할 수

1) 諸氣者, 皆屬于肺.
2) 升降出入無器不有.
3) 非出入, 則無以生長壯老已; 非升降, 則無以生長化收藏.
4) 오묘한 변화의 기틀.
5) 出入廢則神機化滅, 升降息則氣立孤危.

있게 한다. 본문에서 생리·병리·치료방면을 따라 폐기의 선발과 숙강의 대립통일관계에 대해 일괄적으로 논술했다.

선발은 선포(宣布)·발산(發散)의 의미로써 위와 밖을 향해 포산(布散)하는 작용이 있다. 숙강은 청숙(淸肅)·하강(下降)의 의미로써 아래·안쪽을 향한 작용이 있다. 위와 아래, 밖과 안은 대립적이고 상반상성적이다. 정상적인 선발이 없다면 곧 숙강이 잘 될 수 없다. 정상적인 숙강이 없다면 곧 선발도 잘 될 수 없다. 선강을 쉬면 곧 호흡이 정지되어 생명이 끝나게 된다.

## 1. 폐기는 선·강이 있고 맑은 것을 흡하고 탁한 것을 호하는 기능이 있다.

폐는 기를 주하여 호흡을 맡고 폐기의 선강작용이 완벽하면 선발작용에 의하여 위로 기도가 잘 통하고 밖으로 땀구멍이 잘 통하여 체내에서 생산되는 탁기가 체외로 배출될 수 있다. 숙강작용에 의하여 자연계 속의 청기가 폐에 흡입될 수 있고 아래로 신에 보낼 수 있어 체내 청탁의 기와 신진대사를 유지하고 호흡을 균등히 조절할 수 있다. 만약 폐기가 허쇠하여 선강이 무력하다면 곧 종기(宗氣)가 부족하게 된다. "종기는 흉중에 쌓여서 목구멍으로 출하며 심맥을 관통하여 호흡을 행한다"[6]라고 『영추(靈樞)·사객(邪客)』에서 말하였고, "종기는 움직이는 기이며 무릇 호흡과 언어, 성음에서부터 기체운동, 근골강약에 이르기까지 쓰인다. 허하면 숨이 짧고 적으며 실하면 숨이 헐떡거리고 가득차게 된다"[7]라 하였다. 『독의수필(讀醫隨筆)』과 『영추(靈樞)·자절진사(刺節眞邪)』에서 "종기가 내려가지 않으면 맥중의 혈이 응체되어 머무르게 된다"[8]라 하였는데, 이로부터 종기가 부족하면 호흡기능이 감소할 뿐만 아니라 혈액순환장애에 병리변화가 나타날 수 있다는 것

6) 宗氣積于胸中, 出于喉嚨, 以貫心脈, 而行呼吸焉.

7) 宗氣者, 動氣也. 凡呼吸, 言語, 聲音, 以及肌體運動, 筋骨强弱者, 宗氣之動用也. 虛則短促少氣, 實則喘脹滿.

8) 宗氣不下, 脈中之血凝而留止.

을 알 수 있다. 만약 더 나아가 폐기가 쇠갈되고 그 선강기능이 실조되어 청기가 들어오지 못하고 탁기가 나가지 못하면 호흡이 정지되고 혈행과 관련된 심장박동이 긴박해져서 이에 따라 곧 정지하면 생명 또한 완전히 끝난다. 폐는 밖으로 피모에 합하고 코에 개규하므로 외사(外邪)가 피부를 통하든 구비를 통하든 신체에 침입하게 되면 모두 가장 먼저 폐를 침범하여 폐기를 울폐시키고, 선강을 잃게 하여 흉민(胸悶), 천해(喘咳) 등의 증상을 일으킨다.

## 2. 폐기는 선·강이 있어 정미로운 물질을 분포하고 폐물을 배출하는 기능이 있다.

수곡의 정미가 비로부터 위로 폐에 전해지면 폐기를 통해 밖으로 발산되고 피모로 흩어지고 위로 청규에 퍼진다. 『영추(靈樞)·결기(結氣)』에 이르기를 "상초는 승발하여 오곡의 미를 선포하여 기부를 덥히고 몸을 충실하게 하고 피모를 윤택하게 하고 마치 안개나 이슬과 같이 적시는 것을 기라고 일컫는다"[9]라고 하였다. 상초승발은 폐의 선발작용을 가리킨다. 폐기는 선이 있고 강이 있어 인체 표리·상하, 각 조직기관은 기혈과 진액의 자윤·영양시키는 기능을 얻어 이러한 기능 활동을 발휘함으로써 생명활동이 유지된다.

폐와 대장은 서로 표리가 되는데 폐기의 숙강은 대장기기의 통창(通暢)과 조박(糟粕)의 배설에 도움을 준다. 그러므로 폐기의 선강은 정미로운 물질을 산포할 수 있고 폐물을 빼낼 수 있어 인체의 신진대사의 정상운동이 유지되게 한다. 만약 폐기가 허쇠하여 선강이 무력해지면 장차 정미로운 물질의 수포와 폐물의 배설에 영향을 미친다. 청규가 영양을 잃으면 현훈·건망 등 관규기능 감퇴가 나타날 수 있고 피모가 영양을 잃으면 마르고 시들며 위외불고(衛外不固)[10] 등의 증상이 나타나고 장부가 영양을 잃으면 기능이 쇠퇴한다. 또한 폐기가 아래로 내

---

9) 上焦升發, 宣五穀味, 熏膚, 充身, 澤毛, 若霧露之漑是謂氣.
10) 피부 등 인체의 외측면이 견실하지 않음.(역자주)

려가지 못하고 부기(腑氣)가 통하지 않으면 대소변의 배설에 장애가 생긴다.

### 3. 폐기의 선강은 수액의 정상적 수포와 배설을 담당하는 기능이 있다.

폐는 주로 수액대사방면에 작용하는데 주요한 기능은 폐기의 선발작용으로 아래 두 방면으로 나타난다. 첫째는 수액의 수포이다. 맑은 것 중의 맑은 것은 폐의 선강작용을 거쳐 안개와 이슬모양으로 전신에 가득하게 되며 위로 관규를 자윤시키며 뇌수를 보익(補益)하고 밖으로 피모를 윤택하게 하며 안으로 장부를 유양시킨다. 둘째는 대사 후 수액의 배설이다. 맑은 것 중 탁한 것은 땀구멍을 통해 땀으로 배출된다. 『영추(靈樞)·결기(結氣)』에서 말하길 "주리가 모두 열리고 땀이 나오면 이것이 진액이다"11)라 하였다. 맑은 것 중 탁한 것의 대부분은 폐의 선강작용을 거쳐 수도를 통조하고 아래로 신에 수포된다. 신기의 기화작용을 거쳐서 탁한 것 중의 맑은 것은 위로 폐에 수포되어 전신으로 수포되고 탁한 것 중의 탁한 것은 소변으로 형성되어 아래로 방광으로 전달되어 체외로 배출된다. 그러므로 소변이 잘 나오고 안 나오고는 폐기와 밀접한 상관이 있어서 "폐는 수의 상원이다." "폐는 물을 행하게 하는 것을 주한다"라는 이론이 있다. 『소문(素問)·경맥별론(經脈別論)』에서 말하기를 "음식이 위에 들어오면 정기가 넘쳐흐르게 하여 위로 비에 수송하고 비기가 정을 산포시켜 위로 폐에 들어가고 물길을 조절하면서 통하게 하여 아래로 방광에 전달하니 수곡의 정미로운 기운이 사방으로 퍼져 오장 경맥의 기운과 함께 순행한다"12)라 하였다. 이로부터 폐의 선강작용은 인체 수액대사에 있어서 중요 작용이 있음을 알 수 있다. 만약 외사가 폐를 침범하여 선발·숙강 작용을 잃게 되면 수액의 수포와 배설에 영향을 미쳐 무한(無汗)·뇨소(尿少)로 인한 수종

11) 腠理開泄, 汗出溱溱是謂津.

12) 飮入于胃, 游溢精氣, 上輸于脾, 脾氣散精, 上歸于肺, 通調水道, 下輸膀胱, 水精四布, 五經竝行.

(水腫)·담음(痰飮) 등의 증상이 생긴다.

### 4. 폐의 선발·숙강 작용이 상실되었을 때의 치료

폐기의 선발과 숙강의 대립통일관계는 단지 표현이 생리 분야 뿐만 아니라 병리 분야에도 마찬가지로 나타나기 때문에 일반적으로 '폐실선강(肺失宣降)'이라 통칭한다. 일반적으로 외감(外感)으로 사기가 폐를 침범하게 되면 대부분 폐기불선(肺氣不宣)이 주가 되고 폐의 숙강상실은 겸하게 된다. 내상(內傷)에서는 항상 폐의 숙강상실이 위주가 되고, 폐기불선은 겸하게 된다. 그러므로 치료상에 있어서도 역시 각기 중점을 두는 바가 있다. 예를 들어 외감(外感)으로 사기가 폐를 침범하게 되어 폐기가 불선하면 치료는 마땅히 사기를 제거해 선폐(宣肺)시키는데 구체적으로 해표선폐(解表宣肺), 화담선폐(化痰宣肺), 청열선폐(淸熱宣肺), 산한선폐(散寒宣肺), 윤조선폐(潤燥宣肺)하는 방법으로 치료한다. 폐는 교장(嬌臟)[13]이므로 약물의 기미가 편중함을 견디지 못하기 때문에 가볍게 선발시켜야 한다. 소위 "상초는 깃털과 같아서 가볍게 하지 않으면 들어 올릴 수 없다"는 것과 같이 치료해야 한다. 다만 만약 폐기가 상역하여 병이 되면 마땅히 강기평천(降氣平喘)하여야 하는데 '소자강기탕'과 같은 종류의 방제로 쓴맛으로 내려주고 신맛으로 수렴하며 질(質)이 중(重)하여 침강하는 약물을 사용한다. 폐기의 선발과 숙강작용에 대한 대립통일적 관점이 있으므로 선폐(宣肺)는 강폐기(降肺氣)를 도와주고 강폐기 또한 폐기의 선발을 도와줄 수 있다. 예를 들어 풍사가 체표에 엄습하여 폐를 침범하게 되어 풍수증(風水證)이 생겼을 때 치료는 거풍선폐의 방법으로 폐기를 선발시키면 자연히 숙강에도 도움을 주어 이뇨소종하는 효과를 얻을 수 있는 것이다.

### 5. 결어

위에서 서술한 바를 종합하면 폐기의 선발과 숙강은 비록 대립통일

---

13) 사기의 침입을 받기 쉬운 연약한 장.

적일지라도 폐의 기능 활동을 두 개로 나눌 수는 없다. 생리적으로 폐기는 선과 강이 있어야지만 맑은 것을 흡하고 탁한 것을 호할 수 있어 정상적이고 조화로운 호흡을 유지시킬 수 있고 또한 백맥을 모이게 하고 기혈을 행하여 정미를 수포하고 폐물을 배설시킬 수 있으며, 또한 수도를 통하게 하여 정상적인 수액대사를 유지시킬 수 있다. 종합하면 폐기의 선발과 숙강으로 기기통창과 승강출입에 질서가 있게 되며 장부조직기관이 서로 돕고 견제하여 인체가 하나의 유기체가 되도록 한다. 『소문(素問)·영란비전론(靈蘭秘典論)』에서 말하기를 "폐는 상부지관으로 치절이 폐에서 나온다"14)라 하였다. 고대의가는 폐를 봉건사회의 재상에 비유하여 군주를 보좌하여 국가를 다스리는 작용을 한다고 비유하였다. 이상의 내용으로 보아 폐가 치절을 주한다는 것은 폐기의 선발·숙강 작용에 의하여 완성된다는 것을 쉽게 알 수 있다. 병리적으로 폐기불선은 폐기의 불강을 초래하고 폐기불강은 폐기불선을 초래하므로 임상에서 '폐실선강'이라 통칭한다. 치료에 있어서 선폐하는 것은 해표발한·평천지해할 뿐만 아니라 수렴을 통한 이뇨(利尿)·통변(通便)하는 효과도 있다. 숙폐강역(肅肺降逆) 또한 폐기의 선발을 도울 수 있다. 그러므로 폐기의 선강작용은 대립통일적인 것인데 이러한 대립통일관계를 파악하게 되면 인체의 통일성, 완전성에 대한 인식 그리고 변증시치에 대한 중요한 의의를 알 수 있다.

역자 유기훈 / 교정 이혜주, 조영은, 최애련, 박수진, 권영규

원　저 : 사천중의 2001년 제19권 제2기
論肺氣宣發與肅降

요　점 : 본문은 대립, 통일적 관점으로 폐기선발과 숙강기능작용에 대해 개괄적으로 서술하였으며 아울러 생리·병리·치료 등을 폐기의 선발과 숙강의 대립·통일성으로 설명하였다. 중의임상가들이 이러한 대립통일관계를 파악하게 되면 인체의 통일성·완전성에 대한 인식, 그리고 변증시치에 대한 중요한 의의를 알 수 있다.

주제어 : 폐기의 선발과 숙강 / 중의이론 탐구와 토론

14) 肺者, 相傅之官, 治節出焉.

# 『영추』 원문에서 '위기가 상초에서 나옴'을 논함

河北醫科大學中醫學院 董尙朴·張暖

『영추(靈樞)·영위생회(榮衛生會)』에서 "황제가 말하길, 영기(營氣)[1]와 위기(衛氣)[2]의 운행은 모두 어느 길을 따라 오는지를 듣고 싶다. 기백이 대답하길, 영기는 중초(中焦)에서 나오고 위기는 하초(下焦)에서 나온다.

황제가 말하길, 삼초(三焦)[3]의 기가 나오는 곳에 대해 듣고 싶다. 기백이 대답하길, 상초(上焦)의 기는 위(胃)의 위쪽 입구〔上口〕에서 나와 식도와 병행하여 위로 횡격막을 뚫고 가슴 속에 퍼지며, …… 아래로 족양명경(足陽明經)에 흘러 들어가 항상 영기와 함께 양분(陽分)[4]에서 25바퀴 돌고 음분(陰分)[5]을 역시 25바퀴를 돌아 한 주기가 된다. 그러

1) 혈맥 속으로 순환하면서 혈을 생기게 하고 온 몸을 자양하는 물질. 비위의 작용에 의하여 음식물에서 생기고 혈맥에 들어가 혈로 되며 팔다리를 영양하고 오장육부로 들어간다고 하였다.

2) 피부와 腠理 등 몸 겉면에 분포된 양기. 수곡의 정미로운 곡기에서 생기고 혈맥 밖으로 순환하면서 분육을 따뜻하게 하고 피부를 튼튼하게 하며 腠理를 자양하고 땀구멍을 여닫는 기능으로 외부 환경에 잘 적응하게 하면서 외사의 침입을 방어하는 기능.

3) 육부의 하나. 목구멍에서 전음·후음까지의 부위를 말한다. 상초, 중초, 하초로 나눈다. 상초는 목구멍에서 위의 분문까지, 즉 횡격막 위의 가슴부위에 해당하는데 여기에는 폐, 심, 심포락 등 세 개의 장기가 속해 있다. 중초는 위의 분문에서 위의 유문까지, 즉 횡격막 아래에서 배꼽까지의 부위에 해당하는데 여기에는 비, 위 두 개의 장기가 속해 있다. 하초는 위의 유문에서 전음과 후음까지, 즉 배꼽 아래 하복부에 해당하는데 여기에는 간, 신, 방광, 소장, 대장 등이 속해 있다. 삼초는 몸에서 기와 혈액순환을 촉진하며 음식물을 소화시켜 영양 물질을 온 몸에 운반하며 수도가 잘 통하게 하는 기능을 한다.

4) 양에 해당한 부위. 양의 속성을 가진 부분. 음분에 상대되는 말.

므로 50바퀴 돈 다음 다시 수태음경(手太陰經)에서 만난다.

황제가 말하길, 인체에 열이 있으면 음식물이 위(胃)에 내려가서 그 기(氣)가 아직 정해지지 않아 땀이 나는데, 얼굴에 나기도 하고 등에 나기도 하며 몸의 윗도리나 아랫도리에 나기도 하는데, 그것이 위기(衛氣)가 운행하는 길을 따라 나오지 않으니 어째서인가? 기백이 말하길, 이것은 밖으로 풍(風)에 상하여 안으로 주리(腠理)[6]를 열고 털이 훈증되어 주리가 열려 위기(衛氣)가 달려 나가니, …… 열린 틈이 보이면 빠져나가기 때문이다. 그러므로 원래의 길을 따라가지 못하는 것이고, 그러므로 누설(漏泄)이라고 한다.

황제가 말하길, 중초(中焦)의 기가 나오는 곳에 대해 듣고 싶다. 기백이 말하길, 중초의 기는 역시 위중(胃中)에서 나오는데 상초(上焦)의 뒤에서 나온다. ……"라고 하였다.

'衛出于下焦'의 문장은 황보밀(皇甫謐)의 『갑을경(甲乙經)·영위삼초(榮衛三焦)』와 글이 서로 같다. 양상선(楊上善)의 『황제내경태소(黃帝內經太素)·영위기(榮衛氣)』에는 '衛出于上焦'라 쓰여 있고, 『중장경(中藏經)』·『외대비요(外臺秘要)』·『비급천금요방(備急千金要方)』에는 모두 '衛氣出于上焦'라 쓰여 있나. '상'과 '하'의 차이는 오랜 논쟁을 일으켰다.

### 1. '衛出于下焦' 이론

명대는 마시(馬蒔)·장개빈(張介賓)으로 대표된다. 마시(馬蒔)의 『영추주증발미(靈樞注證發微)』에서는, "하초(下焦)의 기는, 찌꺼기는 따로 회장(回腸)으로 들어가서 후음(後陰)[7]으로 나가고, 수음(水飮)은 방광으로 들어가 전음(前陰)[8]으로 나간다. …… 그 정미로운 기는 상초(上焦)·중초(中焦) 이초(二焦)로부터 내려와 하초(下焦)에서 이루어진다. 수액

5) 음에 해당한 부위. 음의 속성을 가진 부분. 양분에 상대되는 말.

6) 피부, 근육, 장부의 무늬와 피부나 근육 조직 간극의 결합 조직. 몸 안의 수분을 배설하고 기혈을 통하게 하며 외사의 침범에 대항하여 방어하는 기능을 한다. 땀구멍과 피부라는 뜻으로도 쓰인다.

7) 항문.

8) 남자나 여자의 외생식기와 요도를 통틀어서 일컬음.

이 적셔서 함께 내려가는 것과 같이 다른 즙을 내어 이 하초(下焦)의 기를 따라서 방광으로 적셔 들어간다. 그러나 이 하초의 기는 음중의 양으로, 상초와 중초에서 올라가 양기를 생한다. 그러므로 위기(衛氣)라 한다. 따라서 위기가 하초에서 나온다고 한다"라고 하였다.

장개빈(張介賓)의 『유경(類經)·위기운행지차(衛氣運行之次)[9]』에서는 "위기(衛氣)의 운행(運行)은 낮에는 양분(陽分)에 있으나 족소음신경(足少陰腎經)을 겸하게 되면 한 바퀴(一周)가 된다. 「사객(邪客)」을 살펴보면 '위기(衛氣)는 낮에는 양분(陽分)에서 운행하고, 밤에는 음분(陰分)에서 운행하는데 처음에 족소음경(足少陰經)으로부터 나누어져 오장육부(五臟六腑) 사이에 행한다'라 되어 있다. 그러나 주야를 막론하고 모두 신경(腎經)에서 분리되지 않는 것은 어째서인가? 대개 사람의 근본은 오직 정(精)과 기(氣)이기 때문이다. 기는 양이고 양은 반드시 음에서 생하며, 정은 음이고 음은 반드시 양에서 생한다. 그러므로 영기(營氣)는 본래 음에 속하니 반드시 폐(肺)로부터 하행하고, 위기(衛氣)는 본래 양에 속하니 반드시 신(腎)으로부터 상행한다"고 하였다. 이것이 곧 '위기가 하초에서 나온다(衛出下焦)'는 뜻이다. 최근에, 어떤 사람은 위기가 양에 속하고, 신기(腎氣)는 인체 양기의 근본이 된다는 것으로 임상에서 보신고위(補腎固衛)[10]의 치법으로 위기부족증(衛氣不足證) 등을 치료할 수 있다고 주장하면서 "위기가 하초에서 나온다"를 논증하였다.

## 2. '衛出于上焦' 이론

최근에 '위기가 상초에서 나온다'를 논증한 연구가 있었다. 주요 관점은 세 가지이다. ① 『내경(內經)』 중 『영추(靈樞)·오미(五味)』, 『영추(靈樞)·옹저(癰疽)』, 『영추(靈樞)·평인절곡(平人絶穀)』, 『소문(素問)·조경론(調經論)』 등의 편에 모두 위기와 관련된 논술이 있다. 대체적인

9) 원문에는 胃氣運行之次라고 되어 있으나, 『類經』에는 그러한 편이 존재하지 않고, 이 부분은 「衛氣運行之次」라는 편에 있는 내용이다.

10) 腎을 보하고 衛氣를 굳건하게 한다.

의미와 본 편들의 내용은 서로 같고, 상초에서 나온다고 명백히 말한 것이 많다. 예를 들면 『소문(素問)·조경론(調經論)』에서 "양기는 상초로부터 기를 받아서, 피부분육의 사이를 따뜻하게 데워준다"라고 한 것과 『영추(靈樞)·옹저(癰疽)』에서 "상초로 기가 나와서 분육(分肉)[11]을 따뜻하게 하고 골절(骨節)을 영양하며 주리(腠理)를 소통시킨다"라고 한 것 등이다. ② 만약 위기의 순행이 족태양경(足太陽經)·족소음경에서 시작하기 때문에 하초에서 나온다고 하는 것이라면 족태음경(手太陰經)에서 시작해서 운행하는 영기는 자연히 상초에서 나와야 한다. ③ 고대 전문(篆文)에서 '上'과 '下'의 두 자는 모두 가로획이 두 개이다. 다만 상하의 길이 차이는 형태가 비슷해서 베끼는 과정에서 틀리기 쉽다.

이 외에도 임상에서 '위기피울(衛氣被鬱)[12]', '표허위기불고(表虛衛氣不固)[13]'의 병증표현과 '소통상초(疏通上焦)[14]', '보폐조위(補肺助衛)[15]'의 치법이 있고, 치료효과를 설명하고 있다.

우리가 상술한 '위기가 상초에서 나온다"의 세 가지 이유를 찬성한다면 이 책 전후의 글을 통해 비교하고, 동일이론을 이용해 동일문제를 논증하며, 문자음형관계의 잘못을 교정하는 것 모두는 문헌연구의 기초방법이며, 비교적 믿을 수 있는 것이다.

### 3. 원문의 문자와 어구로부터의 분석

『내경(內經)』은 초기 의학이론의 종합이다. 그 이론 관점과 후세에 발전한 이론 관점, 그 임상관찰결과와 후세 임상관찰결과에는 많은 부분에서 비교적 큰 차이가 존재한다. 게다가 『내경』은 서한 이전 의학

---

11) 피하지방(백육)과 근육조직(적육)을 통틀어서 일컬음. 피하지방과 근육 사이, 근육과 근육 사이, 근육과 뼈 사이를 말하기도 함.
12) 衛氣가 막혀서 몰려 있고, 통하지 못함을 당하다.
13) 몸의 겉부분, 즉 피부와 주리 등이 허해서 衛氣가 견고하지 못하다.
14) 上焦를 소통시킨다.
15) 폐를 보해서 衛氣를 돕는다. 위기가 폐에서 나오기 때문에 근본인 폐를 보하면 위기를 도울 수 있다.

이론의 집대성이고, 그 중의 의견과 관점·이론은 완벽하지 않으며, 성숙되지 않았고, 각 편 간에 통일되지 않은 곳이 많은데, 예를 들면 장상이론(藏象理論)과 경락이론(經絡理論) 등이다. 다만 위기의 운행은 영기와 함께(영기는 맥 중을 행하고, 위기는 맥 외를 행한다) 십이경(十二經), 낮에는 양분과 밤에는 음분 25바퀴, 주리(腠理)와 골절(骨節) 및 분육(分肉)과 황막(肓膜)16) 등 세 종류의 다른 곳을 행하여, 합하기 힘든 형식이다. 따라서 후세의 이론과 임상을 이용해서 경문(經文)을 주석하거나 이 관점을 이용해 저 관점을 해석하거나 하면 행동과 목적이 다른 감이 있음을 면치 못한다. 명대 의가인 장개빈(張介賓)의 『내경』 주석에 간혹 견강부회한 부분이 있는데, 이와 유관하다. 위에서 경맥순행을 이용하여 '위기가 하초에서 나온다'를 도출한 것은 자신의 학설을 그럴 듯하게 꾸며낸 것이라고 하기는 어렵다. 그러나 '상초(上焦)'와 '하초(下焦)'의 두 종류는 전혀 다른 표현법이며, 모두 현대 임상표현과 치법을 파악해서 이치에 맞게 설명할 수 있고, 질병 표현의 다양성과 중의 치료의 풍부성을 설명할 수 있으며, 또한 이치로 문헌을 비교하여 설명할 수는 있으나 특히 한 이전 문헌연구의 방법으로는 문제가 있다.

고문헌의 교감과 주석에 대한 연구에서는 원문의 자(字)·사(辭)·구(句)·편(篇)에 따라 문헌학적 방법을 응용하여야 한다. 이 방면의 선행연구자들은 우리에게 본보기가 되며, 풍부한 연구성과를 제공하였으며 본받을 만하다. 현재 위기가 나온 것에 대한 『영추(靈樞)·영위생회(榮衛生會)』에 대한 분석을 했다.

황제(黃帝)의 '願聞三焦之所出'은 삼초의 기가 나오는 곳이 어디인가를 묻는 것이며, '營衛之所行, 皆何道從來'와 같은 뜻이고, 무엇이 상초이고, 무엇이 중초이고, 무엇이 하초인지를 물은 것이 아니다. 기백(岐伯)이 대답한 '上焦出于胃上口'의 '上焦'는 '上焦의 기가 나오는 곳'의 간단한 문장이고, 이러한 간략한 표현법은 고문에서 흔히 볼 수 있다. 상초(上焦)에서 나오는 것은 무엇인가? 서술한 내용에서는 일목요연하

---

16) 심장 아래 횡격막 위의 종격늑막. 또는 창자 사이의 막.

게 위기로 말하고 있다. 만약 논한 것이 상초라면 "위로 혀에 이르고 아래로 족양명경(足陽明經)에 이르며, 항상 영기와 함께 양분에서 25바퀴 돌고, 음분을 역시 25바퀴를 돈다"라 할 수 없다.

기백은 '上焦出于胃上口'의 생리적인 상태를 말하고 이어서 바로 병리상태도 설명하면서 아울러 "그것이 위기가 운행하는 길을 따라 나오지 않으니 어째서인가?" "위기가 달려 나가니 진실로 원래의 길을 따라가지 않는다"를 설명하였다. 그러므로 상초에서 나오는 것은 위기(衛氣)임이 명확해진다.

위에서 인용한 원문 뒤에 상초에서 나오는 것과 상대되는 것으로, 중초에서 나오는 것과 하초에서 나오는 것을 이야기했다. 또한 중초·하초에서 나오는 것의 생리와 상관되는 병리를 분별해서 이야기했다. 아울러 중초에서 나오는 것을 '영기라 명명한다'라 명백히 말했다. 문단을 짝을 짓는 입장에서 보면, 분명히 상초에서 나오는 것도 역시 위기가 되어야 한다.

경문(經文)에서 말한 하초에서 나오는 것은 문장의 뜻으로 명확하게 이해할 수 있으며, 주로 뇨액과 분뇨를 가리킨다.

이 문단 글의 양식은 세세하며, 순서가 분명하고, 논리가 정확하며, 전후가 짝이 되어 한 단락의 완전한 경문이다. '衛出于下焦'는 '衛出于上焦'의 잘못이며 논쟁할 거리가 없다.

전문(篆文) 형태가 유사하여서 생기는 오류로 인한 것, 원문의 손상으로 인한 오류로 인한 것이 우연한 필사의 오류인가는 판단하기 어렵다. 『영추(靈樞)·오미(五味)』에서 "곡식이 처음으로 위에 들어간 후 그 정미로운 것은 위의 양초(兩焦)로 나와 오장(五臟)을 적시고, 두 갈래로 나뉘어져 영기와 위기의 길을 운행한다"라는 것은 이 문단과 일치한다. 그 의미는 수곡의 정미로운 물질이 상하 양초(胃 上口 이상은 上焦이고, 胃 上口 이하의 '胃中'이 中焦이다)로부터 위(胃)에서 나와 오장을 적시고, 구체적으로 영기와 위기의 두 경로로 나누어진다는 것이다. 이는 바로 상초에서 나오는 위기와 중초에서 나오는 영기를 합하여 논한 것이다. 그러나 장개빈(張介賓)의 『유경(類經)·기미류(氣味

類)』에서 “수곡의 정기(精氣)는 먼저 위(胃), 즉 중초에서 나와서 나중에 상초와 하초(上下兩焦)에 이르러 오장(五臟)을 관개한다. 之는 이르는 것이다”라 하였다. 이는 경문 중의 ‘兩焦’ 개념을 명확히 하지 않은 견강부회 때문으로 보인다.

역자 이유진 / 교정 박수진, 권영규

원 저 : 북경중의약대학학보 2004년 5월 제27권 제3기
從『靈樞』原文論證衛出于上焦
주제어 : 衛出于下焦 / 靈樞經 / 교감

# 명문학설 원류에 대한 고찰

北京中醫藥大學 各家學說教研室 張家瑋 / 指導 魯兆麟·彭建中

명문학설은 중국의학 이론 체계의 중요한 구성부분으로 중의학 이론 발전과 임상응용 방면에서 중요한 의의를 가진다. 이 학설이 싹튼 이후, 역대의가의 부단한 노력과 적극적 탐색을 통해 명문학설의 학술 내용은 분산되었던 것은 집중되고, 뚜렷하지 않았던 것은 구체화되었으며 세심하지 못했던 것은 엄밀해졌다. 나아가서 하나의 이법방약으로 체계를 갖추어 오장을 중심으로 하는 이론체계를 계통화하는 데 밀접한 관계를 가지고 중의학의 발전사에 깊은 영향을 주었다. 이 학설의 역사 발전상 크게 아래의 세 단계로 나눠 볼 수 있다.

## 1. 기초단계

'명문(命門)'이란 단어가 최초로 발견된 『영추(靈樞)·근결(根結)』에서 "태양은 지음에 근원하고, 명문에서 결하며, 명문은 눈이다"[1]라 하였고, 『소문(素問)·음양이합론(陰陽離合論)』에서도 "태양은 지음에 근원하며 명문에서 결하니 이름하여 음중지양(陰中之陽)이라 한다"[2]고 하였다. 여기서 명문은 모두 족태양방광경의 정명혈(睛明穴)을 가리키며, 후세의 명문학설에서 말하는 명문과의 관계가 극히 적다.

그 후『난경(難經)·36난(三十六難)』에서 "신양자는 모두 신을 가리키는 것이 아니라, 그 왼쪽은 신이며 오른쪽은 명문이다. 명문은 모든 신

1) 太陽根于至陰, 結于命門, 命門者目也.
2) 太陽根起于至陰, 結于命門, 名曰陰中之陽.

과 정이 있는 곳이며 원기가 연결되어 있는 곳이다. 남자는 이로써 정을 저장하고 있으며 여자는 포와 연결되어 있어, 신은 하나임을 알 수 있다"[3)]고 하였고, 『난경·39난』에서도 이와 유사하게 "신은 두 장이 있다. 왼쪽은 신이고 오른쪽은 명문이다. 명문은 정기와 신기가 깃들어 있는 곳이고, 남자는 이로써 정기를 저장하고 있으며 여자는 포와 연결되어 있고 그 기는 신과 통하고 있다"[4)]고 하여 오른쪽 신이 명문으로써 인체 정신이 깃들고 원기가 있는 곳이 된다고 명확히 제시하였다. 그리고 『난경·8난』에서도 "인체의 십이경맥은 모두 생기의 본원과 연결되어 있다. 이른바 생기의 본원은 십이경맥의 근본이며 신간동기라고도 한다. 이는 오장육부의 근본이고, 십이경맥의 근원이며, 호흡의 문이고, 삼초의 근원이다"[5)]라 하여 비록 명확하게 명문을 언급하지는 않았지만, '생기의 근원'이라고 말한 것은 『난경·36난』에서 "원기가 연결되어 있다"는 것과 유사하므로 『난경·8난』 중에 말하는 '신간동기'는 명문을 가리키는 것으로 후세에 '우신명문설(右腎命門說)', '신간명문설(腎間命門說)' 논쟁을 제기하였다. 이로써 『난경』은 명문의 부위와 기능 등에 대하여 원칙적으로 논술하고 명백히 설명하였고 후세 명문학설의 형성과 발전을 다지는 기본적인 이론기초를 세웠다. 그러므로 명문학설 중의 명문은 『난경』에서 가장 먼저 나타났으며 명문학설이론의 초보적인 기초는 진한(秦漢)시대에 이뤄졌음을 알 수 있다.

## 2. 발전 단계

『난경』에서 명문이론을 제시한 이후, 진(晋)의 왕숙화(王叔和)는 『맥경(脈經)·양수육맥소주오장육부음양역순(兩手六脈所主五臟六腑陰陽逆順)』에서 명문의 진맥 부위를 제시하고 "신과 명문은 척부에서 함께

---

3) 腎兩者, 非皆腎也. 其左者爲腎, 右者爲命門, 命門者, 諸神精之所舍, 原氣之所係也;男子以藏精, 女子以繫胞. 故知腎有一也.

4) 腎有兩臟也.其左爲腎, 右爲命門. 命門者, 精神之所舍也.男子以藏精, 女子以繫胞, 其氣與腎通.

5) 諸十二經脈者, 皆係於生氣之原, 所謂生氣之原者, 謂十二經之根本也, 謂腎間動氣也, 此五臟六腑之本, 十二經脈之根, 呼吸之門, 三焦之原.

나타난다"[6]고 하였다. 진(晋)의 갈홍(葛洪)은 『주후비급방(肘後備急方)』에서 비록 명문을 명확히 언급하진 않았지만 어떠한 약재에 대하여 구체적으로 설명하면서 '신기(腎氣)', '원양(元陽)' 등의 개념의 용어를 사용하였다. 진(晋)의 황보밀(皇甫謐)의 『침구갑을경(鍼灸甲乙經)』에는 독맥 명문혈과 관련된 기록이 있다. 그 후 상당히 오랜 역사기간 동안 문헌 중에는 대부분 신(腎)의 기능에 대해서만 언급이 있고, '명문'이라는 단어에 대한 연구가 적었다. 의학자들은 대부분 신기(腎氣)의 연구에 치중하였기 때문에 명문의 역할이나 기능은 당연히 중시될 수 없었다. 송원(宋元)에 이르러 학술 분위기가 활기를 띠어 학술 쟁명이 일어나고, 많은 의가들은 옛 이론에 구애받지 않고 경전의 취지에 대하여 자신의 주장을 펼쳤고, 옛 이론을 논박하여 새로운 설을 창조함으로써 비로소 '명문'이란 단어에 관심을 기울이게 되어 명문기능에 대한 인식 역시 전에 비해 한층 더 깊어지고 발전하였다.

송(宋)의 진무택(陳無擇)의 『삼인극일병증방론(三因極一病證方論·삼초정부변정(三焦精腑辨正)』 중에 "옛 사람들은 좌신을 신장이라고 하고, 그 부는 방광이라 하였다. 우신은 명문으로 그 부는 삼초라 하였다"[7]란 기록이 있고, 송(宋)의 허숙미(許叔微)의 『보제본사방(普濟本事方)』에는 비록 명문을 강조하진 않았지만 가장 먼저 '진화(眞火)'의 개념의 단어를 제시하였다. 제6권의 '신기환(腎氣丸)'조에서 논하길, "만약 허리의 신기(腎氣)가 성하면 진화가 되어 위로 비위를 데우고, 음식을 변화시키며, 수곡을 분류하여 이음(二陰)에서 나온다. 정기는 골수로 들어가, 영위에 합하고 혈맥을 행하며, 일신을 영양한 다음 지고(脂膏)로 변하고, 다음으로 혈육이 된다"[8]고 하였다. 진화는 기에서 만들어진 일종의 동력이고 비위를 훈증할 수 있으며, 음식을 변화시키고 수곡을 분류하고, 정기를 만들어 영위를 형성하여 신체를 영양하며 그 실질은 일종의 기화기능으로, 즉 오장의 심화와는 같지 않으며 비신의

---

6) 腎馬命門, 俱出尺部.

7) 古人謂左腎爲腎臟, 其腑膀胱, 右腎爲命門, 其腑三焦.

8) 若腰腎氣盛, 是爲眞火, 上蒸脾胃, 變化飮食, 分流水穀, 從二陰出. 精氣入骨髓, 合榮位, 行血脈, 營養一身, 其次以爲脂膏, 其次以爲血肉也…….

기의 장양과 보충에 의존한다고 주장하였다.

금(金)에 이르러 유완소(劉完素)는 수(隋)대의 양상선(楊上善)의 관점을 그대로 계승하여 『내경』과 『난경』의 원문을 취하여 저술한 『소문현기원병식(素問玄機原病式)·육기위병(六氣爲病)·화류(火類)』에서 『소문(素問)·자금론(刺禁論)』의 "七節之旁, 中有小心"과 『난경』의 "右腎命門說"을 하나로 통합하여 "우신명문은 소심이고 수궐음상화포락의 장이며 …… 수소양삼초경과 합하여 표리가 되어 신맥이 같이 나오며 우척에서 나타난다. 두 경은 모두 상화를 갖추고, 서로 군명을 수행하므로 명문이라고 한다"9)고 강조하였다. 명문과 상화가 연계된 이래로 우신명문은 상화에 속하는 것으로 인식되어 수궐음심포락경의 장이 되고 수소양삼초경과 서로 표리를 이루며 그 기능은 '相行君命'이 되어 후세의 '包絡命門說'의 시초가 되었다.

뿐만 아니라 동시대의 장원소(張元素)도 『장부표본한열허실용약식(臟腑標本寒熱虛實用藥式)』 중에서 "명문은 상화의 근원이고, 천지의 시작이며 정을 장하고 혈을 생하며 …… 삼초원기를 주하고 ……삼초는 상화의 쓰임이 되며, 명문원기를 분포하며 승강출입을 주하고, 천지간에 돌아다니면서 오장육부·영위경락·내외상하좌우지기를 총괄하여 중청지부라 부른다"10)고 하여 명문과 삼초의 체용 관계설을 개창하였고 명대의 이시진(李時珍)이 계승하였다. 명문은 상화의 근원이며, 삼초는 상화의 용(用)이고 삼초는 "상초는 납(納)하고, 중초는 화(化)하며, 하초는 출(出)한다"는 기화 작용을 통해 명문상화의 신체에 대한 조절기능을 표현하였다. 이로써 두 사람의 다른 점은 장원소는 '심포락'을 뛰어넘어 상화와 명문·삼초를 직접 연계시켜 유완소의 이론보다 비교적 평이하고 사람들이 받아들이기 쉬운 점이다.

장원소의 학술사상의 영향을 받은 제자 왕호고(王好古)는 『탕액본초

---

9) 右腎命門爲小心, 乃手厥陰相火包絡之臟也……, 馬手少陽三焦合爲表裏, 神脈同出, 現于右尺也. 二經俱是相火, 相行君命, 故曰命門耳.

10) 命門爲相火之原, 天地之始, 藏精生血, ……主三焦元氣,……三焦爲相火之用, 分布命門元氣, 主升降出入, 流行天地之間, 總領五臟六腑, 榮衛經絡, 內外上下左右之氣, 號中清之府.

(湯液本草)』에서 '명문'이란 단어로써 어떠한 약물의 약효 인식에 대하여 개괄하였는데, 예를 들어 '권중(卷中)·초부(草部)·흑부자(黑附子)'조에서 "기는 열하고 맛은 대신(大辛)하며, 순양 …… 수소양경삼초에 들어가며 명문지제이다"11)라고 하였고, '권중·초부·종용(蓯蓉)'조에 "기는 온하고, 맛은 감·함·산하며 무독 …… 명문상화 부족시에 이로써 보한다"12)고 기록하였다. 같은 스승인 장원소의 또 다른 제자 이고(李杲)는 '명문'을 인식함에 있어서 정을 장하고 포(胞)와 연계된 생리기능을 중시하여 『난실비장(蘭室秘藏)·소아문(小兒門)·반진론(斑疹論)』에서 "포는 적궁·단전·명문이라 이르고 남자에서는 정을 장하고 배출하고 화하는 것을 주하고 부인에서는 포와 연결되어 아이를 배는 것을 주하여 함께 생화지원이 되나 오행은 아니고 수도 아니고 화도 아닌 천지의 이명으로 곤토를 닮아 만물을 생한다"13)고 말했다. 이는 후세의 포궁명문학설의 기원이다. 그 밖에 이씨는 『내외상변혹론(內外傷辨惑論)·논주객병(論酒客病)』에서 '진수(眞水)·진음(眞陰)' 등의 개념의 용어를 제시하였는데, 문장의 내용으로 보아 역시 명문학설과 연계가 있다.

원(元)에 이르러 주진형(朱震亨)은 한편으로는 앞선 사람의 연구 성과를 받아들이고, 다른 한편으로는 자신의 실천경험을 결합하여 '명문'의 치료용약사용에 있어서 화룡점정의 연구성과를 발휘하였다. 『단계심법(丹溪心法)·보손(補損)』 '쇄양환(鎖陽丸)'조에 "모든 명문을 보하는 약이 혈약에 들어가 보정할 수 있는 것은 양을 생하여 음을 장하는 연유이다. ……"14)라고 하여 명문의 용약을 강조하여 양기를 중시할 뿐만 아니라 음정 또한 유의하여 보정함으로써 화기하고 자음함으로써 함양해야 함을 강조하였다. 제가의 다양한 이론 각도에서 '명문'에 대해 진행되어 온 연구와 설명의 측면을 고치고, 명문상관병증의 입법처방과 치료용약 상의 문제에 대하여 대담한 시험과 적극적인 탐색을

11) 氣熱, 味大辛, 純陽, ……入手少陽經三焦, 命門之劑.

12) 氣溫, 味甘鹹酸, 無毒, ……命門相火不足, 以次補之.

13) 夫胞者, 一名赤宮, 一名丹田, 一名命門, 主男子藏精施化, 婦人係胞有孕, 俱爲生化之源, 非五行也, 非水亦非火, 此天地之導名也, 象坤土之生萬物也.

14) 諸補命門藥, 須入血藥則能補精, 陽生陰長故也…….

진행하여 후세의가들에게 명문용약연구에 대하여 귀중한 본보기를 제공해 주었다.

이상에서 살펴보았듯이 진당(晋唐)에서 금원(金元)에 이르기까지 역대의가들은 서로 다른 측면에서 명문학설의 연구영역을 개척하였고, 각기 다른 각도에서 명문학설에 대하여 귀납·연역하여 종합하였고, 명청 시기에 명문학설의 성숙과 견실한 기초를 완전하게 다지기에 이르렀다. 진화와 진음론의 제시는 음양오행의 기초 상에서 일반적인 논의로부터 시작하여 선천본원 방면에 대한 심도 있는 토론으로 진행되었다. 명문과 삼초의 체용 관계는 명문원기와 상화 문제를 따라 점차 병리분석 단계로 접어들게 되었다. 명문이 정을 장하고 포와 연계되는 생리기능은 명문의 생명 발생과정 중의 중요 작용으로 제기되었다. 보정함으로써 화기하고 자음함으로써 함양하는 용약법칙의 제시는 또한 명문방약의 심도 있는 연구에 새로운 과제를 제시하였다. 이 역사 시기의 연구 자료는 비교적 분산되어 있고 계통을 이루지 못하였으며 대부분 일부 의가의 저서 중에 흩어져 있으므로 '발전 단계'라 칭한다.

### 3. 성숙 단계

명대 이후, 송명의 도학의 영향과 온보학파(溫補學派)의 유행을 따라 명문학설 이론의 연구는 참신한 단계로 진입했다. 대부분의 의가들은 앞선 사람들이 성취한 기초를 종합하면서 혹은 이론상의 심화를 통해, 혹은 개념의 명확화를 통해, 혹은 임상적인 검증을 통해, 혹은 방약상의 발휘를 통해, 모두 다른 측면에서 명문학설 이론의 학술 내용은 충실해지고 완벽해졌다. 명의 우단(虞摶)은 『의학정전(醫學正傳)·의학혹문(醫學或問)』에서 "마땅히 양신은 명문을 모두 칭하는 것으로 그 명문혈은 바로 문 중의 대문을 닮았고, 개합의 상을 맡고 있다"[15]고 하여 명문 부위와 기능에 대한 인식에 있어서 『난경』과 비교하여 다른 면을 발휘하였다. 명의 이천(李梴)은 『의학입문(醫學入門)·장부분조(臟腑分

15) 當兩腎總號爲命門, 其命門穴正象門中之棖闑, 司開闔之象也.

條)』 '명문'조에서 "명문(命門)은 아래로는 신의 오른쪽에 붙어 있고 실과 같은 계는 굽어서 방광과 광장 사이에 통한다. 위로는 심포가 되니 격막에서 가로로 지만(기름이 산포된 곳)의 바깥으로 연결되어 있다. 좌신과 짝하여 이로써 진정을 저장하니 남녀의 음양이 나뉘는 바이다. 군화를 도움으로써 원기에 이어져 있으니 질병과 사생이 이에 달려 있다"[16]라고 하여 부위상에서 명문은 우신(右腎)에 위치하며, 기능으로 말하면 남자는 이로써 정을 장하고, 여자는 이로써 수태하게 된다고 하였다. 명의 팽용광(彭用光)의 『체인회편(體仁匯編)·12경락장부병정약성·명문장약성(命門臟藥性)』에서는 명문의 생리·병리·진단·치료와 보사온량 용약 등 방면에 관련된 기록이 있다. 청의 정지(程知)는 『소문(素問)·평열병론(評熱病論)』의 "포맥(胞脈)은 심에 속하고 포중(胞中)에 락하고 있는데, 이제 기(氣)가 위로 폐(肺)를 핍박하여 심기가 아래로 통하지 못하므로 월사(月事)가 오지 아니하는 것이다"[17]와 『소문(素問)·기병론(奇病論)』의 "포락자는 신에 이어진다"[18]는 기록에 근거하여 그의 저서 『의경이해(醫經理解)·수심주심포락명문변(手心主心包絡命門辨)』에서 심포락을 명문으로 보고, 그 기능은 남녀 정기가 출입하는 장소로서 생명이 시작되는 화생의 문으로 인식하였다. 명·청의 많은 의가들의 논술에서는 선인의 큰 성과를 모을 수 있었고 진실로 리(理)·법(法)·방(方)·약(藥) 모든 방면에서 명문학설은 성숙되어 완벽에 가까워졌으며, 명대의가 손일규(孫一奎)·조헌가(趙獻可)와 장개빈(張介賓)을 그 으뜸으로 추천함이 마땅하다.

손일규(孫一奎), 자는 문원(文垣)이고 호는 동숙(東宿)이며 별명은 생생자(生生子)이고 안휘휴녕(安徽休寧) 사람이며 명대의 가정(嘉靖)[19]에서 만력(萬歷)[20]에 활동하였으며 왕기(汪機)를 다시금 전승한 제자가

16) 命門下寄腎右, 而絲系曲透膀胱之間, 上爲心包, 而膈膜橫達脂漫之外. 配左腎以藏眞精, 男女陰陽攸分; 相君火以系元氣, 疾病死生是賴.

17) 包脈者, 屬心而絡于包中, 令氣上迫肺, 心氣不得下通, 故月事不來.

18) 包絡者, 系于腎.

19) 1522~1566, 명대 세종의 연호.

20) 1573~1620, 명대 신종의 연호.

되었으며 황고담(黃古潭) 선생을 스승으로 두었다. 손씨는 『주역』철학 사상의 계발 하에 『난경』의 명문 기능에 관한 인식을 결합하였고, '太極之本體'를 이용하여 명문의 신체 내 중요 역할과 형상을 비유하였으며, 아울러 『의지서여(醫旨緒餘)』 중 「명문도설(命門圖說)」편을 별도로 만들어 명문의 생리 기능을 분명히 해석하였다. 그는 명문을 양신의 중간에 위치하며, 인체의 태극이라고 인식하였는데, 사이란 수도 아니고 화도 아닌 것으로 단지 일종의 원기가 발동하는 기틀, 즉 동기(動氣)·원기(原氣)라고도 하였다. 원기는 태극의 본체이고, 동기는 태극의 응용이며, 양신은 즉 '태극지체가 성립하는' 물질적 기초가 된다.

명문원기는 양신지간에 위치하는데, 원기는 양에 속하고, 양이 동하면 생하게 된다. 양신은 음에 속하고 음이 정하면 화하게 되니 동과 정에는 거리가 없고, 양이 변하고 음에 합하여 기타 장부를 화생하게 된다. 그러므로 "명문은 양신 중간의 동기로, 수도 화도 아니며 조화의 관건으로 음양의 바탕으로, 즉 선천의 태극이며 오행이 이로부터 생하고, 장부도 이로써 이어져 이루어진다"(『醫旨緒餘·命門圖說』)[21]고 하였다.

조헌가(趙獻可), 자는 양규(養葵)이고, 호는 의무려자(醫巫閭子)로, 명대의 만력에서 숭정(崇禎)[22] 간에 살았으며 절강은현(浙江鄞縣)[23]의 사람이다. 조씨는 명문을 중시하고, 선천수화의 의미를 세웠으며 명문화의 생리기능 및 작용을 더욱 중시하였으므로 『의관(醫貫)』 중의 「선천요론(先天要論)」이라는 편에서 이 문제에 대해 자세히 밝혀 말하고 있다. 명문의 위치와 기능에 관하여 명문이 양신 사이에 위치한다고 인식하고, 이른바 "명문은 무형의 화이고, 양신유형의 중간에 있다"[24](『醫貫·玄元膚論·內經十二官論』)라고 하여, 이는 십이관을 주재하는 '眞君眞主'이며, 그 기능적 위치는 십이관의 으뜸으로, '선천을 주재하는 체'가 되며, '후천을 흐르게 하는 용'이 된다고 하였다. 신과 명문 둘 사이의

21) 命門乃兩腎中間之動氣, 非水非火, 乃造化之樞紐, 陰陽之根蒂, 卽先天之太極, 五行由此而生, 臟腑而繼而成.

22) 1628~1644, 명대 사종의 연호.

23) 절강성 영파부 봉화현의 동쪽.

24) 命門無形之火, 在兩腎有形之中.

관계에 관하여 양신(兩腎)은 형이 있고, 수에 속하며 왼쪽 것은 음수이고 오른쪽은 양수라 인식하였다. 명문은 무형으로 화에 속하고, 양신 사이에 위치하며, 즉 '하나의 양이 두 음의 중간에 파묻혀 있는 것'[25] 이고, 수 중에 있는 양이 있어야지만 비로소 기를 화하여 생명을 낳을 수 있다고 하여 신과 명문 두 가지는 구별되지만 또한 끊어지거나 나눠질 수 없는 것으로 설명되며, 그 사이의 관계가 매우 밀접하여 명문 화의 작용은 처음부터 끝까지 주도적인 위치에 있다. 명문 수화의 모든 허하고 부족한 병증의 치료에 대하여 육미(六味), 팔미(八味)를 임상치료제로 삼았고, 아울러 『의관·선천요론·수화론』 중에서 "무형의 수가 무형의 화에 물을 댐으로써, 당연히 오래 갈 수 있는 것이며, 곧 진수·진화가 되어 승강이 마땅해지면 수화교제가 이루어지는 것이다. 의사가 선천태극의 진체를 깨닫지 못하면 무형인 수화의 묘한 작용을 궁구할 수 없으며 육미·팔미와 같은 신통한 약을 쓸 수 없고, 이는 의학 이론의 태반을 잃는 것이다"[26]라고 하였으니 이 두 가지 방제를 얼마나 중시하고 총애하는지 충분히 알 수 있다.

장개빈(張介賓), 자는 회경(會卿)이고 호는 경악(景岳), 또는 통일자(通一子)리고 한다. 명대의 가정에서 숭정년 사이에 살았고 절강 소흥(紹興) 사람이다. 장씨는 앞선 사람들이 이루어 놓은 성과 기초 위에서 종합하면서 음양·수화·정기의 이론과 명문학설의 유기적 연계에 대하여 제창하였고, 아울러 『질의록(質疑錄)』 중 「논우신위명문(論右腎爲命門)」, 『경악전서(景岳全書)·전충록(傳忠錄)』 중 「명문여의(命門餘意)」와 「음양편」, 그리고 『유경부익(類經附翼)·구정록(求正錄)』의 「삼초포락명문변(三焦包絡命門辨)」·「대보론(大寶論)」·「진음론(眞陰論)」 등의 편에서 명문학설에 대하여 계통적으로 깊이 있게 설명을 하여 전대에 없었던 고도의 수준에 도달하였다. 명문은 인체의 태극이 되고, 인체 생명의 본원이다. '太極一氣'로부터 선천무형의 음양이 생성되고, 이어 후천

25) 一陽陷二陰之中.

26) 以無形之水沃無形之火, 當而可久也, 是爲眞水眞火, 升降旣宜, 而成旣濟矣. 醫家不悟先天太極之眞體, 不究無形水火之妙用, 而不能用六味, 八味之神劑者, 其于醫理尙欠大半.

유형의 음양이 다시 생성된다. 동시에 명문은 수화를 모두 갖추고 있고, 음양은 본래 같은 기운이므로 수화는 인신에서 음양정기로써 인체 음양·정기와 수화를 유기적으로 연계시켜 파악한 이래로 그 저서 중에 음양호근·수화동원·정기상생 이론을 처음부터 끝까지 꿰뚫었다. 곧 신과 명문의 관계에 대하여 해석하였는데, 즉 "명문은 양신을 총괄하여 주관하고, 양신은 모두 명문에 속한다"27)는 것으로, 이들은 하나로써 둘을 통솔하고, 둘이 하나로 합하여지며 나눌 수 있으나 또한 분리할 수 없다. 방약운용 방면에서 육미환·팔미환 이외에도 좌귀환(左歸丸)(飮)·우귀환(右歸丸)(飮)을 만들었으며, 임상에서 전보원정(塡補元精)을 중시하였다.

이 시기의 연구 성과에는 명문학설의 계통적 이론체계가 있었을 뿐만 아니라 이법방약이 완성되었고, 명문의 역할이나 작용도 오장의 기능계통에서 대등하게 됨에 따라 인신지주(人身之主)·성명(性命)의 문이라 칭하였다. 명문수화와 관련하여 서로 관련된 병증의 변증 및 치료 역시 이전에 비하여 고치고 가하여 완전해지고 아울러 점차 체계를 갖추게 됨으로써 명문학설의 인식발전은 이미 성숙되었다.

청대에 이르기까지 앞선 사람들의 연구성과의 기초 위에서 종합계승하여 몇몇 의가는 각자의 저서 중(예를 들면 徐大椿의 『醫學原流論』, 陳士鐸의 『石室秘錄』, 林珮琴의 『類證治裁』, 張璐의 『本經逢原』 및 黃宮繡의 『本草求眞』 등)에 또한 명문의 기능, 약물연구, 병증치료 및 명문과 기타 장부의 상호관계 등 방면에서 진일보한 연역 및 심도 있는 토론을 가하여 명문학설의 방향은 전대의 발전에 새로운 활력이 주입되었고, 새로운 내용이 더욱 보강되었다. 그러므로 명청시기가 명문학설의 성숙기라는 것을 알 수 있다.

이상을 종합하면 명문학설의 기초는 진한에서 시작되었고, 금원에서 발전되었으며 명청에서 점차 성숙되어 현재까지도 중의임상에서 유효한 역할을 한다. 그 원류는 『내경』과 『난경』에서부터 시작되었는데, 역대 의가가 중시하였고, 부단히 논증·보충과 발전을 거치면서 중의학

---

27) 命門總主乎兩腎, 而兩腎皆屬于命門.

이론 연구, 임상응용 및 인체 생명본원의 심도 있는 토론 방면에서 매우 중요한 의의를 갖추었다. 그 학설의 싹틈과 성숙은 중의학 기초이론체계와 논리적인 사유의 범주에서 완전함을 갖추게 하였다. 원음원양의 이론을 제시하고 정체관점상에서 인체장부의 기능 활동을 파악하고, 음양기혈의 상호전화 및 그 병증 분석으로 이론의 기초를 찾았다.

현대에 명문학설의 응용과 발전에 대하여 한 방면에서는 임상실천을 지도하는 데 쓰이고, 온보명문의 방법은 만성병·난치병의 치료에 사용되었고, 명문학설의 실천 가치를 확실하고 적절하게 검증한 동시에 명문학설의 임상응용범위를 확대하였다. 또 다른 면에서는 현대실험적인 방법으로 중서의결합의 실험실연구방법을 채용하여 명문의 실질에 대하여 깊이 탐색하고, 명문과 내분비·면역·물질 대사 및 자율신경 계통 기능 사이의 내재된 연계에 대하여 연구하여 이미 일정 정도의 성과를 얻었다.

믿건대, 멀지 않은 장래에 의학과 과학의 신속한 발전을 따라 명문학설이 포함하고 있는 생리적 의의와 병리적 규율을 우수하고 명백하게 밝힐 수 있을 것이며 명문학설이 가진 본래의 이론가치와 실천 의의 또한 완전한 긍정이 이루어질 것이다.

역자 박수진 / 교정 박수진, 권영규

원 저 : 북경중의약대학학보 2002년 1월 25권 1기
命門學說源流考
주제어 : 명문 / 명문학설 / 중의각가학설 / 중의학이론체계

# 간주소설의 기전 분석

山東中醫藥大學 馬月香

간주소설(肝主疏泄)은 간의 주요 생리기능이다. 소(疏)는 소통(疏通)이고, 설(泄)은 발설(發泄) 또는 승발(升發)이다. 간의 소설기능은 간이 강장(强臟)이며 주승주동(主升主動)의 생리특징을 가진 것을 반영한다. 간주소설기능을 개괄하면 다음과 같다. 간주소설은 간기(肝氣)가 전신 기기를 소통, 통창(通暢)하여 정혈진액의 운행수포, 비위기(脾胃氣)의 승강, 담즙의 분비배설 및 정지서창(情志舒暢) 등의 작용을 촉진하는 것을 말한다. 단 간주소설기능 형성의 기전에 대해서는 아직 논술된 바가 없으므로 필자는 아래와 같이 깊이 있게 검토하고자 한다.

## 1. 해부학 중의 간장은 간주소설 형성의 형태학적 기초이다.

중의학에서 말하는 간장상(肝臟象)과 현대의학에서 말하는 간장기(肝臟器)가 비록 다른 의미를 가지더라도 간장의 개념 및 간주소설기능의 인식은 변함없이 해부학 중의 간장기 실체를 근거로 삼는다. 만약 해부학의 작용이 없었다면, 간장기의 명칭이 없었을 뿐 아니라 간장상도 언급되지 않았을 것이다. 고대의 해부학적 관찰을 통하여 고대 사람들은 간의 명칭, 대체적인 해부부위와 해부형태를 인식하였다. 간장의 형태학적 관찰의 기초 위에서 고대 사람들은 간주장혈(肝主藏血)의 생리기능을 인식하였다.

### (1) 간의 명칭과 해부부위 및 해부형태를 인식하다.

문헌기재에 따르면, 오장의 최초 명명(命名)은 어떤 장(臟)의 위치 및 그 장과 타 장부와의 관계를 근거로 삼고 있다. 간은 음과 뜻을 '간(干)'에서 받았는데, 『백호통의(白虎通義)』에서 "간은 干을 말한다"[1] 고 하였다. 간(干)은 측방(側旁)의 의미가 있다. 간장은 인체 체간부의 측면에 위치하므로 '肝'이라 한다. 간의 부위에 대하여 서기 213년에 유희(劉熙)의 『석명(釋名)』에서 "간(肝)은 간(干)이다", "간(干)은 협(脅)이다", "협은 양쪽 곁이다"[2]라고 말한 것에서 간의 부위가 옆구리인 것을 알 수 있다. 『내경(內經)』에서 비록 명확하게 간장의 부위를 언급하진 않았지만, 그 편장의 유관한 논술 중에 "간은 협하에 위치한다"[3]는 의미가 담겨 있다. 예를 들어 『소문(素問)·장기법시론(藏氣法時論)』에서 "간병은 양쪽 옆구리 아래가 아프고 소복이 당기며 ……"[4] 라 하였고, 『소문(素問)·해론(痎論)』에서 "간해의 형상은, 기침 하면 양쪽 옆구리 아래가 아프고, 심하면 돌아누울 수 없다. ……"[5]라 하였으며, 『영추(靈樞)·오사(五邪)』에서는 "사기가 간에 있으면 양쪽 옆구리가 아프다"[6]라고 하여 간병이 협하통(脇下痛)으로 나타나는 것에서부터 간이 협하(脇下)에 위치한다는 것을 알 수 있다. 『영추(靈樞)·창론(脹論)』에서는 "간창은 협하가 그득하고 아프며, 소복이 당긴다"[7] 하였고, 『소문(素問)·표본병전론(標本病傳論)』에서는 "간병은 머리와 눈이 아찔하고 옆구리에 가지가 걸친 듯 그득하며, 삼일이 되면 몸이 무겁고 아프다. ……"[8] 하여 간병이 협하만(脇下滿)으로 나타나는 것에서 간이 협하에 위치한다는 것을 알 수 있다. 『영추(靈樞)·사기장부병형(邪氣藏府病形)』에서는 "떨어지면, 악혈이 안에 머무르게 되는데 만약 크게 화내게 되면 기가 위로 솟아서 내려오지 않고 협하에 쌓이면 간을 상하게 된다"[9] 하였고, 『영추(靈樞)·본장(本藏)』에서는 "간이

1) 肝之爲言干也.
2) 脇, 兩傍也.
3) 肝位于脅下.
4) 肝病者, 兩脇下痛引少腹.
5) 肝咳之狀, 咳則兩脇下痛, 甚則不可以轉.
6) 邪在肝, 則兩脇中痛.
7) 肝脹者, 脇下滿而痛引少腹.
8) 肝病頭目眩脇支滿, 三日體重身痛.

크면 위와 인후를 핍박하는데 인후를 핍박하면 격중이 괴롭고 또 협하가 아프며, 간이 높이 있으면 위로 격막을 떠받쳐 협부가 그득하고 식분이 발생하고, 간이 아래에 있으면 위를 핍박하여 협하가 공허하니 협하가 공허하면 쉽게 사기를 받으며, …… 간이 한쪽으로 기울면 협하통이 생긴다"[10]라 하여 간이 크면 위를 압박하고, 식도를 견제하여 격중증(膈中證)을 형성하며, 또 협하의 통증을 만든다고 제시하고 있으며, 이에 따라 간이 협하에 위치한다는 것을 알 수 있을 뿐 아니라, 위(胃)와 서로 인접하고 있다는 것을 알 수 있다. 『난경(難經)』은 간의 중량과 그 형태에 대하여 기재하고 있는데, 『난경·42난』에서는 "간의 무게는 4근4량이며 ……"[11]라 하였고, 『난경·41난』에서는 "간에만 양엽이 있다"[12]고 하여 현대해부학에서 간장에 양엽(兩葉)이 있다는 인식과 같다.

(2) 간주장혈의 기능을 인식하다.

현재 일반적으로 "간주장혈은 간장이 혈액을 저장하고, 혈량을 조절하며 출혈을 방지하는 기능을 가지고 있다"고 인식한다. 간장이 혈액저장의 기능을 가지고 있다는 것은 고대 사람들의 간장의 해부관찰을 통해서 얻어진 것이다. 고대 사람들이 최초로 본 간과 현대해부학의 간장은 해부부위, 외관형태, 중량 등의 방면에서 일치하나 다만 초보적인 것과 정교한 것의 차이는 있다. 『내경』의 병리관찰을 통하여, 간의 부위가 협하(脅下)인 것을 내포하고 있었던 것처럼 현대해부학의 간장의 해부부위와 일치한다. 『난경·41난』에서는 "간에만 양엽이 있다"[13] 하여 현대해부학에서 간장에 양엽(兩葉)이 있다는 인식과 같다. 중의학의 혈을 저장하는 간과 현대의학의 간장은 같은 의미를 가지고 있으며 이보경[14] 역시 중의학 중의 오장에 대하여 "이들은 기본적으로 해부학의

---

9) 有所墮墜, 惡血留內, 若有所大怒, 氣上而不下, 積于脇下, 則傷肝.
10) 肝大則逼胃迫咽, 迫咽則苦膈中, 且脇下痛. 肝苦則上支賁, 切脇滿, 爲息賁, 肝下則逼胃, 脇下空, 脇下空則易受邪, 肝偏傾則脇下痛也.
11) 肝重四斤四兩.
12) 肝獨有兩葉.
13) 肝獨有兩葉.

심·간·비·폐·신 등의 형태·위치 및 중량이 같거나 유사하지만 이들 사이에 또한 서로 다른 점이 있다”[15]고 인식하고 있다. 현대 해부학의 간장은 “혈액을 풍부하게 제공받아 종홍색이고 질은 연하고 무르며 …… 찢어져 출혈되기 쉽다”[16]고 인식되며, 바로 운철초(惲鐵憔)가 『생리신어(生理新語)』 중에서 “오직 간에 혈관이 풍부하며, 그러므로 살아 있는 생물의 간을 해부하면, 전체 간이 모두 혈이므로 …… 간은 장혈의 장기이다”[17]라 한 것과 같다.

고대 사람들은 해부관찰을 통하여 간장이 혈액 저장의 기능이 있음을 인식한 후에 또한 인체의 혈액이 “흘러 멈춤이 없고, 돌고 순환함에 쉬는 것이 없다”[18](『素問·擧痛論』)는 것을 관찰하였다. 간장에 저장된 혈액은 전신의 각 부위에 운행되어야 하고, 신체의 각 조직의 생리적인 수요에 따라 공급하게 되는데, 예를 들어 『소문(素問)·오장생성(五藏生成)』에서 “간이 혈을 받으면 볼 수 있고, 다리가 혈을 받으면 걸을 수 있고, 손바닥이 혈을 받으면 주먹을 쥘 수 있으며, 손가락이 혈을 받으면 쥘 수 있다”[19] 한 것과 같다. 그리고 이 편에서 또한 “사람이 누우면 혈은 간으로 돌아간다”[20]고 하여 고대 사람들이 이를 근거로 추측하여 안 것은 신체가 활동시에는 외부로 도는 혈량의 수요가 증가하여 간이 혈액을 외부 조직으로 내보내고, 신제가 안정하여 누워 있을 때에는, 외부로 도는 혈량 수요는 감소하여 혈액은 간으로 흘러 돌아가게 된다는 것이다. 왕빙(王冰)이 『증광보주황제내경소문(增廣補注黃帝內經素問)』에서 말하길 “간은 혈을 장하고, 심은 이를 행하고, 사람이 움직이면 혈은 모든 경에서 운행하고, 사람이 안정하면 혈은 간장으로 돌아간다. 이것은 간이 혈액을 주하기 때문이

---

14) 이보경, 「중서의심간비폐신의 해부학 비교와 초보적인 탐구」(『운남중의학원학보』)
15) 它們基本上與解剖學中的心·肝·脾·肺·腎等的形態, 位置及重量相似或相近, 盡管兩者之間還存着某些不同之處.
16) 血液供應豊富, 爲棕紅色, 質軟而脆……易破裂出血.
17) 惟肝含血管豊富, 故取生物之肝部之, 几乎全肝皆血……故肝爲藏血之臟器.
18) 流行不止, 環周不休.
19) 肝受血而能視, 足受血而能步, 掌受血而能握, 指受血而能攝.
20) 人臥血歸于肝.

다"[21]라 한 것과 같다. 이로써 간에는 외부로 도는 혈량을 조절하는 작용이 있다는 것을 알 수 있다. 현대생리학에서도 실제로 사람이 안정하여 누워 있을 때에는 간장의 혈류량이 25% 증가하고, 사람이 활동시에는 간장은 적어도 1000~2000ml의 혈액을 제공하여 충분한 심장배출량을 촉진한다.

간장에 출혈을 방지하는 작용이 있는 것은 '간장혈(肝藏血)'의 '장(藏)'자가 약속(約束)·고섭(固攝)의 뜻이 있는 것에서 얻어진 것이다. 간장이 출혈을 방지하는 작용이 있는 것은 혈을 고섭하는 작용이 있는 것이고, 이에 대하여 고대의 의가들이 일찍이 논술하기를 『위생보감(衛生寶鑑)』에서는 "간은 섭혈하는 것이다"[22] 하였고, 『부과준승(婦科準繩)』에서는 설립재(薛立齋)의 말을 인용하여 "간이 허하면 섭혈할 수 없다"[23]고 하였다. 『잡병원류서촉(雜病源流犀燭)·간병원류(肝病源流)』에서도 역시 간은 "장혈과 섭혈을 맡고 있다"[24]고 인식하고 있다. 이러한 이론은 병리와 치료 상에서 얻어진 실증으로 예를 들어 『소문·거통론』에서 "노하면 기가 역하여, 심하면 구혈이 된다"[25]고 하였고, 『부청주녀과(傅青主女科)』에서 "간은 본래 장혈하고, 간은 노하면 저장하지 못하게 되고, 저장하지 못하면 혈이 지켜지기 어렵다"[26]고 말하고 있으며, 당용천(唐容川)은 『혈증론(血證論)』 중에서 "노기는 간을 상하게 하고 간화는 옆으로 흘러 넘쳐, 혈은 결국 저장되지 못한다"[27]고 하였다. 노는 간의 감정으로 심하게 노하면 간기의 기능이 상실되어 혈액을 고섭할 수 없다. 『단계심법(丹溪心法)·두현(頭眩)』에서도 역시 "토뉵·붕루는 간이 영기를 고섭하지 못하는 것이다"[28] 하여 병리상에서 간의 기능실조는 각종 출혈을 일으킨다는 것을 알 수

---

21) 肝藏血, 心行之, 人動則血運于諸經, 人靜則血歸于肝臟, 何者, 肝主血海故也.
22) 夫肝攝血者也.
23) 肝虛不能攝血也.
24) 其職主藏血而攝血.
25) 怒則氣逆, 甚則嘔血.
26) 夫肝本藏血, 肝怒則不藏, 不藏則血難固.
27) 有怒氣傷肝, 肝火橫決, 血因不藏.
28) 吐衄, 崩漏, 肝家不能攝榮氣…….

있다. 치료에 있어서 간은 혈증치료에서 중요한 작용을 한다. 『선성재의학광필기(先醒齋醫學廣筆記)』에서 간의 조절만으로 토혈을 치료하는 방법을 전적으로 논하면서 "토혈자는 간이 그 기능을 잃은 것으로 양간하면 간기가 평하여져 혈이 돌아갈 바가 있고, 벌하면 간이 허해져서 장혈할 수 없다"[29]고 하였다. 현대의학에서는 혈장응고인자는 지혈과정에서 불가결한 요소로서, 응고인자는 대부분 간장 내에서 합성된다고 인식한다. 이 외에도 간은 모세혈관벽의 투과성에 역시 영향을 주고, 각종 원인 물질은 간장의 조혈과 응고기능에 영향을 주어 모두 출혈을 일으킨다.

이상을 종합하면, 비록 간주소설의 생리기능을 해석할 수는 없을지라도 간주소설을 형성하는 이론적인 기초는 알 수 있다. 중의학에서 간에 저장된 정(精)은 간정(肝精)으로 간이 장혈(藏血)을 주하는 것에서부터 간정(肝精)은 간혈(肝血)에 녹아 들어가 간정과 간혈은 간이 기능활동을 진행할 때의 물질적인 기초이며 간정간혈은 간기(肝氣)를 화생하고, 주소설(主疏泄)은 간기(肝氣) 기능의 구체적인 표현이라고 인식한다.

## 2. 중의학의 정체관념은 겉으로 드러난 상을 종합하고, 사물을 비유하여 간주소설의 주요근거로 삼는다.[30]

고대에는 과학기술의 수준이 낮았으므로 고대 사람들의 장부의 해부학적 인식은 단지 기관 수준에서만 인식이 이루어졌다. 장부의 해부실체를 제외하고 사람과 자연계의 정체관 및 자연환경의 영향하에서 표현되는 광범위한 생리·병리 현상과 치료에 대한 반증은 간주소설 생리기능을 인식하는 주요한 기초가 된다. 만약 간주소설의 생리기능이 해부학적 기록으로 만들어졌다고 말한다면 어찌 간주소설의 생리기능이 정체관에 따라 이루어졌다고 할 수 있겠는가?

29) 吐血者, 肝失其職也, 養肝則肝氣平而血有所歸, 伐之則肝虛不能藏血矣.
30) 表象綜合, 援物類比.

(1) 시간과 공간의 측면

『소문(素問)·보명전형론(寶命全形論)』에서 "사람은 천지의 기운으로 써 나고, 사시의 법에 따라 정하여진다"[31]에서 볼 수 있듯이 사시의 교체는 인체의 생리병리에 대하여 중요한 영향을 준다. 『소문(素問)·음양응상대론(陰陽應象大論)』에서는 "동방은 풍을 생하고, 풍은 목을 생하고, 목은 산(酸)을 생하고 산(酸)은 간을 생하고 간은 근을 생하고, 근은 심을 생하며, 간은 목을 주(主)한다"[32] 하였고, 『소문(素問)·금궤진언론(金匱眞言論)』에서는 "동방 청색은 간에 들어가 통하고 …… 이러한 까닭으로 봄기운은 머리에 있다. ……"고 하였으며, 『소문(素問)·장기법시론(藏氣法時論)』에서는 "간은 봄을 주한다. ……[33]"고 하였고, 『소문(素問)·육절장상론(六節藏象論)』에서는 "간은 춘기에 통한다[34]"고 하였다. 이는 간과 동쪽, 봄을 정체적인 연계로 보았음을 알 수 있다. 해가 동쪽에서 뜨고, 하루의 시작이 되므로 초양(初陽)은 포화(布和)하며, 봄과 같이 온난하고, 만물이 무성하게 자란다. 봄은 일년의 시작으로 양기가 점차 올라오고, 기후가 점차 따뜻해지며, 만물이 다시 회생한다. 『소문(素問)·사기조신대론(四氣調神大論)』에서 "춘삼월은 발진이라 하고, 천지가 모두 살아나며, 만물이 무성해지고, ……"[35]와 같이 간은 양이 승(升)하는 동방에 응하고, 춘령(春令)지기를 행하며 간기로 하여금 '생장(生長)'·'승발(升發)' 성질을 저장하게 한다.

(2) 생리적인 측면

『내경』에는 비록 '간주소설'이 명확하게 제시되어 있지 않지만 여러 편에서 간기가 승발·조달·서창의 특성을 가지고 있다고 논술하고 있다. 『소문(素問)·오상정대론(五常政大論)』에서는 "목(木)은 부화(敷和)라 한다." "부화의 기(紀)[36]에는 목덕이 주행하여 양은 서(舒)하고 음

---

31) 東方生風, 風生木, 木生酸, 酸生肝, 肝生筋, 筋生心, 肝主目.
32) 東方青色, 入通於肝, …… 是以春氣在頭也.
33) 肝主春…….
34) 肝者……通于春氣.
35) 春三月, 此謂發陳, 天地俱生, 萬物以榮…….

은 포(布)하며 …… 그 성(性)은 수(隨)이며, 그 용(用)은 곡직(曲直)이며 …… 그 정(政)은 발산(發散)이며 …… 그 장(藏)은 간(肝)이다. 창기(蒼氣)가 달(達)하며, 양화(陽和)가 포화(布化)하고, 음기가 이에 따르며 생기가 순화(淳化)하여 만물(萬物)이 영(榮)한다. 그 화(化)는 생(生)이며, 그 기(氣)는 미(美)이며, 그 정(政)은 산(散)이며, 그 령(令)은 조서(條舒)이다"[37]라 하였고, 여기에 왕빙이 "부화는 화기의 부포로서 사물이 태어나고 자란다"[38]고 주를 덧붙였다. 『소문(素問)·기교변대론(氣交變大論)』에서는 "동방은 풍을 생하고 풍은 목을 생하고 그 덕은 부화이며 그 화는 생영이고, 그 정은 서계이니……"[39]라 하였고 여기에 왕빙이 주하길 "서는 펼치는 것이고, 계는 여는 것이다"[40]라고 주를 덧붙였다. 『소문(素問)·오운행대론(五運行大論)』에서는 "동 …… 풍 …… 목 …… 장(藏)에 있어서는 간이 되고, 덕에 있어서는 화가 되고, 용에 있어서는 동이 되며 …… 그 정에 있어서는 산이 되고, 그 령은 선발이 된다"[41]라 하였는데, 『내경』은 간목은 생리적으로 생발(生發)·서달(舒達)의 특성을 가진다고 기록하였음을 알 수 있다. 동시에 후세 의가들도 마찬가지로 인식하였는데, 예를 들어 청대 의가인 섭천사(葉天士)는 "간은 풍목지장으로 …… 그 성질은 강하고, 주동·주승하며 ……"[42]라 하였고, 당용천은 "간은 목에 속하고 목기는 충화조날한다"[43]고 하였으며, 주학해(周學海) 역시 "간의 성격은 승하기를 좋아하고 강하는 것을 싫어하며 흩어지길 좋아하고 수렴되는 것은 싫어한다"[44]고 하였다.

---

36) 木運平氣之年.
37) 木曰敷和:敷和之紀, 木德周行, 陽舒陰布,……其性隨, 其用曲直,…… 其政發散, …… 其藏肝: 蒼氣達, 陽和布化, 陰氣乃隨, 生氣淳化, 萬物以榮. 其化生, 其氣美, 其政散, 其令條舒.
38) 敷和, 敷布和氣, 物以生榮.
39) 東方生風, 風生木, 其德敷和, 其化生榮, 其政舒啓…….
40) 舒, 展也; 啓, 開也.
41) 東……風……木…… 在藏爲肝.……其德爲和, 其用爲動,……其政爲散, 其令宣發…….
42) 肝爲風木之臟……其性剛, 主動, 主升…….
43) 肝屬木, 木氣沖和條達.
44) 肝之性喜升而惡降, 喜散而惡斂.

### (3) 병리적인 측면

병리현상으로부터 내장의 생리기능을 유추하는 것 역시 장상학설 형성의 중요한 측면이다. 『소문(素問)·표본병정론(標本病傳論)』에서는 "간병(肝病)은 두목(頭目)이 현(眩)하고 협지만(脇支滿)하는데, 3일에 몸이 무겁고 아프고, 5일에 창(脹)한다"[45]고 하였다. 만(滿)·창(脹)은 모두 기기가 불창하고 울체된 것의 표현으로 간과 기기운행이 유관함을 알 수 있다. 『소문(素問)·거통론(擧痛論)』에서도 "노하면 기가 위로 솟고, …… 슬퍼하면 기가 소모되며, 두려워하면 기가 내려가고, 놀라면 기가 어지러워진다. ……"[46]라 하여 경공비노(驚恐悲怒) 등의 정서자극은 모두 간기를 손상시켜 기기문란을 일으킨다는 것을 알 수 있다. 어떻게 경공비노가 간기는 손상시키고 타 장의 기는 손상시키지 않는지를 알 수 있는가? 『소문(素問)·금궤진언론(金匱眞言論)』의 "동방청색은 …… 정을 간에 저장하니, 그 병은 경해(驚駭)를 발(發)한다"[47]는 것과 『소문(素問)·장기법시론(藏氣法時論)』의 "간병은 사람이 잘 노하게 하고 사람이 잡으러 오는 것처럼 잘 두려워하게 한다"[48]는 것과 『소문(素問)·풍론(風論)』의 "간풍의 형상은 잘 울고, 잘 노하여 때로는 여자를 증오한다"[49]는 것과 『소문(素問)·비론(痺論)』의 "간비는 밤에 누우면 놀란다"[50]는 것과 『소문(素問)·경맥별론(經脈別論)』의 "질주공구(疾走恐懼)하면 한(汗)이 간에서 나온다"[51]는 것과 『소문(素問)·자열론(刺熱論)』의 "간열병자(肝熱病者)는 열(熱)이 쟁(爭)하면 광언(狂言)하고 경(驚)한다"[52]는 것에서 볼 수 있듯이 경공비노 등 불유쾌한 감정은 대부분 간과 유관하다. 간병에서 기기운행 불창이 나타나는 것으

---

45) 肝病頭目眩, 脇支滿, 三日體重身痛; 五日而脹.
46) 怒則氣上, …… 悲則氣消, 恐則氣下, 驚則氣亂…….
47) 東方青色, ……藏精於肝, 其病發驚駭.
48) 肝病者,令人善怒, 善恐, 如人將捕之.
49) 肝風之狀, 善悲, 善怒, 時憎女子.
50) 肝痺者, 夜臥則驚.
51) 疾走恐懼, 汗出於肝.
52) 肝熱病者, 熱爭, 則狂言及驚.

로서 고대 사람들은 이에 근거하여 간이 기기를 조창(調暢)하는 작용이 있음을 알았다. 『소문(素問)·오장생성(五藏生成)』에서는 "매운 것을 많이 먹으면 근이 당기고 손톱이 마른다"[53]고 하였다. 간은 체에서는 근에 합하고, 그 정화는 손톱에 있으며, 매운맛은 발산시키므로 매운 것을 많이 먹으면 간기의 발산이 태과하여 간기의 본래 성질을 손상시켜 근과 손톱에 병변이 나타난다.

(4) 치료적인 측면

치료와 관련하여 『소문(素問)·장기법시론(藏氣法時論)』에서 "간은 급한 것을 싫어하므로 급히 감미로써 완화하여야 하고, 간이 흩어지고자 하면 급히 매운 맛을 먹어 이를 흩어야 하고 ……"[54]라 하였고, 『소문(素問)·육원정기대론(六元正紀大論)』에서 "목울은 이를 달하고"[55]라 하였으며, 『난경·14난』에서는 "간이 허손되었으면, 중기를 풀어주어야 한다"[56]라 하였다. 여기서 볼 수 있듯이 간병의 치료에는 대부분 완화·발산·조달의 방법을 많이 사용하여서 간기의 조달과 서창의 본성을 회복시키고자 하였다. 이로써 한층 간기가 조달·발산·완화의 성격을 가진다는 것이 증명되었다. 수대(隋代) 소원방(巢元方)은 『제병원후론(諸病源候論)』에서 "산장병은 우수불락하고 두선안통하며 기가 출할 수 있으면 낳는다"[57]고 하여 간병은 기기울체에 의한 것이므로 기가 출하면 기기가 창달하여 치료될 수 있다고 하였다. 청대 하몽요(何夢瑤)는 '달(達)'로써 간을 치료하는 것을 명확히 제시하였다.

(5) 양생적인 측면

중의학은 양생을 매우 중요시하며, 『내경』에서는 '염담허무, 진기종지, 정신내수'[58]의 양생사상을 제시하고 있다. 간이 봄과 상응하는 양

---

53) 多食辛, 則筋急而爪苦.
54) 肝苦急, 急食甘以緩之, 肝欲散, 急食辛以散之.
55) 木鬱達之.
56) 損其肝者, 緩其中.
57) 肝臟病者, 憂愁不樂, 頭旋眼痛, 可氣出而愈.
58) 恬惔虛無, 眞氣從之, 精神內守.

생에 대하여『소문(素問)·사기조신대론(四氣調神大論)』에서는 "춘삼월은 이를 일러 발진(發陳)이라 하니, 천지가 함께 생함에 만물이 영(榮)하니, 밤에 눕고 일찍 일어나 뜰에서 큰 걸음으로 걸으며, 두발을 풀어 헤치고, 형체를 느슨하게 하여 뜻이 생하게 하며, 살리고 죽이지 말며, 주고 빼앗지 말며, 상을 주고 벌하지 말 것이니, 이는 춘기에 응하여 생을 기르는 도(道)라, 이를 거스르면 간을 상한다"[59]고 하였고, 또 말하기를 "춘기에 거스르면 소양(少陽)이 생하지 못하여 간기가 내변(內變)한다"[60]고 하였는데, 이는 봄기운에 따라 간목지기의 승산·승발의 본성에 순응하면 질병의 발생을 예방할 수 있지만, 이렇게 하지 않으면 간을 상하여 병변을 일으킬 수도 있다는 뜻이다.

간장은 시간·공간적인 측면에서 대응이 될 뿐만 아니라 또한 생리현상·병리현상 및 치료의 반증관찰 측면에서도 모두 간의 생장·승발·조달·서창의 성질에 반응함을 알 수 있다.

역자 박수진 / 교정 박수진, 권영규

원 저 : 國醫論壇 2005년 1월 제20권 제1기
肝主疏泄機理探析

요 점 : 해부학 중의 간장은 간주소설 형성의 형태학적 기초이다. 고대의 해부관찰을 통하여 고대 사람들은 간의 명칭, 대체적인 해부부위와 해부형태를 인식하였고, 간장에 대한 형태학적 관찰의 기초 위에서 간이 장혈을 주관하는 생리기능을 인식하였다. 중의학의 정체관념은 겉으로 드러난 상을 종합하고, 사물을 비유하여 간주소설의 중요한 근거로 삼았으며, 사람과 자연계의 정체관 및 자연환경의 영향하에서 표현되는 광범위한 생리·병리현상과 치료에 대한 반증은 간주소설 생리기능을 인식하는 주요한 기초가 된다.

주제어 : 간주소설 / 기전

59) 春三月, 此謂發陳, 天地俱生, 萬物以榮, 夜臥早起, 廣步於庭, 被髮緩形, 以使志生, 生而勿殺, 予而勿奪, 賞而勿罰, 此春氣之應, 養生之道也. 逆之則傷肝…….

60) 逆春氣則少陽不生, 肝氣內變.

제 Ⅲ 편

# 병리학 진단학

# 계통관점으로부터 확관약과 변증논치에 대해 말하다

山东中醫藥大學 杨丁友·李军艶·殷學忠

수십 년 동안 서양의학에서는 심혈관질환의 치료에 주로 혈관확장제를 사용하였는데, 이것은 관맥도류(冠脈盜流) 현상을 유발하여서 의학계의 중시(重視)를 받았으며 지금까지도 해결되지 않았다. 이에 대한 중의학 변증논치의 영향도 아직까지 의학계의 충분한 중시를 받지는 못하였다. 계통과학은 혈관확장제의 응용과 변증논치가 전혀 다른 두 종류의 치료방법이라고 인식하고 본질적인 차이가 있으며, 계통과학을 운용하여 어떻게 두 가지를 임상에 합리적으로 응용하는가 하는 것이 심혈관질환의 치료효과에 직접적인 영향을 미치게 된다. 계통적 관점으로 혈관확장제와 변증논치를 분석하고 마땅히 지금까지의 심혈관질환의 치료의 필요성과 함께 중의학을 확장을 통한 심혈관 질환에 대한 치료효과의 필요성을 향상시켜야 한다.

## 1. 혈관확장제와 관맥도류(冠脈盜流) 현상

관상동맥순환의 변화는 관맥혈류량과 심근요구량 사이의 불균형을 일으키고 심근의 손상을 야기하므로 서양의학에서 심혈관질환(冠心病)에 대한 치료는 관맥혈관을 확장하여 관맥혈류량과 심근요구량의 불균형을 해결하였고, 지금까지 이를 심혈관질환의 주요 치료방법으로 하고 있다. 이것은 비록 심혈관질환의 치료에 일정한 작용을 하지만, 혈관확장제가 병변구역에 있는 혈관을 확실하게 확장을 시키기는 어렵고, 그 후에 혈류를 혈액결핍이 없는 구역으로 이동(관맥도류현상)하게 하여 혈액결핍구역의 혈액이 더욱 결핍되는 현상을 발생시키는 경우도 있다. 따라서 혈관확장제는 병변이 없는 곳이나 병변의 정도가 약한 동맥을 확장시켜 정상적으로 심근에 공급되는 산소공급량을 증가시키는 것은 가능하나, 병변이 심한 동맥을 확장시키는 것은 불가능하고 이로 인하여 심근에 공급되는 산소공급량의 결핍을 개선하지 못하며, 심하면 도리어 산소공급량의 결핍을 더욱 가중시키므로 협심증의 작용을 완화시키지 못한다는 것을 알 수 있다. 수십 년 동안 질산글리세린에서 질산에 이르기까지 여러 차례 사용약이 바뀌었지만 지금까지도 이러한 모순점에 대한 좋은 해결이 이루어지지 않았으며, 그 원인은 국소적 기관의 병변만을 지나치게 중요시하여 관상동맥을 확장하여 혈류를 증가시키도록 치료하였기 때문으로, 이것은 인체는 하나의 자조직(自組織) 계통이고, 반드시 자조직의 조절과정에서 외래(外來) 원인요소에 대하여 그 기능을 작용하므로 약물치료의 효과에 대한 최종적 목적은 바로 전체적인 평형을 맞추는 것이라는 사실을 소홀하게 여긴 것이다. 축세눌(祝世訥) 교수가 말한 바는 다음과 같다. 외부에서 오는 각종 작용은 모두 신체 자조직의 메커니즘에 따른 해결을 필요로 하고, 그 기능은 병에 이르거나 혹은 병이 치료되는 효과를 나타낸다. 혈관확장법은 오직 국부적인 관맥혈류를 중요시한 것이고, 순환이 약해지는 것에 대한 병인·병리·병위에 대한 치료 원칙과 약물의 사용을 확립하지 못하였다. 그러므로 확장하고자 하여도 확장되기는 하나 부족이 발생하고, 확장하고자 하여도 확장되지 못하고 확장하고자 하지 않는 것이 확장되는 관맥도류를 일으키는 등의 어려운 문제를 출현시킨다.

## 2. 변증논치에 의한 심근의 혈액공급을 개선하는 과학원리

심혈관질환 치료에 대한 중의학적 방법과 서양의학의 환원주의적 방법은 서로 반대되고, 구체적인 계통적(체계적) 정체관[1]으로 심혈관질환의 병인과 병기를 분석하여 변증한 후에 인체를 치료하며, 실험관

1) 인체의 각 부분이 전체 유기체를 구성하는 정합(整合)된 것으로 보는 관념.

투여 약물의 일정하지 않는 관상동맥 확장작용은 단지 최종적으로 전체의 평형에 맞추어 확관시키는 것이 목적이다. 최근에는 심혈관질환의 발병이 증가하는 추세이고 임상에서 심혈관질환을 일으킨 환자에게 중약을 복용하는 동시에 확관약을 복용하는 경우가 많아지므로 혈관확장제의 치료작용을 매우 중요시하게 된다. 그에 대한 부작용으로 나타나는 임상증상과 신체 현상에 대한 변증논치의 영향에 대하여 중의학계가 아직 혈관확장제가 일으키는 박동성두통(搏動性頭痛)·현훈(眩暈)·기면(嗜眠)·핍력(乏力)·심계(心悸)·이명(耳鳴)·오심(惡心)·구토(嘔吐)·복통(腹痛)·복사(腹瀉) 등의 증상과 면부조홍(面部潮紅)·맥삭(脈數) 등의 신체 현상에 대하여 충분한 인식을 가지지 못하고 있다. 이러한 증상과 신체 현상을 겸증(兼證)으로 보고 처방을 가감하여 이를 조절하고, 일반적인 증상에 포함하여 변증할 때에는 빼는 것이 더 좋으며, 이는 직접적으로 치료효과에 영향을 미치기도 한다. 중의학에서 심혈관질환의 치료목적은 단지 병의 제거 또는 병변 이전상태로의 회복이 아니고, 인체의 전형적인 자조직 계통이 거시적[2]으로 전체적 최고상태에 도달하게 하는 것이다. 심혈관질환 치료 중에 때때로 심교통(心絞痛)이 상복부(上腹部)·좌상지(左上肢)·하악(下顎) 등에 나타나는 것은 그 병인은 육음(六淫)·칠정(七情) 모두에 의할 수 있으며, 그 병기는 담음(痰飮)·어혈(瘀血)·기허(氣虛)·기체(氣滯) 등으로 다양한데, 만약 증에 따라 방약을 사용함에 있어 혈관확장제의 부작용을 치료하는 약물을 더하여 주거나, 혹은 신체 현상을 포함하여 변증논치를 하면 쉽게 변증의 오류를 만들고 변증의 정확성에 영향을 주어서 치료를 표치에 머무르게 하거나 심하면 본말(本末)이 전도되게 만든다.

## 3. 혈관확장제에 대한 계통적인 분석과 변증논치의 특징

오랫동안 질산지방류의 대표적 약물인 질산글리세롤은 경련수축한

2) 사회현상이나 경제 현상 따위를 전체적, 종합적으로 파악하려는 태도나 방법.

관상동맥을 확장하여 관상동맥의 혈류량을 증가시켜서 산소공급량이 증가되도록 하여 항심교통(抗心絞痛) 작용을 가지는 약물이라고 인식하였다. 근래에 심혈관이론에 대한 연구의 발전과 임상관찰의 증명으로 학자들이 다음을 알게 되었다. ① 관상동맥이 이미 심교통을 자주 발생시킬 때는 그것이 죽과 같이 이미 경화정도가 심하고, 다시 경련 수축을 일으키는 정도는 매우 작다. ② 산소결핍은 관상동맥의 가장 좋은 '확장제(擴張劑)'이다. 가령 심근의 산소가 결핍되었을 경우 관상동맥은 더욱 확장되며 즉 확장의 정도가 최대에 이른다. 이러한 때에 항심교통 약물로 그 확장정도를 다시 증대시키기는 어렵다. ③ 대부분의 관상동맥을 확장시키고 관맥혈류량을 증가시키는 쌍밀달막(雙嘧達莫)[3] 등의 약물들은 심교통을 해결하고 없애는 것은 불가능하다. 경심도관을 통하여 관상동맥에 질산글리세롤을 주입하면 비록 부분적으로 환자의 관류혈맥량을 증가시키나 심교통을 완화시키지는 못한다. 정맥에 질산글리세롤을 주입하였을 때에 혈압강하와 관맥혈류량의 감소를 볼 수 있으며, 심교통도 완화된다. 이것으로 알 수 있는 것은 질산글리세롤류의 약물이 심교통을 완화시키는 작용은 심근의 산소소모량을 감소시키고 심근의 혈액결핍구역에 혈액량을 증가시킨 것이다. 또한 심근의 산소소모량의 감소는 질산글리세롤이 전신의 정맥, 동맥을 확장시킨 결과이다. 혈관확장제의 관상동맥에 대한 국부적인 작용은 신체의 전체적 조절에 있어서 하나의 반응에 불과하다. 중의학에 있어서 변증논치에 의한 심혈관질환 치료의 목적은 관맥혈류처의 최고상태를 중시하는 것이 아니라 인체의 전체적인 평형에 맞추어 전체적 최고상태를 파악하여 조절하는 것이다. 이것은 증에 따라 방약을 투여할 때 도혈(盜血) 현상이 출현하지 않는 근본이 된다. 만약 변증논치에 있어서 혈관확장제의 도혈 현상을 제거하려면 계통관점의 사유방식이 필요하고, 전체적인 균형과 환원주의적 관점의 혈관확장제 및 변증논치에

3) 상용하는 항혈전제의 하나. dipyridanol 또는 persnatin.

따른 처방이 복합적으로 작용하므로 이들을 고립적으로 볼 수는 없다. 계통론적 관점에서 다음과 같이 인식하였다. 혈관확장 치료법은 화이트상자의 조절에 속하고, 변증논치는 블랙박스의 조절에 속한다. 혈관확장제와 증에 따른 방약은 동시에 인체에 작용하고 단지 국부조절과 전체적인 조절을 직접적으로 더하는 것이 아니라 이것은 상호작용하는 것이다.

## 4. 혈관확장제와 증에 따른 방약의 통일적인 운용

계통적 관점은 비정형적 특이적 치료방법이고 그 연계성·순서성 원칙은 부분적 조절이 전체적 조절에 미치는 작용을 정확하게 제시하였고, 정체성·동태성 원칙은 또한 전체적 조절의 과정에서 엔트로피가 감소하고 단계는 늘어나는 한계성이 나타남을 제시하였다. 계통과학은 중의 정체론 사유방식의 전체와 부분의 내재적 관계에 대한 인식이 부족함에 관심을 기울이고 있다. 이러한 방법에서 환원론이 그 부족함을 보충할 수 있다. 임상실천에서 계통과학적 사유방식으로 합리적으로 혈관확장제를 응용하고 증에 따라 중약을 사용하여 심혈관질환의 치료효과를 높일 수 있음을 증명하였다. 전체적 치료 과정에서 혈관확장제는 당연히 단계적인 약물의 사용에 입각하여야 하고 즉 심혈관질환에서 갑자기 심교통을 발생하였을 때에는 혈관확장제를 위주로 하여 국부적인 조절에 대하여 정확히 파악하고 전체적인 치료를 한다. 완만기에는 전체적인 관점에서 도출하는 것이 필요하고, 중의학의 변증논치를 위주로 하여 전체적 기능이 최고상태가 되도록 힘쓴다. 2가지를 배합하여 응용하면 다음과 같다. ① 심교통이 호전되는 시기에는 혈관확장제의 양을 줄이고 중의치료 위주로 전환한다. ② 관맥도류 현상과 중의변증이 일치할 때는 그것을 변증에 통일시키고 만약 서로 위배될 때에는 도류(盜流)현상을 일으키는 혈관확장제의 양을 줄이거나 혹은 양을 고정하여 도류현상과 신체 현상이 소실되게 하는 것이 마땅하다. ③ 중약과 혈관확장제는 교대로 사용하는데, 예를 들면 중약 5일 복용

후에 혈관확장제를 2일 사용한다.

역자 하진호 / 교정 이혜주, 유기훈, 박수진, 권영규

원 저 : 山東中醫藥大學學報 1998년 24권 2기
從系統觀點談擴冠藥物及辨證論治

요 점 : 지금 심혈관질환의 치료에 대하여 서양의학에서는 혈관확장제를 위주로 하여 흔히 '관맥도류(冠脈盜流)' 현상을 일으킨다. 서약(西藥)의 관상동맥 확장과 중의학의 변증논치를 분석하여 각자의 우수성과 국한성이 있다는 기초하에 심혈관질환이 협심증을 발생시킬 경우에는 마땅히 혈관확장제로 치료하여 급히 그 표(標)를 치료하고 완만기에는 마땅히 전체적인 관점을 응용하여 중의의 변증논치를 위주로 하여 전체적 기능이 최고가 되도록 힘써야 한다.

주제어 : 혈관확장제 / 변증논치 / 관맥도류 / 계통론

# SARS의 중의약 변증치료

天津中醫學院第一附屬醫院 張軍平
天津中醫學院 張伯禮

2003년 4월, 처음으로 천진시에 중증급성호흡기증후군(Severe Acute Respiratory Syndrome, SARS)이 들어온 이후, 천진시 SARS 지정 병원-호흡기병원에서 필자는 중의학과 서양의학의 결합치료방법을 사용하여 SARS환자의 임상증상·증후·치료 분야에 대한 체계적인 임상관찰 연구를 하였다. 현재 중서의(中西醫) 결합 변증논치(辨證論治)에 따라, 중증 SARS환자를 응급 치료하는 모든 병원(호흡기병원)에서 회진하고 알게 된 사실을 아래와 같이 간단히 보고한다.

## 1. 임상표현

SARS환자의 임상표현은 비특이적이고, 다른 유형(예:보통 legionella, mycoplasma, chlamydia로 인한 것)의 비전형 폐렴과 유사하다. 필자가 보고하는 병례(病例)는 모두 SARS환자와 접촉한 적이 있거나 전염병 발생지역을 통과한 적이 있다. 잠복기가 지난 후에 환자는 바로 발열이 나타났는데 대개 38℃ 이상이고, 발병 초기 평균 체온은 38.93±0.55℃ (n=45)이며, 최고 체온은 39.6℃이고 최저 체온은 38℃이다. 관찰한 50례의 환자 기록 중 대부분이 오한(惡寒)·전율(戰慄)·두통(頭痛)·두훈(頭暈)·신체불편(身體不便)·근육통 등의 '감기'와 유사한 증상을 보이나, SARS환자와의 접촉에 대한 확실한 기타 증상이 없이 단순형 발열환자로 표현되었다. 해수(咳嗽) 등의 증상 분야에서 파급된 모든 병례에서, 발병 초기에는 대개 흉민(胸悶)·해수(咳嗽)·유담(有痰), 혹 건해

(乾咳)·무담(無痰) 등의 호흡기질환의 증상은 없었다. 일부 환자는 발병 초기에 힘이 없고, 온몸이 시리면서 아프며 활동이 불편하였다. 또 일부 환자는 오심(惡心)·납매(納呆)[1] 등 비위계통의 증상이 있었다. 인후홍종동통(咽喉紅腫疼痛), 상기도 카타르성(콧물·코막힘 등) 변화, 구토와 설사 등의 증상이 발병 초기 단계에는 오히려 나타나지 않았다. 병이 발전함에 따라 환자는 해수유담(咳嗽有痰) 혹은 건해무담(乾咳無痰)하고, 이때 폐 부위를 청진기로 진찰하면 기저부의 라음을 들을 수 있으나(흉부 X선에서 이상 변화가 나타나기 시작한다), 대부분 효명음(哮鳴音)은 없다.

## 2. 실험검사

발병 초기에 환자의 적혈구 계수는 대부분 정상 범위이고, 체온이 상승하나 백혈구 수치는 오르지 않았다. 병의 진전에 따라 가장 일반적으로 보이는 이상변화는 임파구·백혈구·혈소판 감소 등의 변화이다. 흉부 영상학의 보고에 의하면 발열 초기에는 흉부 X선이 정상일 수도 있다. 일부 매우 밀접한 접촉을 한 적이 있는 병례에서는 초기뿐 아니라 발병 과정 중에도 폐부(肺部)의 현저한 이상표현이 나타나지 않았다. 그러나 대다수 환자의 흉부 X선에는 실제로 변성의 변화가 있었다. 43례의 환자의 흉부 X선 보고를 분석해 보면, 폐부의 단측과 양측의 발병에 대한 비례가 불명확하지만 거의 90% 이상의 환자가 발병 초기에 단측 폐 위주였고, 단측 폐의 병변 중 거의 절반 이상의 환자가 병이 있는 부위가 한 부위이며, 중하부(中下部)인 경우가 많았다. 흉부 X선이 처음에는 전형적인 좁은 면적에 단측의 솜조각 모양 혹은 구름 안개 모양의 모호한 영상이 나타나고, 그 내부에 폐문리(肺紋理)의 증가와 문란하고 모호한 주행(走行)이 많이 나타나며, 아울러 병이 진행됨에 따라 그물 모양의 변화가 나타나는데 병변 구역은 비교적 단시간 내에 확대되어 빠른 속도로 양측 폐로 발전하여 광범위한 병변을

---

1) 소화불량성 식욕부진.

만든다. 기록된 자료 중에서 흉강적액(胸腔積液), 공동(空洞)의 임파절 병변 등의 이상이 보고되었으며, 병이 진행됨에 따라 환자의 호흡기 증상과 청진에 의해 진단된 증상 표현은 경미(輕微)하였고, 이것은 흉부 X선의 실제 변형과 비례하지 않았다. 병의 후기에 악화된 몇몇 환자는 흉부 X선에 나타난 병변의 크기와 범위, 중증 정도가 모두 진행되고 가중되었다.

환자의 상태 변화를 분석해 보니, 흉부 X선의 실질 변화가 단측에서 양측으로 발전했을 때, 폐부의 불투명한 음영 범위의 크기와 환자 호흡 기능의 악화는 밀접한 관계가 있었다. 폐의 미세한 구조 변화에 대한 구체적인 기록 자료를 자세히 살펴보면 오히려 CT scanning에는 나타나지 않으므로 이 연구는 앞으로 「천진시 SARS 환자 회복기 임상관찰과 중의약 치료연구」에 고도의 관심을 줄 것이다.

### 3. 진단 표준

모든 병례는 WHO의 SARS 진단표준과 위생부에서 공포한 SARS 관련 진단표준을 적용한다. 모두 SARS환자와 접촉한 경험이 있거나 전염병 발생지역을 거쳐간 기록이 있고, 진단은 임상진단을 위주로 하고 실험실 검사를 결합하며 다른 병원(病原)이 조성할 수 있는 '비전형 폐렴'의 임상 발현은 배제했다.

### 4. 치료 체득

임상관찰을 하는 중에 환자의 증상의 전변, 증후학 변화, 치료에 대한 곤란한 문제는 천진 지역 SARS환자의 임상표현과 결합하여 개인·시기·지역에 알맞은 중의학적 개체화 변증 사유치료관으로, 중증 SARS의 응급치료를 하였다. 임상의 응급치료를 통하여 중의약은 주로 아래 몇 개 방면에서 중요한 작용을 발휘하였다. 즉 병정을 완해하고 환자의 숨막힘을 개선하고, 단기(短氣) 등의 자각 증상 분야에서 소홀히 할 수 없는 작용을 한다. 환자에게 투여하는 호르몬 용량을 줄이는 과정에서 나타나는 증상 변화는 분명한 경감 작용이 있다. 좀 더 관찰해 보면 중의약을 쓴 SARS환자의 영상학 자료의 분석을 통해 환자의 폐부 X선 변화가 비교적 빠르게 양호한 방향으로 변하는 추세를 보이고, 주요 표현은 삼출물 감소 후 병변 면적이 작아지기 시작하고, 병소 수가 감소하며, 폐 실질의 변화가 원래의 비교적 '치밀'하던 조각 모양이 모호해지기 시작하면서 삼출물이 보이고 호흡이 양호해지는 징조가 시작되었다. 요컨대, 중서약(中西藥)을 써서 위중한 환자의 병정이 호전된다는 결과를 보여주면 사람들이 놀라운 임상 효과와 과학적이고 비교가능하며 객관적인 부분의 실험실 자료를 개선할 수 있다. 아래는 회진 치료 중에 생기는 몇 가지 문제이고, 이에 대하여 여러분과 좀 더 의견을 교환하려고 한다.

(1) 발열의 인식

SARS환자는 대부분 발열이 처음으로 나타나는 증상이고, 중의학에서의 외감열병(外感熱病) 범주에 속하며, 현대의학의 연구 결과를 고려하여 생각해보면, '역독(전염병)'이 발병의 주요 병인(病因)이고, 감염자가 매우 많고 병의 진행이 빠르게 악화되며, 전이가 매우 급격하다는 점을 미루어 중의학의 '온독(溫毒)'[2]에 해당한다. 임상 표현 분야에서 중의학은 "온사를 위에서 받으면 먼저 폐가 받아서 심포로 역전한다"[3]라 하고, 이 말은 순전과 역전의 차이는 있지만 사람이 폐·위·심포 등의 증상에서 벗어나지 않음을 표현하고 있다. 그 변화가 신속하므로 온열지사(溫熱之邪)로써 반증[4]할 수 있고, 한(寒)도 아니며 습(濕)도 아니다. 이것은 바로 청대(淸代) 섭천사(葉天士)가 말하길 "상한의 사기가 표에 머물러 변한 후에 열이 되어 속으로 들어가면 온사가 열로 변하는 것이 매우 빠르다"[5]라고 하였다. 임상 치료에서 대량의 steroid hormone을 사용하여 대다수 환자가 입원 후에 매우 빠르게

2) 급성전염병.
3) 溫邪上受, 首先犯肺, 逆轉心包.
4) 反證. 어떤 주장에 대하여 그것을 부정할 증거를 드는 일, 또는 그 증거.
5) 傷寒之邪留變在表, 然後化熱入裏, 溫邪則熱變最速.

체온 상승의 '발열'을 보였고 일종의 '신열불양(身熱不揚)'[6]의 상태를 나타내며, 또 일부 환자는 호르몬 사용의 효과가 달라서 호르몬 주사제를 사용하면 체온 상승이 '일포(日晡)[7]발열', 혹은 '오후조열' 현상으로 나타나는데, 이 점은 변증할 때 반드시 주의해야 할 문제이며, 결코 거짓 증상에 속아서는 안 된다. 발열의 치료는 회진 중 대부분 환자에게 중의약의 청열해독약, 즉 토복령(土茯苓)·하고초(夏枯草)·황련(黃連)·금은화(金銀花) 등을 사용하고, 정맥주사 약물에는 대량의 쌍황련분(雙黃連紛) 주사제나 청개령(淸開靈) 주사액을 사용하여 비교적 만족스러운 효과를 거두었다.

(2) 폐계증상

환자의 해수(咳嗽)·객담(喀痰) 등의 증상은 발열에 비해 상대적으로 늦게 나타나는데, 치료시 대부분 태낙기구복액(泰諾其口服液) 종류의 약물을 주며, 임상증상이 약간 나아지는 듯하나 여전히 그 세력이 맹렬하고, 병정이 매우 위험하다. 인체의 전체적인 상황을 결합해 보면, 폐계 증상이 비록 늦게 나타나더라도 이때 대부분의 환자는 여전히 실증(實證) 상태를 보이므로, 폐실(肺實)이 주요 변화이다. 임상치료에서 이와 같은 발병 초기 단계의 환자는 더욱 양명부실(陽明腑實)의 문제를 주의하여 부기(腑氣)를 통하게 하고 폐실(肺實)을 설(泄)하는 데 힘써야 한다. 정력자(葶藶子)·상백피(桑白皮)·지각(枳殼)·후박(厚朴) 등의 약을 쓰고, 또 백개자(白芥子)·나복자(蘿菖子)·해부석(海浮石) 등을 이용한다. 병정이 비교적 안정된 환자는 폐기를 보(補)하고 담습(痰濕)을 화(化)하는 것을 위주로 하여, 많은 양의 황기(黃芪)·서양삼(西洋蔘)·복령(茯苓)을 쓰고, 황기주사액과 생맥(生脈)주사액을 배합한다.

(3) 활혈화어와 연견산결하는 방약

현대의학은 SARS질환을 연구한 결과, 환자 폐부의 대량의 삼출물과 질병 후기의 폐부 섬유화가 폐 실질 변화와 기능 하강을 일으키고,

6) 열을 떨쳐내지 못함.
7) 申時. 오후 4시 전후. 저녁 무렵.

호흡기능 쇠퇴와 사망의 원인 중 하나가 된다는 사실을 알게 되었다. 치료시 항섬유화 작용이 있고, 단삼분산B(丹蔘酚酸B)의 복방 단삼주사액과 단삼을 주약으로 하는 약을 위주로 쓰며, 동시에 환자 다수에게 나타나는 기음양허(氣陰兩虛)의 임상증상과 호르몬 사용으로 인한 고혈당 현상을 고려하여, 치료 과정에서 '화어통맥(化瘀通脈) 주사액'을 선택한다. 단삼(丹蔘)·당귀(當歸)·현삼(玄蔘)·계혈등(鷄血藤)으로 한 팩을 250mL로 만드는데, 당분과 염분을 함유하지 않는 순수 중약제제(中藥制劑)를 사용하여야 한다. 지금까지의 연구에 의하면 미세순환을 개선하고, 인체 면역력을 높이고, 염증 삼출물의 흡수를 촉진하는 작용이 있어서 이것을 사용하면 고혈당인 환자에게 약을 쓰기가 곤란한 경우와 생리식염수를 배합한 주사약을 놓았을 때 심장부하가 가중될 우려가 있는 경우에 사용할 수 있다. 방제를 배오에 단삼(丹蔘)·울금(鬱金)·패모(貝母)·당귀(當歸)·삼릉(三稜)·아출(莪朮) 등의 약을 쓴다. 그러나 이런 약물을 사용할 때도 매우 신중해야 할 주요 사항은 활혈(活血)과 출혈(出血)을 일으키는 점에 대한 중의(中醫)와 서의(西醫) 간의 의학적 관념의 충돌이다. 활혈화어 약물을 사용할 때는 용량을 반드시 알맞게 사용하여야 하며, 적절한 복용 시기를 파악해야 한다.

#### (4) 부정배본, 면역력을 높인다

중의학에서 "정기가 안에 존재하면 사기가 침입하지 못한다."[8] "사기가 접근하면 반드시 기가 허해진다"[9]라고 하였다. SARS환자의 응급치료 과정에서 필자는 항상 이 원칙을 철저히 믿고 환자가 믿음을 회복하도록 격려하는 것은 임상진단과 치료에서 반드시 해야 할 매우 중요한 일이다. 약물은 전통적 의미의 부정배본(扶正培本)하는 중약을 선택한다. 즉 가장 먼저 황기주사액을 쓰고, 다음에 단미(單味)로써 서양삼(西洋蔘)을 고아낸 약을 쓰고 후기에 생맥주사액과 항SARS1~8호 약물을 이어서 쓰면 모두 이 원칙을 준수하게 되는 것이다. 인체의

8) 正氣存內, 邪不可干.
9) 邪之所湊, 其氣必虛.

정기를 보내어 주는 내복탕제는 서양삼(西洋蔘)·구기자(枸杞子)·황기(黃芪)·복령(茯苓)·현삼(玄蔘)·당귀(當歸) 등의 약을 쓴다.

### (5) 화습거담, 소홀히 할 수 없는 거사 방법

천진의 SARS환자 중에서 습과 담을 낀 환자는 비교적 흔히 보이고, 환자의 얼굴색이 까칠하고, 신체와 언어가 권태롭고, 설태가 후니(厚膩)한 등의 임상증상을 보일 경우에 치료는 습으로 인해 담이 생긴 기전을 정확하게 파악해야 하므로 성비토(醒脾土)·화수습(化水濕)에 주의하여 곽향(藿香)·석창포(石菖蒲)·복령(茯苓)·택사(澤瀉)·석위(石葦) 등의 약을 쓴다. 환자마다 기전과 병위가 다르므로, 구복탕제의 약을 쓸 때는 곽박하령탕(藿朴夏苓湯)·왕씨련박음(王氏連朴飮) 등의 방제를 쓰고 일부 환자에게는 천진천사력집단 회사에서 만든 곽향정기적환(藿香正氣滴丸)을 사용하였다. 이러한 약물은 각 시기가 다르거나 유형이 다른 중증 SARS환자에게도 모두 비교적 만족스러운 효과를 가진다.

역자 이영애 / 교정 이혜주, 유기훈, 박수진, 권영규

원 저 : 天津中醫藥非典專輯 2003년 6월 제3기
SARS的中醫藥辨證治療體會

요 점 : 천진 지역의 중증급성호흡기증후군(SARS) 환자의 임상표현을 통해 증상의 전변, 증후학 변화, 치료에 있어서 곤란한 문제로부터 개인, 시기, 지역에 알맞은 중의학 개체화 변증 사유치료관으로 SARS 중증환자에 대한 응급치료 작업에 있어서 중의약의 가장 적절한 활용점을 찾아내었다. 환자의 임상증상의 전변, 실험실 지표와 폐부 영상학 변화를 토론하였다. 발열·폐계 증상의 인식에 대하여 활혈화어·연견산결법의 방약, 부정배본, 면역력 향상과 화습거담 등 중요한 사기를 제거하는 방법을 5가지 분야에서 중의약적 변증논치를 통한 SARS 중증 환자의 응급치료에 대해 연구하였다.

주제어 : SARS / 중증 / 변증치료

# 습열허어와 만성위염

산동중의약대학부속의원 焦安欽

만성위염은 중의학에서 위통(胃痛)과 비만(痞滿)의 범주에 속하며 이 병의 병기요점에 대하여 같은 문제라도 사람에 따라 보는 관점이 다르니 일치된 결론을 내릴 수 없다. 필자는 임상관찰을 통하여 현대 병리지식을 종합하여 습(濕)·열(熱)·허(虛)·어(瘀)가 이 병의 주요 병리 원인이며 기본병기는 사기가 위(胃)에 내조하여 위기가 막히거나 기혈음양이 모두 허하여 위가 유양하는 바를 잃은 것으로 논하였다. 치료에 있어서 네 개의 주요 병인으로써 병기를 엄수하여 청열이습(淸熱利濕) 혹은 해독·활혈화어(活血化瘀)·보익비위(補益脾胃)의 법을 취하고 또한 겸증에 의거하여 유방용약을 활용하면 능히 만족스러운 치료효과를 기둘 수 있다.

## 1. 병의 근원은 습열독으로 생긴다

지금까지 공인한 만성위염의 주요 병인은 유문나선균(Hp)감염이며 세계적으로 약 95% 이상의 만성위염환자가 Hp감염환자이다. Hp는 중의학에서 습열사기의 범주에 속한다. Hp만성감염은 만성위궤양 혹은 만성위축성위염이라고 불리는 만성위염인 만성표재성 위염이 될 수 있다. 발병초기 단계에서 보통 임파장세포와 기산성입세포 등 만성염증세포의 침윤이 위주가 되거나 중성입세포가 고유막상피세포층 내로 침윤되는 것이 보이고 혹은 위의 작은 요처에 모여 미생와농양이 형성된다. 중성입세포의 침윤은 만성위염의 활동을 상징한다. 이러한 병리변화는 모두 습열온결(濕熱蘊結) 혹은 습열내온(濕熱內蘊)을 나타내므로 이로부터 Hp감염은 외사(外邪)를 받아 위에 침범한 것이라 할 수 있다. 그리고 습열의 발생은 Hp 침습과 유관하며 또 맵고 짠 음식과 맛이 진한 독한 술과 기름진 음식을 과식함으로 인할 수 있고 혹은 복약이 마땅치 않아 습열을 기르게 되고 그 습열이 중초비위에 조체되어 생길 수 있다. 정지(情志)가 억울하여 풀리지 않거나 긴장하고 노하여 간이 소설함을 잃게 되어 간울이 화가 되고 울화가 비를 승하고 위를 범하여 비위습열(脾胃濕熱)이나 간위울열(肝胃鬱熱)이 될 수 있다. 현대의학에서는 장기간 진한 차를 마시거나 독한 술·커피를 마시거나, 맵고 짠 음식을 먹는 것과 음식습관이 불량함과 과도한 흡연이 만성표재성위염을 발생시킬 수 있고 만성표재성위염이 장기간 낫지 않으면 만성위축성위염으로 발전된다. 말하자면 습열독이 속에서 쌓인 것이 만성위염 초기 발생시에 중요한 원인이 되고 또한 이것은 급성발작을 가중시키는 주요한 병리원인이다. 이로 인해 청열이습 혹은 청열해독이 이 병의 치료에 중요한 부분이 된다. 임상과 실험연구에서 모두 청열이습해독약물이 위통·토산(吐酸)·조잡(嘈雜)·애기(噯氣)·구고구취(口苦口臭) 등 습열증상에 유효한 효과가 있을 뿐 아니라 Hp에 대하여 비교적 좋은 억제 혹은 청제(淸除) 작용이 있다. 그러나 Hp 감염이 모두 습열독에 속한 것은 아니며 허(虛)·어(瘀) 등의 병리원인과도 유관하며 치료시에는 청열해독 하나의 법으로 모두 치료할 수 있는 것은 아니다.

### 2. 만성적으로 병이 오래되면 어(瘀)가 된다

만성위염의 병정 길어져 병이 오래되면 대부분 락맥으로 들어가게 되어 임상상 많은 종류의 환자들이 다른 정도의 어혈 증상을 보인다. 어혈의 생산은 간울기체(肝鬱氣滯)·기체혈어(氣滯血瘀)·위락어조(胃絡瘀阻)로 인한 것이거나 혹은 습·열·독 등 병리적 원인들이 위에 오래도록 쌓여서 위에 조체됨으로써 위기가 막히고 락맥이 조체되어 비만

(痞滿) 혹은 불통즉통(不通則痛)에 이르게 된다. 또한 허로 인해 어혈에 되는데 비위기가 허하면 혈행에 힘이 없어 기허혈어(氣虛血瘀)가 된다. 위음(胃陰)이 부족하여 위가 유양하지 못하면 맥락이 고삽(枯澁)하게 되며 혈행이 느리게 되어 또한 어혈을 형성하게 된다. 어혈이 만들어진 후에는 병리산물을 만들게 되고 또한 인체에도 영향을 미치게 되어 비위기능실조를 가중시키고 기체습열(氣滯濕熱) 등의 병리원인이 한층 더 가중된다. 이로 인하여 어혈은 또한 항상 다른 종류의 병리원인과 서로 겸하여 함께 나타나기도 하며 혹은 서로가 원인과 결과가 되어 서로에게 영향을 주거나 전변되어 점차 변화 발전하여 허실협잡(虛實挾雜)의 국면에 이르게 된다. 일반적으로 말할 때 만성비후성위염의 급성발작기에는 기체협어·습열협어 등의 증상이 많이 보이며 안정기에는 허한협어(虛寒挾瘀)의 증상이 보인다. 만성위축성위염은 허증에 어혈을 겸한 경우가 많은데, 예를 들어 허한혈어·기허혈어·음허혈어 등이 있다.

만성비후성위염은 심(心)이 쇠하거나 문맥의 압력이 높음으로 인하여 위가 장기간 어혈과 산소결핍 상태가 된다. 위내시경 검사에서 위점막에 거칠고 큰 융기가 유문을 향해 퍼져 들어가는 것이 보이고 혹은 점막이 거칠어 편평하지 않고 융기결절이 보이기도 한다. 만성위축성위염의 위내시경검사에서는 위점막이 회백색이나 홍백색으로 보이고 점막의 주름이 가늘고 작거나 불규칙한 과립이 산재되어 있거나 결절 등이 증식하는 변화가 보인다. 조직을 활용한 검사에서는 점막의 층에 섬유화가 발견되거나 장상피로 바뀌거나 유문선으로 변화하는 '과형성'이 보인다. 이러한 병리변화는 모두 전형적인 어혈증상에 속한다. 임상실천에서 역시 활혈화어하는 약이 만성위축성위염의 임상증상을 경감 또는 소실시키며 위축된 위의 점막선체가 정도가 다른 회복과 재생이 이루어짐이 증명되었고 또한 치료 후 위내시경검사에서 위점막의 형태가 기본적인 정상으로 회복되거나 정상에 가깝게 회복되고 병리검사에서 위축성위염이 표재성위염으로 변하고 전형적이지 않은 증식과 상피로의 변화는 소실되었다.

## 3. 병의 과정에 정허는 시작과 끝을 통한다

만성위염의 초기병에는 허증이 보이는데, 대개 비위가 허약하거나 노동이 과도하거나 음식의 절제가 없어 비위를 손상시켜 비위허약에 이르게 된 것이다. 만약 비양이 허하면 맥락이 온양을 받지 못하여 허한성 위통이 발생한다. 만약 위음이 부족하여 위가 유양함을 받지 못하면 음허위통(陰虛胃痛)이 된다. 초기병이 실증에 속하더라도 오래되면 대부분 실증에서 허증으로 변하되는데, 예를 들어 간위울열증(肝胃鬱熱證)이 되어 음액과 진액을 손상시켜 음허증이 나타난다. 한사가 오래되면 비양을 손상시켜 중초허한이 될 수 있다. 습열독어 등의 병리원인이 위중에 조체되어 사기가 오래 쌓이게 되면 반드시 비위를 상하게 되어 비위허약에 이르게 되며 운화가 실상하면 한편으로 기혈화생의 근원이 없어 기혈휴허(氣血虧虛)가 되거나 다른 한편으로 허로 인해 실에 이를 수 있어 담습 등의 병리원인이 생산되어 본허표실이 함께 나타나 치료하기 어려운 국면이 형성된다. 일반적으로 말할 때 만성비후성위염이 비록 초기병에 허상을 보이는 것은 다만 대부분이 실로부터 허로 전변된 것이다. 유문나선균성위염 또한 초기병은 실에 속하지만 오래되면 허로 전변하게 된다. 만성위축성위염은 초기병에 정허를 나타내는 것이 비교적 많이 보이는데 또한 이로써 중초허한이 많이 보인다. 필자는 만성위염이 비록 초병에는 정허의 상이 보이지만 단 절대다수가 실로부터 허로 전변된 것이고 습열독어가 오래 속박되어 없어지지 않아 정기의 형성을 손상시킨 것에 속하며 만성위축성위염은 이화학적·생활습관적 작용이 장기간 위점막에 작용하여 위점막 손상을 야기하며, 먼저 천표성위염이 되고 오래되면 위축성위염을 조성하며 천표성위염단계에는 실증에 많이 속하지만 다음의 만성위축성위염환자는 임상증상(허상)에서 비교적 명확하게 병리변화가 이미 무겁게 되고 또한 일찍 존재하거나 아직 병이 나지 않은 사람에게 많이 보이고 진단이 비교적 늦게 되어 초기병에 허증이 보이게 된다.

만성위염의 허증 중에는 기허·음허가 항상 혈허·음허로 변하게 된다. 기허증은 가장 일찍 나타나는 증상으로 이로 인해 병사가 조체되어 비위의 수납과 운반기능에 영향을 미쳐 비위기허로 (수곡이) 운반되지 못하는 증상이 나타난다. 기허 후에는 혈을 생하지 못하고 화원이 부족하여 혈허가 나타난다. A형위축성위염의 병변은 광범위하여 위체가 비교적 무겁고 위산결핍 혹은 저하와 혈청 중에 항상 포함된 항체에 벽세포항체로 인해 자주 유실성 빈혈을 동반하는 명확한 혈허증상을 보인다. 음허는 항상 만성위염의 병정 중에 습열독이 비교적 보편화되어 있어 오래되면 제거되지 않아 쉽게 음진을 모상하여 음진휴허증을 만들 수 있다. 만성위축성위염에 음허자가 많은데, 위내시경상 선체가 위축되고 점막이 얇게 변하고 안색이 창백 혹은 홍백한 사이의 백색이 위주가 되고 점막하 주름은 가늘고 작고 혈관이 투명하게 보이는 것은 모두 음허의 증상에 속한다. 양허증상에 이르게 되는 것은 만성위염의 병정이 길어져 음허 후에 음의 손상이 양에 이르게 되어 비양휴허(脾陽虧虛)가 되는데 양허증의 출현 시기와 경중은 환자의 체질과 감한 사기의 성질, 병정의 길고 짧음과 유관하다. 음허한 체질이거나 한사에 감하거나 내상으로 냉증이 생하거나 병정이 길어지면 비위허한증이 많이 보이게 된다. 이로부터 알 수 있듯이 만성위염의 하나의 병정 중에는 항상 정도가 다르고 성질이 다른 정허가 항상 존재하며 임상시 당연히 기혈음양 휴허의 유무와 그 사실(邪實)의 겸협 정황을 분별하여 원인을 살펴 치료해야 한다.

역자 유기훈/ 교정 최애련, 조영은, 이예주, 박수진, 권영규

원　저 : 산동중의약대학학보 제28권
　　　　습열허와와 만성위염

요　점 : 중의학의 생리·병리 방면의 분석론에 따라 습·열·허·어가 만성위염의 주요 병리원인이며, 그 중 습열독사가 만성위염의 초기병과 급성발작을 가중시키는 원인이며 어혈은 병을 지연시켜 낫지 않게 하는 시작이 되며 비위허약은 항상 병정의 처음과 끝을 관통하고 있으며 임상시에는 네 종류의 병리원인들의 본질을 잡으면 나머지는 이에 따라 능히 해결되며 한 가지로부터 다른 것을 미루어 아니 여러 가지에 정통하게 된다.

주제어 : 만성위염 / 병인병기 /습열허어

# 고혈압의 중의 병리학적 특징 연구

河北醫科大學 徐樹南·劉海麗

중의학은 고혈압의 원인을 일반적으로 간양상항(肝陽上亢)·신정부족(腎精不足)·기혈휴허(氣血虧虛)·담탁중조(痰濁中阻)·어혈내조(瘀血內阻)로부터 생긴 것으로 인식한다. 이 병은 본허표실(本虛表實)에 많이 관계하는데 실(實)은 풍·화·담·어의 사기가 침입한 것을 가리키고, 허(虛)는 기혈음양휴허(氣血陰陽虧虛)·간신음양실조(肝腎陰陽失調)를 가리키는데 이것은 고혈압의 병리기초이고 기혈역란(氣血逆亂)은 이 병의 병리변화이다. 병변부위는 간신에 집중되어 있다. 발전, 변화규율은 조기에는 간화상승(肝火上升)·간양상항이 많이 나타나고 중기에는 음허양항(陰虛陽亢)으로 인해 점차 간신음허로 발전된다. 후기에는 음손급양(陰損及陽)으로 음양양허·기혈실조가 표현되고 어느 정도의 담과 어혈을 동반하는 허실협착증이 형성된다. 병정이 계속되고 병정이 조금 더 발전하거나 혹은 정혈이 모손되면 수가 목을 적시지 못하여 목이 자영(滋榮)하기에 적어서 간양이 지나치게 항진하여 내풍이 유동하고 기가 성하고 혈이 뿜어져 나와 락파혈어(絡破血瘀)형의 중풍이 발전하는 기전에 이르게 된다. 만약 양기가 지나치게 허하게 되면 기가 허하여 혈을 움직이는 힘이 부족하게 되어 혈액이 머물러 기허혈어형 중풍증을 일으킬 수 있다. 여기서 볼 수 있듯이 중풍은 락파혈어와 기허혈어(氣虛血瘀)의 최종결과이다.

## 1. 간신음양실조는 고혈압병의 병리기초이다

중의학에서는 간은 혈을 저장하는 것을 주관하고 본체는 음이고 쓰임은 양이며 신(腎)은 정(精)을 저장하는 것을 주관하고 음양의 근본이라고 인식한다. 간과 신은 모자상생지간이고 을계동원이며 간신교융으로 즉 음양승강에는 질서가 있어 기혈이 조화로우면 혈압이 정상적으로 유지된다. 본래 품부받은 것이 부족하거나 방로 과다, 외사 침입, 오치로 인한 병의 전변 또한 오래된 병과 고질병은 궁극적으로 반드시 신에 영향을 미치게 되며 또한 대병 후에 몸조리를 잘못하여 인체음양평형이 실조되면 장부, 경락, 기혈의 기능이 문란하게 된다. 신수(腎水)가 훼손되면 수가 목을 적시지 못해 목이 자영하기에 부족하게 되어 곧 간음이 부족하여 간양이 지나치게 항진되어 위로는 청규(淸竅)가 어지럽게 되고 나아가 현훈·두통의 고혈압의 주요한 증상이 생기게 된다. 섭천사(葉天士)가 이르기를 "수가 부족하여 목을 적실 수 없으면 궐양이 풍이 되어 고동하게 되고 번노(煩怒)으로 인해 양이 승하여 병이 발전하게 된다"라고 하였다. 주차청(周次靑)이 말하길 "만약 본래 삼가지 않고 혹은 근심, 사려, 성냄 혹은 노권상으로 인한 허쇠 혹은 음식부절은 간신음양실조와 기혈역란을 일으키며 곧 이 병을 발생시킨다"라고 하였다. 첨문도(詹文濤)가 나아가 이 병의 병리기전에 대하여 총결하기를 "발생은 내인이 위주가 되며 병변의 주요함은 심·간·신에 있다. 간신음양의 실조가 처음과 끝을 관통하며 허가 본이 되며 양은 항상 유여하고 음은 항상 부족하여 본은 허하고 표는 실한 것이 이 본병의 특징이다"라고 하였다. 등철도(鄧鐵濤)는 담이 있으면 음양이 실조에 이르고 이것이 고혈압의 기초임을 말하였다. "간신은 전신의 음양기혈을 조절하는 중심인데 오랜 기간 동안 간신이 실조되면 전신의 음양기혈조절이 문란하게 되어 담탁·어혈·내풍이 이로부터 발생하고 이것은 고혈압의 각종 심각한 겸증이 생긴다." 이것은 모두 간신음양실조가 고혈압의 발병기초임을 표명한다.

## 2. 기혈역란은 고혈압의 병리변화이다

고혈압의 발병기전은 이빈지(李彬之)가 말하기를 "고혈압의 발병원인은 비록 같지 않더라도 발전에는 일정한 정도가 있으니 이것은 모두 간신음양실조·기혈역란이 병변의 근본이 된다"라고 하였다. 중의기혈 이론에서 인식하기를 기혈은 승강운동을 하며 주요한 작용은 기혈의 조절을 통하여 상응하는 장기와 부위에 효과적으로 분재함으로써 인체 생명활동을 유지시켜 준다. 그러므로 기혈승강운행의 이상 혹은 장애는 고혈압의 기초 병리변화가 된다. 당연히 기혈 모두 일정한 운동형태의 평형을 가지고 있으며 기혈의 운행이 정상적이어서 인체의 장부조직을 온후하게 적시면 이것을 '기혈충화(氣血冲和)'라고 칭한다. 만약 각종 내외적인 원인의 영향으로 기혈운행 형태의 평형이 파괴되면 곧 상응하는 병리변화가 나타나는데, 이것을 '기혈실화(氣血失和)'라고 칭한다. 만약 음양의 안정이 일정한 한계를 초과하여 실조되면 위에서는 양(陽)이 성하고 아래에서는 음(陰)이 허하게 되어 기혈이 울체되며 나아가 기혈이 역란하여 형성되어 혈류공급이 평형을 잃게 되는 특별한 병리현상이 생긴다. 이러한 병리변화는 중의에서 말하는 "처음에는 경에 있고 오래되면 락에 들어간다"와 "처음에는 기에 있고 오래되면 혈로 들어간다." "기병은 혈병을 만들고 혈병은 기를 만든다"는 이론에 부합된다.

어혈은 고혈압의 작용 중 더욱 더 중요한 표현이다. 원조개(袁肇凱)가 말하길 고혈압의 간화항성·음허양항·음양양허 등의 병리적 기초증후 위에 한열실조(寒熱失調)·기혈진액의 훼손이 더해져 나아가 병정이 발전하게 되면 혈행이 불창하게 되어 경맥이 막혀 협어의 증후가 생기고 오래되면 락맥으로 들어가게 되어 혈어로 인한 풍이 생긴다. 이로써 지체마목(肢體痲木)·설질어암(舌質瘀黯)·심흉통민(心胸痛悶) 등 어혈의 병증을 가리키는 증상이 생기게 된다. 아울러 고혈압이 발현되는 환자의 46.7%가 어혈증후가 있으며 각기 어느 정도의 혈어증후가 나타나며 또한 2기보다 3기가 병정이 중하고 1기보다 2기가 병정이 중한 것이 추세이다. 이것은 어혈의 형성이 전체 병변과정을 관통하고 있으며 또한 병정의 발전과 병정의 지연에 따라 그 장부기능이 점차 감퇴되고 기혈 운행이 점차 문란하게 되며 어혈의 정도가 날로 가중되는 것을 말한다.

현대의학에서는 고혈압의 실질을 인체의 '혈류공급의 불균형'으로 인식하고 있으며, 이것은 동맥경화·동맥협착·관상동맥의 좁쌀 모양의 반괴형성과 또한 전체 혈의 점도, 혈장점도, 적혈구의 압증가, 혈중 지질 증가를 원인으로 하여 심장혈액의 흐름의 변화와 미세순화장애를 일으키는 등 많은 원인을 야기시키는 것으로 이것은 중의에서 말하는 '어혈'의 특징과 부합된다. 이러한 병변 기초위에 병변이 소동맥과 나아가 심·뇌·신혈관에 미치면 쉽게 경련·반폐색·폐색이 발생하고 따라서 '어혈'이 발생하게 된다. 이로 인해 작자는 병의 핵심적인 기전에 대하여 '맥락어조, 혈공실형'[1]의 학설을 제시한다. 상술한 기전에 대하여 '화혈조락법(和血調絡法)'을 제정하여 우슬·적작약·백작약·대자석·단삼·산사·청목향·강향·괴화 등의 약을 사용하여 혈압의 평형상태가 되게 한다. 임상실험연구에서 실제로 혈압강하뿐만 아니라 혈액의 흐름과 점도·응체도 등의 질적 문제를 개선할 수 있고, 혈액의 질적 변화에 따라 고혈압 환자의 장부조직의 혈류공급의 불평형 등 양적 문제 또한 개선되게 되며, 이것은 고혈압의 어혈을 치료하는 중요한 의의가 된다.

## 3. 중의에서 고혈압의 최종결과

중풍은 다른 말로 '졸중'이라고 하는데, 임상에서 돌연히 정신을 잃고 쓰러지고 인사불성(人事不省)·구안와사(口眼喎斜)·반신불수(半身不隨) 등의 특징을 가지기 때문이다. 병증이 가벼운 사람은 구안와사, 반신불수 혹은 말을 못하게 된다. 출혈성 중풍(중장부폐증)은 동맥벽의 변성 혹은 파열로 대량의 혈액이 뇌실질로 삼입하는 병변이다. 비록 발병의 대부분이 갑자기 일어나지만 그 병의 형성은 비교적 장기간의 과정을 걸쳐서 생기는데, 일반적으로 풍·화·담·어의 4가지는 그 잠재적인 병리 기초가 된다. '화왕생풍, 풍조화세'[2]와 같은 것이다. 또 어혈

---

1) 맥락(혈관)에 어혈이 쌓여 혈액공급이 평형을 잃음.
2) 화가 왕성하여 풍이 생기거나 풍이 화의 기운을 도움.

이 쌓이게 되고 진액의 운행이 실상하게 되어 담이 모이게 되는데, 담탁은 기혈운행에 영향을 미치게 되어 어혈이 생기는 앞선 원인이 된다. 정기를 잃고 사기가 쌓이는 것이 오래되었는데 정지과격 등의 원인으로 병이 발하게 되면 곧 심화가 치성하게 되고 간양이 갑자기 항진되어 허풍(虛風)이 위에서 유동하고 실혈담탁(實血痰濁)이 모두 위에서 솟구쳐서 신명이 거할 곳을 잃게 되고 맥락(혈관)이 파괴되고 혈액이 어체되어 갑자기 혼미해지고 한번 쓰러지면 깨어나지 않는다.

경색성 중풍(중경락)은 뇌동맥경화의 기초 위에 혈의 흐름이 느리고 혈압이 지나치게 낮은 조건 하에 혈액이 부분적으로 동맥의 내막에 붙어 혈전이 형성됨으로써 발병하게 된다. 중년 이상의 이미 원기가 손실되고 허한 사람에게 많이 발생한다. 기는 혈의 스승이 되어 기가 행하면 혈도 행하게 되는데 기가 허하면 혈액을 추동할 힘이 없게 되어 곧 혈액이 응체되고 머물러 어혈이 된다. 원기의 부족은 하루에 그치는 것이 아니므로 환자는 휴식과 안정을 취해야 하는데 피곤하고 잠을 잘 때에는 기혈 운행이 느리게 되어 병이 발생하게 된다. 『의림개착(醫林改錯)·반신불수본원(半身不隨本源)』에서 말하기를 "사람이 걷고 움직이는 것은 모두 원기에 기대는 것이다. 만약 원기가 충분하면 힘이 있고 원기가 쇠하면 힘이 없다. 원기가 끊기면 이에 죽는다"[3)]고 하였다. 반신불수가 나타날 때는 구안와사·구각유연[4)]·대변건조·소변빈삭 등의 증상이 나타나는데, 모두 기허로 말미암은 것이다. 어떤 사람은 말하기를 "원기가 이미 허하면 반드시 혈관에 도달할 수 없어서 혈관에 기가 없으면 반드시 머물러 어혈이 된다"라 하였다. 간신음의 손상과 간양상항·간풍내동은 담탁 혹은 담·어혈이 서로 결합하는 것을 초래하여 이것이 혈맥에 쌓이게 되고 기혈의 통행이 어렵게 됨으로써 발병하게 된다.

위에서 논술한 바를 종합하면 어혈은 고혈압의 중요한 병리부분으로 고혈압의 발생·발전과 변화 회복에 중요한 작용을 가진다. 어혈과 고

3) 人行坐動轉, 全仗元氣. 若元氣足, 則有力; 元氣衰, 則無力; 元氣絶, 則死矣.
4) 입이 비틀어져서 입주위로 침이 흐름.

혈압의 상관성에 대하여 충분히 인식하고 나아가 고혈압의 발전규율과 질병변화규율을 파악하여 임상변증시 용약과 건강회복에 있어 모두 가르칠 만한 의의를 가진다.

역자 유기훈 / 교정 이혜주, 최애련, 조영은, 박수진, 권영규

원 저 : 중국중의기초의학잡지 2003년 제9권 제9기
高血壓病的中醫病理學特徵探微

요 점 : 고혈압의 병리특징에 따라 현대의학의 고혈압에 대한 인식을 결합하여 간신음양실조가 이병의 발병기초임을 제시한다. 기혈역란은 그 병리변화이고 중풍은 발병기전의 최종결과이다. 혈관에 어혈이 쌓인 것과 혈액 공급이 평형을 잃은 것은 고혈압의 중요한 병리부분이고 어혈과 고혈압의 상관성을 충분히 인식하고 나아가 중의약에서 고혈압의 새로운 맥락을 거쳐 연구한다.

주제어 : 고혈압 / 중의병리학 / 이론연구

제 Ⅳ 편

# 중경학
# (상한론, 금궤요략)

# 장중경의 약대 배오 응용에 대한 연구

河南中醫學院 楊新年·劉景超

약대(藥對)는 일반적으로 임상에서 항상 함께 배오(配伍)1)·응용하는 2개 혹은 3개의 약을 배오하여 사용함을 가리킨다. 약대는 항상 방제의 화룡점정(畵龍點睛)2)의 역할을 하며, 약대 배오를 적절히 하면 사반공배(事半功倍)3)의 치료효과를 얻을 수 있고, 방제적 임상효과를 최대한 높이 끌어올릴 수 있다. 장중경(張仲景)의 대단히 많은 유명한 방제들은 모두 약대를 사용하고 있다. 그러한 약대의 응용은 원활하고 다채로우면서도 원리와 법칙에 어긋나지 않는다. 따라서 장중경 방제에서 약대를 배오·응용하는 법칙이 임상에서 갖는 중요한 의의를 총괄하여 인식하고 파악하여야 한다.

## 1. 온중거한(溫中祛寒)약과 보비익기(補脾益氣)약의 배오

『상한론』의 이중환(理中丸)과 오수유탕(吳茱萸湯)은 모두 온중거한하는 효과가 좋기로 유명한데, 두 처방의 건강(乾薑)과 인삼(人蔘), 오수유(吳茱萸)와 인삼(人蔘)은 유명한 온중거한의 약대이다. 중경이 비위허한(脾胃虛寒)은 허(虛)가 본(本)인 경우가 많으므로, "허하면 태음이다"4)라고 하였다. 허하다는 것은 비위의 기가 허하다는 것이고, 한사(寒邪)는 허해서 생(生)하거나 허해서 감수(感受)하는 경우가 많다.

1) 두 가지 이상의 약을 서로 배합하여 사용하다. 여러 가지 약을 같이 쓰다.
2) 사물 또는 일의 가장 요긴한 곳을 끝내어 전체를 생동감 있게 하다.
3) 적은 노력으로 많은 효과를 거두다.
4) 虛則太陰.

두 가지 처방의 약물 조성은 모두 비위허한한 특성에 주의하여, 배오할 때 온중거한약과 보비익기약을 같이 사용하여서 온중거한하는 효과를 높인다. 이중환은 건강으로 온비산한(溫脾散寒)하고, 오수유탕은 오수유로 온중난위(溫中暖胃)하고, 두 가지 처방은 모두 인삼으로 익기보비(益氣補脾)하여 보좌한다. 비위기허(脾胃氣虛)를 보(補)해주면 비양(脾陽)이 쉽게 회복되고 위한(胃寒)이 쉽게 제거된다.

## 2. 온신회양(溫腎回陽)약과 온비난중(溫脾暖中)약의 배오

『상한론』의 사역탕(四逆湯)은 회양구역(回陽救逆)의 효능이 매우 높아서, 소음병(少陰病)에 심신양기(心腎陽氣)의 허쇠(虛衰)로 인한 허한(虛寒)의 중증(重證)을 주치한다. 따라서 사역탕의 부자와 건강은 회양구역의 가장 훌륭한 약대라 불릴 만하다. 소음병은 비록 심신양기의 허쇠가 근본원인이지만, 심신양기가 허쇠하면 반드시 한수(寒水)가 토(土)를 상모(相侮)하고 화(火)가 토(土)를 생(生)하지 못하므로 후천비양(後天脾陽)이 반드시 이로 인해 쇠(衰)하게 된다. 장중경은 사역탕에 부자와 건강을 함께 써서, 부자는 온신거한(溫腎祛寒)하여 소음(少陰)의 선천원양(先天元陽)을 회복하고 건강은 온비산한(溫脾散寒)하여 태음(太陰)의 후천비토(後天脾土)를 데워준다. 비토가 따뜻해지면 토가 수를 제어하여 후천의 기를 구하면 선천원양을 구하므로 회양구역의 효능을 매우 높여줄 수 있다.

## 3. 온열승한(溫熱勝寒)약과 신산거한(辛散祛寒)약의 배오

『상한론』의 소청룡탕(小靑龍湯)과 『금궤요략』의 대황부자탕(大黃附子湯)은 모두 침한고랭(沈寒痼冷)을 잘 제거한다. 소청룡탕은 온폐화음(溫肺化飮)하는 장점이 있고, 대황부자탕은 장위(腸胃)의 냉적(冷積)을 제거하는 효과가 두드러진다. 두 처방은 모두 온열(溫熱)과 신산(辛酸)을 배오한 약대를 사용하였다. 온열으로 승한(勝寒)하고 신산으로 거한(祛寒)하여 온산(溫散)이 서로 합쳐지며 침한(沈寒)이 쉽게 제거된다.

소청룡탕은 건강(乾薑)과 세신(細辛)을 배오하여 신속히 폐(肺)를 따뜻하게 하여 한음(寒飮)을 치료하고, 대황부자탕은 부자와 세신을 함께 써서 장부 내의 음한(陰寒)을 신속히 제거한다.

## 4. 신산소간(辛散疏肝)약과 보혈양간(補血養肝)약의 배오

『상한론』의 사역산(四逆散)은 소간조간(疏肝調肝)하는 효능이 있어서 후세의 행기소간(行氣疏肝)하는 방제의 시초가 되었다. 사역산에서 시호(柴胡)와 작약(芍藥)의 배오는 소간·조간의 좋은 약대가 된다. 간은 강장(剛臟)으로서 체(體)는 음(陰)이고 용(用)은 양(陽)인데, 장혈(藏血)과 소설(消泄)을 주관한다. 장중경은 시호와 작약을 함께 써서 시호는 행산(行散)하여 소간하고 작약은 보혈하여 양간유간(養肝柔肝)한다. 상호 배오하면 간목의 조달, 소설의 기능을 도울 뿐 아니라, 음혈의 체(體)를 보호하여 손상되는 것을 면할 수 있다. 이렇게 해서 소간·조간의 좋은 효과를 얻을 수 있는 것이다.

## 5. 소산투달(疏散透達)약과 청담사열(淸膽瀉熱)약의 배오

『상한론』의 소시호탕은 유독 화해소양(和解少陽)에 능하여, 소양증의 표리왕래한열을 다스린다. 소시호탕에서 시호와 황금의 약대를 쓰는 것이 바로 소시호탕이 소양을 화해하는 효능을 가지는 것이다. 소양경은 표리의 추(樞)가 되고 소양담부의 안에 상화(相火)가 깃든다. 소시호탕에서 중경이 신산(辛散)하는 시호와 고한(苦寒)한 황금을 배오 사용하였는데, 시호는 담경에 들어가 신산하는 성질로 소양표리(少陽表裏)의 추기(樞機)에 투달(透達)하고, 황금은 고한한 성질로 청열사화하여 소양 담부(膽腑)의 내열을 청해(淸解)한다. 이렇게 외투내청(外透內淸)하여 소양표리의 사기가 모두 제거되고 소양을 화해하는 기능을 할 수 있다.

## 6. 발한산한(發汗散寒)약과 온경투영(溫經透營)약의 배오

『상한론』의 마황탕(麻黃湯)은 발한의 준제(峻劑)로서 오한무한(惡寒

無汗)의 외감풍한표실증(外感風寒表實證)을 주치한다. 마황과 계지는 발한해표의 가장 훌륭한 약대이다. 풍한표실로, 땀구멍이 폐색되고 폐기가 펼쳐지지 못해서 기표의 영위가 모두 울체되었을 때 이 처방은 먼저 신온발산(辛溫發散)하고 폐경에 들어가는 마황으로 발한산한(發汗散寒)하여 선폐달위(宣肺達胃)한다. 또한 신감온(辛甘溫)하고 심간경(心肝經)으로 들어가는 계지로 온경산한하여 투달영음(透達營陰)한다. 마황과 계지의 약대를 써서 위기를 밖으로 발(發)하게 하고, 영음을 통투(通透)하게 하여 땀이 쉽게 나오므로 준렬하게 땀내는 효과가 있다.

## 7. 사하공적(瀉下攻積)약과 연견윤조(軟堅潤燥)약의 배오

『상한론』의 대승기탕(大承氣湯)과 조위승기탕(調胃承氣湯)은 모두 양명부실(陽明腑實)로 굳은 변(燥屎)이 안에 결한 것(內結)을 치료한다. 두 처방에서 중경은 대황과 망초의 약대 배오를 사용하였다. 대황은 고한(苦寒)하여 장군이라 불리고 공적사하(攻積瀉下)에 뛰어나다. 망초는 함한(鹹寒)하여 능히 연견윤조한다. 두 약을 상수(相須)로 쓰면, 윤하고 서로 다스리는 효능이 있어 이 약대를 쓰면 굳은 변을 빠르게 내려줄 수 있나.

## 8. 행산소창(行散消脹)약과 하기파결(下氣破結)약의 배오

『금궤요략』의 후박칠물탕(厚朴七物湯)과 후박삼물탕(厚朴三物湯)은 모두 장위의 기가 체하여서 복부가 그득하고 아픈 것을 치료한다. 『상한론』의 대승기탕과 소승기탕은 모두 양명부실하여 완복(脘腹)이 비만(痞滿)하고 동통(疼痛)하여 손대는 것을 싫어하는(拒按) 것을 치료한다. 네 가지 처방은 행기제창만(行氣除脹滿)하는데, 모두 후박(厚朴)과 지실(枳實)의 배오 약대를 썼다. 후박(厚朴)은 행산(行散)과 제만(除滿)을 잘 하고, 지실은 행기하기(行氣下氣)하는데, 성(性)이 맹렬하고 신속하여 결기(結氣)를 잘 깨뜨린다. 두 약을 배오하면 행기하기하는 효능이 매우 두드러져서 장위의 기체(氣滯)가 속히 통하게 된다.

## 9. 사화청열(瀉火清熱)약과 사열통부(瀉熱通腑)약의 배오

『상한론』의 대황황련사심탕(大黃黃連瀉心湯)과 『금궤요략』의 사심탕(瀉心湯)은 모두 사열(邪熱)이 심하(心下)에 맺혀서 화사(火邪)가 속에서 치성한 병증을 치료한다. 두 처방은 모두 대황과 황련의 배오 약대를 사용하였다. 황련은 심위(心胃)의 화를 잘 사하고 번열(煩熱)을 잘 제거하며, 대황은 능히 위화(胃火)를 사하고 부기(腑氣)를 통하(通下)한다. 배오 사용하면 청(淸)하고 강(降)하여 심하의 열사 및 화사가 맺힌 것을 속히 청한다.

## 10. 사화청심(瀉火清心)약과 자음양혈(滋陰養血)약의 배오

『상한론』의 황련아교탕(黃連阿膠湯)은 소음수휴(少陰水虧)하고 심화독항(心火獨亢)하여 심중(心中)이 번열(煩熱)하는 증상을 주치한다. 황련과 아교의 약대를 사용하여 소음번열을 치료하는 것이다. 황련은 심화를 잘 사하고 번열을 잘 제거하며 아교는 신수(腎水)를 자양하고 심음(心陰)을 길러주므로 함께 쓰면 능히 화를 쫓고 수를 회복시켜 번열이 안정된다.

## 11. 사화청열(瀉火清熱)약과 온중산한(溫中散寒)약의 배오

『상한론』의 반하사심탕(半夏瀉心湯)은 한열이 서로 결하여 심하(心下)가 비만(痞滿)한 것을 주치한다. 황련탕(黃連湯)은 가슴 속에 열이 있고 위(胃)에 한(寒)이 있는 상열하한(上熱下寒)으로 인한 구토(嘔吐)를 치료한다. 건강황금황련인삼탕(乾薑黃芩黃連人蔘湯)은 한열이 서로 다투어 음식을 먹으면 곧 토하는 것을 주치한다. 세 처방은 모두 황련과 건강을 서로 배오하였다. 황련은 중상초(中上焦)에 작용하여 사화청위(瀉火清胃)하고, 건강은 중하초(中下焦)에 작용하여 온비산한(溫脾散寒)하므로 두 약을 서로 배오하여 사용하면, 속에 한열이 호결(互結)한 것을 평조(平調)하면서도 비기를 상하지 않는다.

## 12. 온리산한(溫裏散寒)약과 사하공적(瀉下攻積)약의 배오

『금궤요략』의 대황부자탕(大黃附子湯)은 침한적체(沈寒積滯)를 하(下)하여 온하(溫下)의 시초가 되는 방제이다. 중경은 이 처방에 대황과 부자를 서로 배오하여 한이 쌓인 것을 온하(溫下)하였다. 대황은 공하(攻下)를 잘 하고 적체(積滯)를 잘 제거하며, 부자는 대열(大熱)하여 온리산한(溫裏散寒)한다. 두 가지 약물을 함께 사용하면 적체를 사하(瀉下)할 수 있고, 또한 양기를 상하게 하지 않으며 온리조양(溫裏調陽)하여 음한(陰寒)을 승(勝)할 수 있다.

상술한 약대의 배오응용은 장중경이 약을 사용하였던 경험을 충분히 보여준다. 이러한 약대의 운용방법을 충분히 파악하고 아울러 그 배오응용의 규율을 인식하여 임상방제의 조성에 응용한다면, 반드시 방제의 임상효과를 높일 수 있을 것이다.

역자 박영애 / 교정 이혜주, 유기훈, 조영은, 최애련, 박수진, 권영규

원 저 : 山東中醫雜志 2001년 8월 제20권 제8기
張仲景藥對配伍應用淺探

요 점 : 장중경의 『상한론』과 『금궤요략』의 방제 중에서 12종류의 약대 배오 응용을 총괄하였다. 예를 들면 온중거한약과 보비익기약을 배오하여 온중거한 효과를 높이는 것과 온신회양약과 온비난중약을 배오하여 회양구역 효과를 높이는 것과 온열승한약과 신산거한약을 배오하여 안에 있는 음한(陰寒)을 속히 제거하는 것 등이다. 그 결과 장중경의 방제 중 약대 배오 응용은 원활하고 다채로우면서도 원리와 법칙을 충분히 지킨다는 것을 알 수 있다. 장중경의 방제에서 약대의 배오응용하는 규율이 임상치료에서 가지는 중요한 의의를 총괄하여 인식하고 파악하여야 한다.

주제어 : 장중경 / 방제 / 약대 / 배오응용 / 학술연구

# 알기 쉬운 『상한론』 중의 '화'

上海中醫藥大學 何新慧·朱嬌玉·張葦航

무수히 많은 중의문헌 중 중의학(中醫學)에서 '화(和)'에 내포된 의미와 운용은 다양한데, 『황제내경(黃帝內經)』에서도 그 단서를 볼 수 있으며, 『상한론(傷寒論)』에서는 비교적 전체적이고 구체적으로 나타나 있는 것을 볼 수 있다. 역대 의가들도 역시 많이 논술하고 있으나 '화'자의 전면적인 이해, 특히 『상한론』의 '화'가 내포하고 있는 의미에 대해서는 명확하지 않고 통일되어 있지 않다. 이 글은 연구토론을 통하여 졸렬한 의견이나마 고견(高見)을 이끌고자 한다.

## 『상한론』에서 '화(和)'가 내포하고 있는 의미

중경은 『상한론』에서 여러 차례 '화(和)'에 대해 언급하였고, '화'를 여러 가지 의미로 상세히 설명하였으며, 인체의 외재적 표현, 혹은 장부(臟腑)기능, 기혈(氣血) 흐름의 협조, 혹은 약을 복용하고, 약을 달이고, 약을 짓는 방법을 나타낸 것이라고 하였고, 또한 치료법을 나타내는 데 사용하였다.

### 1. 인체의 외재적 표현인 '화(和)'

인체의 외재적 표현은 인체의 정상적인 표현과 병적 상태 표현을 포괄하고 있다. 예를 들어 『상한론』 원문 105조에서 "상한(傷寒) 13일이면 병이 풀어지는 일반 일정을 지난 것인데, 섬어(譫語)가 나타나는 것은 리열(裏熱)이 훈증한 까닭이므로 마땅히 공하(攻下)하는 탕약(湯藥)을 사용해야 한다. 일반적으로 소변리(小便利)하면 대변은 당연히 견경(堅硬)하기 마련인데, 오히려 하리(下利)가 나타나고, 맥상(脈象)이 조화되어 다른 허상(虛象)은 없을 경우, 이것은 의사가 환약(丸藥)으로 오하(誤下)하였기 때문임을 알 수 있으며, 치료의 착오에 속한다. …… 지금 도리어 조화되어 있는 것은 리실증(裏實證)임에 의심의 여지가 없으므로 조위승기탕(調胃承氣湯)으로 치료한다"[1]라 하였고, 304조에서는 "소음병(少陰病)을 얻은 지 1·2일이 되어 입이 쓰지 않고 또한 조갈(燥渴)하지 않으며, 등 부위가 오한(惡寒)한 것은 밖으로는 구법(灸法)을 쓰고, 안으로는 탕제(湯劑)를 복용하되 부자탕(附子湯)을 쓴다"[2]라 하였으며, 131조에서는 "…… 결흉증(結胸證)은 항(項)부위도 강직하게 할 수 있어 유경(柔痙)증상과 같은데, 공하법(攻下法)으로 치료하면 강직(强直)이 유화(柔和)된다"[3]고 하였다. 여기의 '맥조화(脈調和)', '구중화(口中和)' 및 공하 후 항(項)부위가 강(强)하지 않고 화(和)한 것은 모두 인체의 정상적인 표현을 가리킨다. 인체의 기능이 상실되면 각종 병리상태가 나타난다. 예를 들어 원문 252조에서는 "상한 6·7일에 환자의 시야가 모호하여 또렷하지 않고 안구의 운동이 원활하지 못하며, 비록 두통·오한 등의 표증(表證)과 복만(腹滿)·섬어 등의 리실증이 없어도 단지 대변곤란과 기표미열(肌表微熱)만 있으면 리실증으로 확진할 수 있으며, 치료시에는 급히 하(下)하여야 한다"[4]고 하였다. '정불화(睛不和)'는 사열(邪熱)이 내복(內伏)하여 열이 부(腑)에 맺히고, 진음(眞陰)이 빛나는 것을 반영한 것이며, 체내의 음액(陰液)이 고갈되는 것으로 병의 상태가 위중한 외재적 표현이다.

---

1) 傷寒十三日, 過經譫語者, 以有熱也, 當以湯下之. 若小便利者, 大便當鞕, 而反下利, 脈調和者, 知醫以丸藥 下之, 非其治也, ……今反和者, 此爲內實也, 調胃承氣湯主之.
2) 少陰病, 得之一二日, 口中和, 其背惡寒者, 當灸之, 附子湯主之.
3) ……結胸者, 項亦强, 如柔治狀, 下之卽和.
4) 傷寒六七日, 日中不了了, 睛不和, 無表利證, 大便亂, 身微熱者, 此爲實也, 及下之, 宜大承氣湯.

## 2. 인체의 생리상태인 '화'

중의학에서 자연계의 모든 것은 상호영향·상호관련·상호의존적이며, 고립되어 존재하는 것은 없다고 보므로 대립되는 두 측면이 상호평형과 협조가 이뤄질 때 신체의 장부기능·기혈·음양·영위(營衛)운행이 정상적으로 유지될 수 있다고 인식한다. 예를 들어 『상한론』 원문 53조에서는 "환자가 항상 자한출(自汗出)하는 것은 영기(營氣)가 화(和)한 것이다. ……"[5]라 하였으며, 93조에서는 "태양병(太陽病) …… 이렇게 되는 것은 한출(汗出)하면 표기(表肌)가 조화되기 때문이다"[6]라고 하였다. 이때 '화'는 인체의 생명운행이 정상임을 대표하고 있다. 대립하는 양쪽 중 어느 한쪽이라도 지나치게 성(盛)하거나 지나치게 쇠(衰)하면 신체의 장부기능·기혈·음양·영위는 '不和(불화)'의 병리상태로 변한다. 예를 들면 54조에서는 "때때로 발열(發熱)이 있으면서 자한출하고 오래도록 낫지 않으면 이것은 위기(衛氣)가 불화한 까닭이다. ……"[7]라고 하였고, 53조에서는 "…… 위기(衛氣)가 능히 영기(營氣)와 조화되지 못하였기 때문이다"[8]라고 하였고, 152조에서는 "땀을 흘리나 오풍한(惡風寒)하지 않는다면 이것은 표증(表證)이 이미 풀리고 리사(裏邪)는 아직 제거되지 않은 것이니 마땅히 십조탕(十棗湯)으로 치료해야 한다"[9]라고 하였고, 29조에서는 "…… 위기(胃氣)가 불화하고, 섬어가 보이면 조위승기탕을 조금씩 복용하게 한다"[10]라고 하였고, 157조에서는 "상한병에 발한법(發汗法)을 써서 표증이 풀린 후에 위중(胃中)의 불화로 인하여 위완부(胃脘部)가 비경(痞硬)하고 트림에 음식냄새가 나며, 협하(脇下)에 수기(水氣)가 있고, 뱃속이 뇌명(雷鳴)하고, 하리하는

---

5) 病常自汗出者, 此爲榮氣和…….
6) 太陽病……所以然者, 汗出表和故也.
7) 時發熱自汗出而不愈者, 此衛氣不和也…….
8) ……以衛氣不共營氣和諧故微.
9) 汗出不惡汗者, 此表解裡未和也 十棗湯主之.
10) ……若衛氣不和, 譫語者, 少與調胃承氣湯.

것은 생강사심탕(生薑瀉心湯)으로 치료한다"[11]고 하였다. 이외에 질병 진행 과정에서 '화'는 질병이 치료를 통하여 치유되는 과정을 가리킨다. 예를 들어 53조에서는 "다시 발한법을 사용하여 영위로 하여금 협조케 하면 낫게 할 수 있다"[12]라고 하였고, 58조에서는 "혹은 발한하거나, 혹은 최토(催吐)하거나, 혹은 사하(瀉下)시키는 법으로 치료하여 혈액손상과 진액(津液)손상에 이르더라도 만일 음양이 능히 조화될 수 있으면 저절로 나을 수 있다"[13]라고 하였고, 230조에서는 "양명병(陽明病)에 협하부가 경만(硬滿)하며, 대변을 보지 못하면서 기역(氣逆)으로 구(嘔)하고, 설상(舌上)에 백태(白苔)가 있는 경우는 소시호탕(小柴胡湯)을 투여할 수 있다. 약을 복용한 후 만약 상초(上焦)의 기기(氣機)가 통창(通暢)됨으로써 진액이 하달(下達)하여 전신에 유포되면 위기(胃氣)가 조화를 이루게 되어 온몸에 빠르게 땀이 나면서 병이 이를 따라 풀어지게 된다"[14]고 하였다. 종합하면 여기에서 '화'는 병기(病機)의 측면에서 제기된 것이다.

## 3. 치료법인 '화(和)'

### (1) 외부의 화해(和解)

원문 387조에서는 "토리(吐利)가 이미 멈춘 후에도 여전히 신체 동통(疼痛)이 없어지지 않는 것은 마땅히 정황을 참작해서 그 표를 화해시켜야 하므로 작은 제형(劑型)의 계지탕(桂枝湯)으로 약간 화해(和解)시킨다"[15]고 하였다. 계지탕(桂枝湯)은 해표제(解表劑) 중에서 비교적 부드러운 방제로 처방 중에서 계지(桂枝)의 맵고 단맛은 양을 통하게 하

11) 傷寒汗出解之後, 胃中不和, 心下痞硬, 乾噫食臭, 脇下有水氣, 腹中雷鳴, 下利者, 生薑瀉心湯主之.
12) 復發其汗, 榮衛和則愈.
13) 若發汗, 若吐, 若下, 若亡血, 亡津液, 陰陽自和者, 必自愈.
14) 陽明病, 脇下鞕滿, 不大便而嘔, 舌上白胎者, 可與小柴胡湯. 上焦得通, 津液得下, 胃氣因和, 身濈然汗出而解.
15) 吐利止, 而身痛不休者, 當消食和解外, 宜桂枝湯少和之.

여 위기(衛氣)를 잘 통하게 한다. 계지·작약(芍藥)의 신맛과 단맛은 음(陰)을 화(化)하여 음을 유익하게 하고, 생강(生薑)의 매운 맛은 흩어져 계지의 해표(解表)를 돕고, 대추의 단맛과 평(平)한 성질은 작약의 영기(營氣)를 조화롭게 함을 돕는다. 이들 약을 함께 씀으로써 영위를 조화롭게 하고, 기혈을 고루 돌보고, 사기를 배출하기 때문에 '화해기외(和解其外)'한다고 하였으며, 외사(外邪)를 당하여 정기(正氣)가 부족하고, 내장(內臟)이 건강한데도 영위기혈(營衛氣血)이 조화롭지 못한 병증을 치료하는 것이다.

(2) 위기(胃氣)의 조화

『상한론』에서 분명하게 말하기를 위기(胃氣)기능을 조화롭게 하는 주요 방제는 소승기탕(小承氣湯)·조위승기탕이라고 하였다. 원문 208조에서 "양명병 …… 만약 복부가 대만(大滿)하고 대변이 불통(不通)하면 소승기탕으로 위기(胃氣)를 약하게 화하고, 과도하게 사하하지 말아야 한다"16)라고 하였고, 250조에서 "태양병에 혹은 토법을 쓰거나, 하법을 쓰거나, 혹 한법(汗法)을 쓴 후에 경미한 심번(心煩)·소변빈삭(小便頻數)에 대변경결(大便硬結)이 나타나면 소승기탕으로 위기(胃氣)를 조화시키면 나을 수 있다"17)라고 하였고, 209조에서 "양명병에 조열(潮熱)이 나고 …… 만약 방귀가 나오지 않을 경우 …… 공하법을 사용할 수 없다. …… 만약 후중(後重)하고 또 발열(發熱)하는 것은 대변에 반드시 소량으로 경결(硬結)됨이 있는 것이니 소승기탕으로 화하(和下)할 수 있다. 시기(矢氣)를 전하지 않는 자는 대승기탕(大承氣湯)의 준공법(峻攻法)을 써야 하는데 반드시 신중해야 한다"18)라고 하였고, 70조에서는 "발한(發汗)한 후에도 환자가 오한(惡寒)을 느끼는 것은 정기가 허(虛)하기 때문이며, 오한하지 않고 발열(發熱)만 있는 것은 속에 실사(實邪)가 있는 것으로서 당연히 화위사실(和胃邪實)하여야 하므로 조

16) 陽明病……若腹大滿不痛者, 可與小承氣湯, 微和胃氣, 勿令大泄下.
17) 太陽病, 若吐若下若發汗後, 微煩, 小便數, 大便因鞭者, 與小承氣湯和之愈.
18) 陽明病 潮熱……若不轉矢氣者, ……不可攻之, ……其後發熱者, 必大便鞭而少也, 以小承氣湯和之, 不轉矢氣者, 愼不可攻也.

위승기탕을 투여한다"[19]고 하였다. 조위승기탕은 변을 통하고 열을 사(瀉)함을 위주로 하고, 소승기탕은 가볍게 하(下)하는 처방에 속한다. 두 처방의 공하 작용은 모두 대승기탕에 비하여 작고, 비교적 부드럽다. 원문에서 보면 위기(胃氣)를 조화롭게 하는 작용은 부기(腑氣)의 불통을 줄이거나 없애고, 장위(腸胃)기능을 회복시키는 것이다. 또한 정기를 상하지 않게 하고 혹은 부작용이 생기지 않게 하므로 공하 작용이 비교적 부드럽다는 의미이다.

### 4. 제약(制藥)과 복약방법인 '화(和)'

#### (1) 제약방법

원문에서 '화(和)'는 "혼합하고 섞는다"의 의미로 해석할 수 있다. 예를 들어 오매환(烏梅丸)에서는 "약을 혼합하여 서로 득이 된다." 대함흉환(大陷胸丸)에서는 "기름덩이처럼 함께 갈아 혼합하여 떼어낸다." 이중환(理中丸)·마자인환(麻子仁丸)에서는 "꿀과 섞어 환을 만든다." 과체산(瓜蒂散)에서는 "위의 두 가지 맛은 거품을 제거하고 즙을 취하여 섞어 온복(溫服)한다." 당귀사역가오수유생강탕(當歸四逆加吳茱萸生薑湯)에서는 "위의 9가지 맛은 물 6승(六升)과 청주 6승을 혼합한다"는 의미이다.

#### (2) 복약방법

환제(丸劑)나 산약(散藥)을 복용할 때 고체약물은 보통 갈아서 가루상태로 액체와 서로 잘 섞으면 삼키기에 편하다. 예를 들어 오령산(五苓散)·모려택사산(牡蠣澤瀉散)·반하산(半夏散)·사역산(四逆散)·백산(白散) 등에서는 "백음(白飮)[20]으로 복약한다." 문합산(文蛤散)에서는 "끓는 물에 1돈을 기준으로 하는 숟가락으로 약을 넣어 복약한다"는 의미이다.

---

19) 發汗後惡寒者, 虛故也, 不惡寒, 但熱者, 實也, 當和胃氣, 與調胃承氣湯.
20) 散劑를 물에 넣어 섞은 후에, 가라앉은 가루부분 외에 물에 해당하는 부위.

## 『상한론』에 나오는 '화(和)'가 내포하고 있는 의미의 이론적 근원

『황제내경(黃帝內經)』에서 말하는 '화(和)'는 그 의미도 다양하여, 그것은 『상한론』에 나오는 '화'의 의미에 중대한 영향을 미치고 있다. 『상한론』의 이법방약(理法方藥)에 이론적 근거를 제공하고 있다.

1. 『황제내경』에서 말하고 있는 '화(和)'는 인체의 음양·기혈, 오장기능의 정상을 가리키고, 인체가 정상적인 생명활동을 유지하는 기본조건으로 보고 있다.

『소문(素問)·조경론(調經論)』에서는 "혈기가 불화하여 백병이 변화하고, 생(生)한다"[21]고 하였으며, 『소문(素問)·생기통천론(生氣通天論)』에서는 "무릇 음양의 요점은 양기(陽氣)가 고밀하여야 이에 견고하니 양자(兩者)가 불화하면 이는 마치 봄은 있으나 가을이 없고, 겨울은 있으나 여름이 없는 것과 같으니 인하여 그들을 조화시켜 나가는 것, 이를 성인의 법도라 한다"[22]고 하였다. 여기에서 '불화'는 기혈·음양의 부조화(不調和)와 비정상(非正常)을 말한다. 이에 반해 '화'는 기혈·음양이 순조롭고 정상임을 말한다. 『영추(靈樞)·맥도(脈度)』에서 "폐기(肺氣)는 코에 통하니, 폐기(肺氣)가 조화로우면 코는 향취(香臭)를 알 수 있고, 심기(心氣)는 혀에 통하니 심(心)이 조화로우면 혀는 오미(五味)를 알 수 있으며, 간기(肝氣)는 눈에 통하니 간(肝)이 조화로우면 눈은 오색(五色)을 판별할 수 있고, 비기(脾氣)는 입에 통하니 비(脾)가 조화로우면 입은 오곡(五穀)의 맛을 알 수 있으며, 신기(腎氣)는 귀에 통하니 신(腎)이 조화로우면 귀는 오음(五音)을 들을 수 있다"[23]고 하였다. 여기에서 '화'는 오장기능의 정상을 가리키며, 또한 기혈·음양·오장기능

21) 血氣不和, 百病乃變化而生.
22) 凡陰陽之要, 陽密乃固, 兩者不和, 若春無秋, 若冬無夏, 因而和之, 是謂法度.
23) 肺氣通于鼻, 肺和則鼻能知香臭矣; 心氣通于舌 心和則舌能知五味矣; 肝氣通于目, 肝和則目能辨五色矣; 脾氣通于口, 脾和則口能知五穀矣; 腎氣通于耳, 腎和則耳能聞五音矣.

의 순조로움과 정상, 그리고 질병의 발생, 인체생명활동은 서로 밀접하게 관련되어 있음을 명확하게 가리키고 있다. 이 '화'와 '불화'는 모두 기혈·음양·오장기능의 순조로움과 정상 여부를 가리키는 것이며, 또한 질병에 대한 예후 회복에 대한 결정적인 작용을 말하기도 한다. 여기에서 분명히 볼 수 있듯이 중경(仲景)의 '화'자의 의미에 대한 해설은 『내경(內經)』의 영향을 받은 것이다.

## 2. 『황제내경』의 '화(和)'는 음식의 순조로움을 가리키며, 인체의 건강과 장수를 보장하는 것이다.

『소문(素問)·육절장상론(六節藏象論)』에서 "오미는 입으로 들어와서, 장(腸)과 위(胃)에 저장되었다가, 오미의 정미한 것이 오장에 저장되는 것이 있어서 오장의 기를 길러준다. 기가 화하여 생화(生化) 작용을 하면 진액이 생성되고, 신기(神氣)가 이에 저절로 생겨난다"24)라고 하였고, 『소문·생기통천론(生氣通天論)』에서 "음정(陰精)이 생하는 것은 근본이 오미에 있으니 음정이 머무는 오궁(五宮)이 상함은 오미에 있다. …… 이러한 연고로 삼가 조심스레 오미를 조화시켜야 골(骨)이 바르고 근(筋)이 부드러워지며, 기혈이 흐르고 주리가 고밀해지니 이와 같이 하면 골기(骨氣)가 정밀해진다. 삼가 조심하기를 법과 같이 지켜 따르면 길이 천명(天命)을 보전할 수 있다"25)고 하였다. 중경이 계지탕에 생강·감초·대추를 사용하고, 조위승기탕에는 감초를 사용한 첫 번째 의미는 위기(胃氣)를 건강하게 하는 것이고, 둘째는 약의 맛을 조화롭게 하고, 약성을 부드럽게 하며, 위기(胃氣)를 보호하고, 건강회복을 유리하게 하는 데 있다고 하였다. 소승기탕(小承氣湯)의 약량(藥量)이 가볍고, 작용이 비교적 부드럽기 때문에 위기(胃氣)를 적게 상하게 한다. 중경(仲景)이 방제(方劑)의 화해(和解), 조화의 작용을 위해서 방약(方藥)의 배합제량(配合劑量)을 모두 『내경』의 "오미는 입으로 들어와서, 기가 화하여 생화 작용을 한다"에 의거한 것을 볼 수 있다.

---

24) 五味入口, 藏于腸胃, 味有所藏, 以養五氣, 氣和而生, 津液相成, 神乃自生.
25) 陰之所生, 本在五味, 陰之五宮, 傷在五味. ……是故謹和五味, 骨正筋柔, 氣血以流, 腠理以密, 如是則骨氣以精. 謹道如法, 長有天命.

### 3. 『황제내경』에서 제기한 '화(和)'는 일종의 치료법이다.

『소문(素問)·지진요대론(至眞要大論)』에서 "조(燥)가 땅과 같아 다스림에 열(熱)이 도리어 이를 승하면 평한(平寒)으로써 다스리고, 고감(苦甘)으로써 돕되 산(酸)으로써 이를 평하게 하고, 화평하게 하는 것으로써 방제를 삼는다."[26] "기가 복(復)함에 기가 완화한 것은 이를 화평하게 조리하고, 폭오(暴惡)한 것은 이를 겁탈한다"[27]고 하였다. 여기의 '화'는 치료법을 가리키며, 이러한 종류의 치료법 중 하나는 약의 성질과 맛이 다양하게 배합된 것으로 치우친 것을 바로잡고 조화롭게 하는 것이고 다른 하나인 화법치료(和法治療)는 부드럽게 작용하고, 급하고 맹렬하게 사기를 제거함과는 다른 것이다. 『상한론』은 사열(邪熱)이 가볍고 대열(大熱)은 없으나 위중(胃中)의 진액이 건조하고, 대변이 어려운 자는 소승기탕으로 '미화위기(微和胃氣)'하고, 대승기탕처럼 실열(實熱)을 급하게 내리는 것은 쓰지 않는다고 하였다. 태양병으로 표사의 힘이 비교적 가볍고, 영기가 내부에서 약하거나 위기(衛氣)가 부족한 자는, 중경은 계지탕으로 해기거풍(解肌祛風)하며, 영위를 조화롭게 하고, 발한이 비교적 강하고, 부작용이 비교적 큰 마황탕(麻黃湯)은 적게 사용하였다. 즉 '이화위리(以和爲利)', '화자평지(和者平之)'라는 의미를 취한 것이다. 중경은 화법(和法)을 운용할 때 『내경』의 화법이 조화·완만함·부드러움의 의미를 담고 있음을 참고하고 있다.

## 『상한론』 '화(和)'에 대한 후세의 인식과 발전

중경 이후 많은 의가들이 '화'에 대해 여러 가지 다른 견해를 내놓았다. 그러나 치료법을 가리키는 것이 많았다. 금대(金代) 성무기(成无己)는 『상한명리론(傷寒明理論)』에서 "상한에 사기가 표에 있는 자는 반드시 땀을 흘려 몸이 젖고, 사기가 리에 있는 자는 반드시 하리하여 장이 세척되는데, 이것은 밖이나 안에 있지 않고 반표반리(半表半

26) 燥司于地, 熱反臟之, 治以平寒, 佐以苦甘, 以酸平之, 以和爲利.
27) 氣之復也, 和者平之, 暴者奪之.

裏)하므로 발한을 해서는 안되며, 토법과 하법을 써서도 안 된다. 이것은 화해하면 낫는다. 소시호탕(小柴胡湯)은 표리를 화해하는 방제이다"[28]라고 하였다. '화'는 '화해소양(和解少陽)'의 의미라고 분명하게 제기하고 있다. 후세의 많은 의학자들은 이 논법을 따르고 있다. 청대(淸代)의 정종령(程鍾齡)은 『의학심오(醫學心悟)』에서 화법(和法)을 일종의 독립된 치료법, 즉 화해소양법(和解少陽法)으로 보고 있다. 그것을 기타 칠법과 함께 치료 팔법으로 나열하고 있다.

이와 동시에 정종령(程鍾齡)은 "화의 의미는 하나고, 화법의 변화는 무궁하며, 이 의미를 알자면 온열(溫熱)의 치법(治法)이며, 온역(瘟疫)의 처방이고, 학질(瘧疾)이 돌 때 이를 따라 널리 행하면, 대응하여 치료하기 어렵지 않다"[29]고 하였다. 그는 화법을 "청(淸)하게 하여 화하는 것, 온(溫)하게 하여 화하는 것, 소(消)하게 하여 화하는 것, 보(補)하게 하여 화하는 것, 조(燥)하게 하여 화하는 것, 윤(潤)하게 하여 화하는 것, 겸하여 표에 있어 화하는 것, 겸하여 공하여 화하는 것"[30]이라고 여겼다. 이 말은 명대(明代) 장경악(張景岳)의 관점을 받아들인 것이다. 『경악전서(景岳全書)·신방팔진(新方八陣)·화략(和略)』에서 "대저 병이 허를 겸하였다면 보를 하여 조화시키고, 체(滯)를 겸하였다면 행(行)하여 조화시키며, 한(寒)을 겸하였다면 온으로 조화시키고, 열을 겸하였다면 량(涼)으로 조화시키니 조화시킨다는 뜻은 광범위한 것이다"[31]고 하였다. 즉 광의(廣義)의 각도에서 화법을 이해하면 화해소양의 의미만 있는 것은 아니다.

청대의 대천장(戴天章)은 화법을 "한열에 병용하는 것을 화라고 한다. 보사합제(補瀉合劑)를 화라고 한다. 표리를 해(解)하는 것을 화라고

---

28) 傷寒邪氣在表者, 必漬形以爲汗, 邪氣在裏者, 必蕩滌以爲利, 其于不外不內, 半表半裏, 旣非發汗之所宜, 又非吐下之所對, 是當和解則可矣, 小柴胡爲和解表裏之劑也.

29) 和之義則一, 而和之法變化無窮焉. 知斯意者, 則溫熱之治, 瘟疫之方, 時行痎瘧, 皆從此推廣之, 不唯應手而愈矣.

30) 有淸而和者, 有溫而和者, 有消而和者, 有補而和者, 有燥而和者, 有潤而和者, 有兼表而和者, 有兼攻而和者.

31) 凡病兼虛者, 補而和之; 兼滯者, 行而和之; 兼寒者, 溫而和之; 兼熱者, 涼而和之, 和之爲義廣矣.

한다. 그 괴로움을 다스리는 것을 화라고 한다"[32]라 하여 한열 조화, 표리 조화, 허실(虛實) 조화, 음양 조화라고 인식하였다. 그 목적은 치우치고 이기는 것을 조화롭게 하여 신체의 상대적 평형을 유지하게 하는 것이다.

근대의 많은 의학자들은 『상한론』의 연구를 통하여, '화'법의 내포된 의미를 풍부하게 했다. '화'법을 아래 몇 가지로 개괄할 수 있다.

① 화해소양법 : 소시호탕이 대표적 처방이다. ② 조화한열법(調和寒熱法) : 반하사심탕(半夏瀉心湯)이 대표적인 처방이다. ③ 조화음양법(調和陰陽法) : 자감초탕(炙甘草湯)·소건중탕(小建中湯)이 대표적 처방이다. ④ 조화간비법(調和肝脾法) : 사역산(四逆散)이 대표적 처방이다. ⑤ 조화영위법(調和營衛法) : 계지탕이 대표적 처방이다. ⑥ 조화표리법(調和表裏法) : 마황부자세신탕(麻黃附子細辛湯)·마황부자감초탕(麻黃附子甘草湯)이 대표적 처방이다. ⑦ 조화위기법(調和胃氣法) : 소승기탕·조위승기탕이 대표적 처방이다.

종합하면, 『상한론』의 '화'에는 여러 가지 의미가 있으며, 특히 '화'는 인체 기혈·음양의 순조로움, 오장기능의 정상을 의미하며, 기혈·음양·오장기능의 '불화'는 변증(辨證)에 근거할 수 있고, '화'의 치료법을 응용하여 '화'로 다시 돌아오게 하는 것이다. 이것은 중의(中醫)의 변증논치(辨證論治)의 특색의 하나로 볼 수 있다. 『상한론』의 '화법'에 대한 후세 의가들의 견해와 발전은 임상적으로 어느 정도 가치가 있으며, 깊이 연구할 필요가 있다. 『상한론』에서 '화'가 내포하고 있는 의미는 특히 병기와 치료법 방면에서, '화'자의 본뜻과 분리할 수 없으니, 즉 『사원(辭源)』에 이르기를 "화는 순조로움이며, 조화로움이고, 평(平)함이며, 강하지도 부드럽지도 않다"[33]라고 하였다.

역자 최애련 / 교정 박수진, 권영규

32) 寒熱并用之調和; 補瀉合劑之調和; 表裏雙解之調和; 平其亢厄之調和.
33) 和, 順也, 諧也, 平也, 不剛不柔也.

원 저 : 중의문헌잡지 2002년 제1기
淺析『傷寒論』中之'和'
주제어 :『상한론(傷寒論)』/ '화(和)' / 문헌연구

# 상한과 온병에서의 하법의 구별

廣州中醫藥大學 王巧萍
廣東省中醫院 黃學陽

사하법(瀉下法)은 임상적으로 상용되는 치료법 중 하나이다. 사하약(瀉下藥)의 약성은 대부분 준맹(峻猛)하므로 잘못 사용하면 안 좋은 결과를 낳을 수 있다. 『상한론(傷寒論)』과 『온병조변(溫病條辯)』에 모두 사하법이 기재되어 있고, 또한 임상적으로 광범위하게 사용되었다. 여기서 두 가지의 차이를 간략히 토론하니, 연구자들의 참여를 바란다.

## 1. 병인과 병기가 다르다

상한(여기서는 협의의 상한을 가리킴)과 온병은 외감병 중 두 종류이며 성질이 완전히 다른 질병이다. 즉 그것들은 근본적으로 다르다. 한사(寒邪)가 양(陽)을 상하게 하는 것이 상한의 기본이론이고, 열사(熱邪)가 음(陰)을 상하게 하는 것이 온병의 기본이론이다. 소위 중의학에서 상한을 한법(汗法)과 하법(下法)을 사용하여 치료할 때, 신온고한(辛溫苦寒)한 약물로 그 사기를 없앤다. '발표불원열, 공리불원한(發表不遠熱, 攻裏不遠寒)'의 원칙을 고수한다. 이것은 상한상양의 기본이론에 속한다. 온병을 치료할 때, "양이 유여하면 사하고, 음이 부족하면 보함으로써 실하게 한다"[1]이므로 한법과 소변을 나오게 하는 것 등을 금지한다. 이것은 온열상음(溫熱傷陰)의 기본이론에 속한 것이다.

그 외에 병변의 단계에서 볼 때 중요한 것은 질병의 발전과정의 어

1) 瀉陽之有餘, 實其陰以補其不足.

떤 단계의 관건을 해결하는 것이고, 즉 주요 이론은 질병 발전의 단계를 결정하는 것이기 때문이다. 하법의 운용에 대하여 상한에서는 "하법은 천천히 하는 것을 싫어하지 않는다"2)이다. 이것은 상한병에 인한 것이며, 사기가 태양(太陽)에 있으면 마황(麻黃)·계지(桂枝)를 사용하고, 양병(陽病)에 있으면 반드시 한사가 열이 되기를 기다려 속에서 열결(熱結)이 생기면 비로소 승기탕(承氣湯)을 사용한다. "하법은 천천히 하는 것을 싫어하지 않는다"는 리열(裏熱)이 성하지 않게 막는 것이며, 하법을 급하게 하면 양이 상하는 것이 다시 심해진다. 그리고 온병은 "하법을 일찍 하는 것을 싫어하지 않는다"3)인데, 온병 중 열사는 쉽게 조(燥)가 되어 진액을 상하게 한다. 열이 더욱 더 왕성하면 진액은 더욱 더 고갈된다. 진액이 더욱 더 고갈되면 열은 더욱 더 왕성해져 병은 더욱 악화된다. 이 악성순환을 타파하기 위해서는 반드시 급히 그 열을 제거하여야만 그 음을 보호할 수 있다. 그러므로 온병학자들은 "진액이 일분 남아있으면 생기 일분을 보호할 수 있다"4)고 하였다.

기본치법의 확립은 모두 상한과 온병의 기본이론의 차이에 따라 설립되었지만 질병의 발전 단계에서 질병의 기본 주요이론을 고려해야 하고, 질병의 기본이론과 주요이론을 장악해야만 임상에서 허한 것은 더욱 허하게 하고 실한 것은 더욱 실하게 하는 계율을 범할 리 없다.

## 2. 치료의 중점이 다르다

장중경(張仲景)이 『상한론』에서 외감풍한(外感風寒)으로써 병증의 시상변화(時象變化)의 규율이 위주라고 총괄하였고, 육경변증(六經辨證)이라 칭했다. 명청대에 형성된 온병학설은 외감온열의 사기가 병증의 시상변화의 규율이라고 총괄하였고, 위기영혈(衛氣營血)과 삼초변증(三焦辨證)이라 칭하였다. 그것들의 공통된 기초이론은 모두 기혈진액(氣

---

2) 下不厭遲.
3) 下不厭早.
4) 留得一分津液, 保得一分生肌.

血津液)의 운행에 있어서 새로운 분포의 연쇄반응이다. 기혈진액은 인체 내 물질·에너지·정보의 흐름의 주된 체현자(體現者)이자 휴대자(携帶者)이고, 인체 내에서 조절되는 조절대상이다. 내적인 자체조직과 외적인 자체적응은 바로 기혈진액의 새로운 분포를 통하여 실현되는 것이다. 이것은 항병(抗病) 반응의 기초가 된다. 소위 "기혈이 조화롭지 않으면 백병이 생긴다"[5]는 말이 이와 같은 관계를 가리키는 것이다.

상한은 사기가 태양에 있을 때 땀을 내기 때문에 표를 푼 후에 진액이 손상되거나 혹 소양병에 잘못하여 한·토·하, 소변을 빼내는 방법 등을 사용하여 진액이 손상되거나 혹 외사가 리에 직접 들어가 양병을 침범하여 양명부실증이 형성된다. 당연히 나와야 할 대변이 나오지 않는 것은 리열결실(裏熱結實)에 속하며, 이때 급하게 하법을 사용하여야 음이 남아 있게 된다. 단, 그 중에 또 급하(急下)·지하(遲下)·신하(愼下)·소여(小與)·중병지(中病止) 등 경고하는 말이 있는데, 모두 하법을 너무 일찍 쓰거나 너무 심하여 양을 상하는 것이 더욱 심해지기 때문이다.

온병의 병사의 성질은 열에 속하며, 이것이 입과 코를 통하여 들어간다. 코와 폐는 서로 연결되어 있고, 입과 위는 서로 통하므로 상초의 병변을 제압하지 못하면 중초까지 상하게 되고, 양명의 열이 성하면 장열이 나타나고, 만약 맥상이 침삭(沈數)하며 힘이 있다면 급히 하법을 취해야만 음을 보호할 수 있다. 이때 열사가 이미 음을 심하게 상하여 또 사기와 양이 서로 합해져서 열세가 더욱 왕성해지고, 음액은 더욱 고갈되고, 만약 사세(邪勢)를 바로 꺾을 수 없다면 음액의 보호는 극히 불리하게 된다.

상한은 진액을 보존하는 것을 가장 중요하게 생각하고, 온병은 진액을 보호하여 음을 보존하는 것을 더욱 중요하게 여김을 알 수 있다. 상한에서 음이 존재하는 것은 양이 성한 상황 하에 있다고 설명되며, 온병에서 액을 보호한다는 것은 음이 고갈된 상황 하에 있다고 설명된다. 양자 모두 질병의 기본이론과 주요이론에 속한다.

---

5) 氣血不和, 百病乃生.

## 3. 방약배오가 각각 다르다

상한에서는 병이 태양에 있으면 마황·계지 종류의 약을 사용하고, 양명에 있으면 한사가 열이 될 때까지 기다려야 하고 안에서 열결이 될 때 비로소 승기탕을 쓸 수 있어서 '삼승기탕(三承氣湯)'을 확립하였고, 사용할 때 여전히 "하법은 천천히 하는 것을 싫어하지 않는다"의 경고 구절을 제시하였다. 이것은 리열이 더욱 심해지는 것을 방지하며, 하법이 너무 빠르면 양이 상한 정도가 더욱 심해지기 때문이다.

소위 승기(承氣)는 바로 위기(胃氣)를 원래 방향으로 승한다는 의미이다. 위(胃)는 부에 속하여서 통하게 하는 것이 순리(順理)이고, 병사가 그 가운데에 결취된다면 반드시 위기의 하강에 장애가 생기므로, 약물에 의존해야 비로소 이런 목적에 이를 수 있다. 승기탕을 사용함으로써 위중(胃中)에 결취된 병사를 소통시키고, 이로써 위음(胃陰)을 구한다. 승기는 위부(胃部)의 하강지기(下降之氣)를 순승(順承)하는 것임을 알 수 있다.

승기탕 중 후박(厚朴)의 용량이 온병 중의 용량보다 명백히 많은 것은 상한이 한사에 상한 것이기 때문이다. 후박의 쓰고 매운 맛과 따뜻한 성질을 취하여 기를 행하게 하고, 탕척열결(蕩滌熱結)하는 대황(大黃)과 음분으로 들어가 연견(軟堅)하는 망초(芒硝)를 같이 사용하여 열을 사하고 실증을 없애고 딱딱한 것을 없애고 파괴하지 못하는 것이 없다.

온병에 이르길, "상초를 치료하는 것은 깃털과 같고, 중초를 치료하는 것은 저울과 같고, 하초를 치료하는 것은 추와 같다"[6]하여 병이 상초에 있으면 은교산(銀翹散)에 속하는 류를 사용하고, 중초에 있으면 백호탕(白虎湯)·승기탕에 상응하는 것을 사용하고, 하초에 있으면 한습(寒濕)을 제거한다. 모두 부맥(浮脈)·삼갑(三甲) 등의 유연한 약과 함께 그 음을 보호한다.

---

6) 治上焦如羽, 治中焦如衡, 治下焦如權.

구체적인 치료 중에 온병은 대부분 감한(甘寒)한 약물로 진액을 기르고, 당연히 온사가 표에 있어 진액을 상하지 못했을 때 끈적끈적하고 활하하며 자니한 약물을 서둘러 사용하지 않음으로써 연사(戀邪)의 폐단을 막을 수 있다. 만약 열이 중초에 들어간다면 사하제를 사용하는 것 이외의 진액을 보호하는 것에 대해 주의해야 하므로 감미죽엽석고탕이 있어 백호탕과 구별하고, 상한의 삼승기탕과 구별되며, 선백승기탕(宣白承氣湯)·도적승기탕(導赤承氣湯)·우황승기탕(牛黃承氣湯)·호위승기탕(護胃承氣湯)·증액승기탕(增液承氣湯) 등이 있고, 아울러 설리장(雪梨漿)·오즙음(五汁飮)·증액탕(增液湯)·양위탕(養胃湯)·가감복맥탕(加減復脈湯)·대정풍주(大定風珠) 등의 방제도 있다. 모두 열사가 음을 상하게 하는 기본이론이 되며, 이것은 『소문·지진요대론』에서 소위 "안의 열음은 함한으로써 치료하고 감고로써 돕는다"7)는 원칙에 부합된다.

역자 최애련 / 교정 최애련, 박수진, 권영규

원 저 : 산서중의 2004년 제20권 제3기
傷寒與溫病下法的區別
주제어 : 하법 / 상한 / 온병 / 변증논치

---

7) 熱淫于內, 治以咸寒, 佐以甘苦.

# 『상한론』에서 표리선후치법의 운용

山東中醫藥大學 曲夷

표리(表裏)가 동시에 병이 들면 표리의 완급(緩急)을 분명히 함으로써 선후치법(先後治法)을 결정한다. 이것을 표리선후(表裏先後) 치료원칙이라고 한다. 표리가 동시에 병이 든다는 것은, 즉 표증(表證)과 리증(裏證)이 동시에 겸한다는 것이다. 표증과 리증은 상대적 개념인데, 『상한잡병론(傷寒雜病論)』 중에 삼양(三陽)은 표가 되고, 삼음(三陰)은 리가 되며, 태양(太陽)이 표라면 소양(少陽)·양명(陽明)은 리가 되며, 소양이 표라면 양명이 리가 된다는 것 등이 있다. 그 중에서 외감병(外感病) 중 태양표증(太陽表證)과 다른 경병증(經病證)과의 합병(合病)·병병(幷病)을 중요하게 가리키지만, 태양표증과 외적 병증합병으로서 육경병(六經病)을 포괄하기도 한다. 중경(仲景)은 표리 동병(同病)의 변치(辨治)에 대하여 이미 그것의 규칙성과 융통성이 있다고 하였다.

## 1. 표리로 나눈 치법

표리로 나눈 치법은 표증·리증의 선후·완급에 근거하여 표를 풀어 리에 달하고, 리를 치료하여 표에 달하거나, 혹 먼저 표를 치료한 후에 리를 치료하거나 먼저 리를 치료한 후에 표를 치료하는 조치를 취한다.

### (1) 표를 풀어 리에 달하는 법

이 방법은 표증만 치료하는 것을 가리키며, 해표(解表)하여 리화(裏和)에 이르게 하는 목적이다. 표리동병(表裏同病)이면서 표가 위주인 병에 활용하고, 리증이 표증에 기인한 병에 적용한다. 『상한론(傷寒論)』

중 제36조에서 "태양과 양명이 동시에 발병하여 기천(氣喘)하면서 흉부(胸部)가 만민(滿悶)한 경우에는 마땅히 마황탕(麻黃湯)으로 땀을 내어 표를 풀어야 하며 하법(下法)을 써서는 안된다"1)에서 '태양양명합병'이라는 머리글은 이미 태양표증이 있고 또 양명리증이 있는 것을 나타낸다. 단, 증상(證狀)에 따라 분석하여 천(喘)이 동시에 흉만(胸滿)은 겸하나 복만(腹滿)은 없는 것은 병기(病機)가 여전히 태양에 중점적으로 있다는 것이다. 그러므로 마황탕으로 발한해표(發汗解表)하고, 폐기선발(肺氣宣發)하여 표증이 풀리면 천만(喘滿)이 저절로 없어진다. 또 276조와 같이 "태음병(太陰病)에 만약 표증이 보이며 맥(脈)이 부(浮)할 때는 계지탕(桂枝湯)으로 해기(解肌)하고 땀을 낸다"2)라고 하였다. 환자가 원래 비양(脾陽)이 부족하고, 안에 한습(寒濕)이 있어 다시 외사(外邪)에 감하면 태양표증에 이른다. 태음비허(太陰脾虛)는 지병에 속하고 그 정도는 비교적 가볍다. 아직 토하거나 하리(下利)나 복통 등이 나타나지 않으면 태음리허한증(太陰裏虛寒證)이다. 그러므로 그 치료는 계지탕만 사용하여 땀을 내어 기육(肌肉)을 풀고, 영위(營衛)를 조합하여 표사가 풀어지면 리기(裏氣)는 스스로 화해(和解)된다.

### (2) 리를 치료하여 표에 달하는 법

환자가 비록 표증이 있지만 표증의 발생은 여러 가지 원인에 의해 야기된 리기불화(裏氣不和)이고, 이로 인하여 기기(氣機)의 승강(昇降)출입에 미친 것이다. 치료과정 중 리기 조절을 통해서 표증을 제거한다. 제28조에서와 같이 계지거계가복령백출탕증(桂枝去桂加茯苓白朮湯證)은 '두항강통(頭項强痛)하고 화끈화끈 열이 나며 땀이 나지 않는'3) 등의 표증이 나타는데, 땀을 내어 표증을 풀어 치료한다. 표증이 아직도 있으면 환자는 '심하(心下)가 더부룩하면서 약간 아프고 소변이 불리(不利)한'4) 것이 겸하여 나타난다. 그 병기는 수음(水飮)이 심하에

---

1) 太陽病, 十日以去, 脈浮細而嗜臥者, 外已解也. 設胸滿脇痛者, 與小柴胡湯; 脈但浮者, 與麻黃湯.

2) 太陰病, 脈浮者, 可發汗, 宜桂枝湯.

3) 服桂枝湯, 或下之, 仍頭項强痛, 翕翕發熱, 無汗.

정체된 것이며, 영위의 기가 체표(體表)에 퍼져 이르도록 영향을 주었다. 당연히 양(陽)을 통하게 하고 기를 화(化)하고 수(水)를 행(行)하게 하는 치료를 하여 소변이 잘 통하고, 수사(水邪)가 흩어지게 되면 표증 역시 사라진다. '양을 통하게 하는 것이 몸을 따뜻하게 하는 것에 있는 것이 아니라 소변이 잘 나오게 하는 것에 있다'[5]는 치료개념이다.

그밖에 제230조에서 제시된 "상초(上焦)의 기기가 통창됨으로써 진액(津液)이 아래로 내려가 전신에 유포되면 위기(胃氣)가 조화를 이루게 되어 온몸에 빠르게 땀이 나면서 병이 이를 따라 풀어지게 된다"[6]는 소시호탕(小柴胡湯)이 대변이 굳은 것을 치료하는 것을 설명하는 것이다. 복약 후, 소양 추기(樞機)가 운행하고 기기가 통창하고 진액이 널리 펴지고, 위장(胃腸)이 자윤(滋潤)하고, 대변은 자연히 통한다. 비단 이것뿐만 아니라 진액이 사방으로 퍼지기 때문에 기육과 피부에 펴지게 되면 빠르게 땀이 나고 사기 역시 땀을 따라 풀어진다. 임상에서 소시호탕으로 표를 푸는 것은 승강 조절을 통해 출입을 이롭게 하는 것이며, 리를 치료하여 표에 달하게 한다.

(3) 표를 치료한 후에 리를 치료하는 법

표리가 동시에 든 병은 대부분 표에서 리로 들어가고, 양에서 음으로 들어가기 때문에 발병한다. 리증은 대부분 표증에서 전변(轉變)하여 온 것이고, 표사를 제거하여 치료에 있어서 안으로 들어가는 것을 방지하는 것이 가장 중요하다. 제106조에서 "태양병 표증이 풀리지 않고 사열이 방광부위에 결하면 …… 환자의 표증이 풀리지 않았을 때는 공하법(攻下法)을 사용할 수 없고 마땅히 먼저 표증을 풀어야 하고, 표증이 풀리기를 기다린 후 소복부(少腹部)에 구급련결(救急攣結)이 느껴지면 비로소 공하법을 사용할 수 있으니 ……"[7]라고 하였다. 본증은 외

4) 心下滿微痛, 小便不利.
5) 通陽不在溫而在利小便.
6) 上焦得通, 津液得下, 胃氣因和, 身濈然汗出而解.
7) 太陽病不解, 熱結膀胱…… 其外不解者, 尙未可攻, 當先解其外; 外解已, 但少腹急結者, 乃可攻之…….

감열병(外感熱病) 과정 중에 표사가 안으로 전하여 열사가 하초(下焦) 혈분(血分)에서 뭉친 것이다. 이미 태양표증이 있고, 또 축혈리증(蓄血裏證)이 있다. 축혈리증의 병세가 중하지 않고, 또 "혈이 저절로 내려오고 하혈(下血)하는 것은 낫는다"는 기전이 있음을 감별하여 표사가 풀어지지 않고, 더 나아가 내함(內陷)의 가능성이 있으면 마땅히 먼저 표를 풀어 치료하여 후에 도핵승기탕(桃核承氣湯)으로써 활혈거어(活血祛瘀)하며, 통하설열(通下泄熱)한다.

이외에 중경은 『상한론』 중 제44·45·48조에서 표증이 아직 풀리지 않았을 때 하법을 사용하지 말라고 반복하여 강조했다. 또 제170조에서는 "그 표증이 풀리지 않은 것이므로 백호탕(白虎湯)을 쓸 수 없다"[8]라고 하였다. 제131·151·152조에서는 만약 그 치법을 따르지 않아 표사로 하여금 내함되게 하면 결흉(結胸)·비(痞)·현음(懸飮)증에 이를 수 있다고 열거하였다. 제163조에서 계지인삼탕증(桂枝人蔘湯證) 역시 "밖에 있는 표증이 아직 제거되지 않았는데 도리어 공하법을 여러 번 사용함"[9]으로 인하여 "하리가 계속 그치지 않고 심하가 비색경만(痞塞硬滿)하면 이것은 표증과 리증이 함께 풀어지지 않는 것"[10]이 된다. 표와 리가 겸한 병은 먼저 표증을 푼 다음 리를 치료하는 것이 치료의 일반적인 방법임을 알 수 있다.

### (4) 먼저 리를 치료한 후에 표를 치료하는 법

위에서 서술한 상법 외에 당연히 증의 정황이 위중(危重)하고, 환자의 안위와 관계될 때 역시 먼저 리를 치료한 후에 표를 치료하는 방법을 채택한다. 구체적인 응용으로 두 가지 방법이 있다. ① 먼저 양을 회복시키고, 후에 표를 푼다. 『상한론』 중 91조에 "태양상한을 의사가 잘못하여 하법으로 치료하여 소화되지 않은 음식물을 설사하되 그치지 않고 계속된다. 이때에는 신체가 아픈 등의 표증이 아직 남아 있더라도 마땅히 급히 그 리허(裏虛)를 구하여야 한다. ……"[11]라고 하였다.

---

8) 其表不解, 不可與白虎湯.
9) 外證未除, 而數下之.
10) 利下不止, 心下痞硬, 表裏不解.

본증은 상한에서 잘못하여 하법을 한 후 소음양기(少陰陽氣)가 손상되고, 표를 겸한 리허증이 형성되었다. "소화되지 않은 음식물을 설사하되 그치지 않고 계속된다"라는 것은 비신양허(脾腎陽虛)의 정도가 비교적 중한 것이며, 양기가 벗어나고자 하는 기운이 있으니 마땅히 그 리를 급히 치료하여야 한다. 양기 회복을 기다리고, 다시 계지탕으로써 표를 푼다. ② 먼저 실증을 공하한 후 표를 푼다. 본법은 표를 겸한 리열리실증(裏熱裏實證)에 활용하고, 리열리실이 매우 심각한 것이다. 원문 제124조에서 "태양병을 6~7일 앓았는데 표증이 여전히 존재하고 맥상이 미(微)하고 침(沈)하나 도리어 결흉 증상이 없고 그 사람의 정신이 광란한 것은 열이 하초에 있기 때문이니 마땅히 소복 부위가 견경창만(堅硬脹滿)할 것이다. …… 저당탕(抵當湯)으로 치료한다"[12)]라고 하였다. 본증은 표증이 여전히 있고, 단 맥이 침(沈)하지만 부(浮)하지 않으니 사기가 내함하여 리열리실증이 비교적 중하다는 것을 알 수 있다. 제106조와 비교하여 다시 '발광'이 나타나면 병이 중하고 세력이 급한 것이므로 표를 푸는 것을 기다리지 않고, 즉 저당탕으로 어혈을 공축(攻逐)한다.

먼저 리를 치료한 후 표를 치료하는 방법은 표리선후 치법의 변법에 속한다. 중경은 『상한론』에서 표와 겸한 리허증과 리증이 심하게 급한 것은 당연히 먼저 양을 회복한 후에 표증을 풀어야 한다고 반복하여 강조했다. 제91조는 또 『금궤요략(金匱要略)』 첫 편에 나온다. 이와 함께 내용이 비슷한 조문은 제92·364·372조가 있다. 이것은 중경이 정기(正氣)를 보호하고, 사기를 제거하여 정기를 상하게 하지 않는다는 치료개념을 실천한 것이다.

## 2. 표리를 동시에 치료하는 법

표리가 동시에 병이 들면 표리증이 모두 심하지 않거나, 혹 표리증

11) 傷寒, 醫下之, 續得下利, 淸穀不止, 身疼痛者, 急當救裏…….
12) 太陽病六七日, 表證仍在, 脈微而沈, 反不結胸, 其人發狂者, 以熱在下焦, 少腹當硬滿……抵當湯主之.

이 상호 영향을 주거나, 단순히 표사를 풀어 리를 치료하여 효과를 얻기 어려운 것은 마땅히 표리를 동시에 치료한다. 구체적 응용시 리증의 허실에 근거하여 두 가지로 나눌 수 있다. ① 정기를 보(補)하여 표증을 풀어낸다. 표증이 아직 풀어지지 않은 데다 겸하여 정기가 부족한 것이다. 예를 들어 위양(衛陽)이 허하고 줄줄 흐르는 땀이 그치지 않는 경우에는 계지가부자탕(桂枝加附子湯)으로 치료할 수 있다. 위양허(胃陽虛)를 겸하면서 표사가 아직 풀리지 않았는데, 자주 하법을 사용하여 비양이 허손(虛損)된 '표리불해자(表裏不解者)'는 계지인삼탕(桂枝人蔘湯)으로 치료할 수 있다. 『금궤요략·경습갈병맥증치(痓濕暍病脈證治)』에서 과루계지탕(瓜蔞桂枝湯)으로써 밖으로 풍음(風淫)과 안으로 진액이 상한 경증 등을 치료한다. ② 표를 풀어 리를 공하한다. 표증이 풀리지 않고 안에 실사가 있는 경우에 활용한다. 예를 들어 표사가 아직 풀어지지 않은 데다 폐기가 상역(上逆)하여 천증(喘證)이 된 경우에는 계지가후박행자탕(桂枝加厚朴杏子湯)으로써 치료한다. '상한에 표증이 풀리지 않고, 심하에 수기가 있는' 경우에는 소청룡탕(小青龍湯)으로써 치료한다. 표사가 풀리지 않았고, 한폐양울(寒閉陽鬱)로 된 번조(煩燥)는 대청룡탕증(大青龍湯證)이고, 태양소양병병(太陽少陽幷病)은 시호계지탕증(柴胡桂枝湯證) 등이다.

위에서 서술한 바를 종합하면, 중경이 표리선후 치법을 운용한 것에는 다음과 같은 특징이 있다. ① 『내경(內經)』에서 "밖에서 안으로 들어간 것은 그 밖을 치료한다"[13]는 것과 "안과 밖 사이에 있으면 병행하고 심한 것은 홀로 행한다"[14]는 원칙에 의거하여 임상에서 표리를 분별하여 치료하는 것과 먼저 표를 치료한 후에 리를 치료하는 것은 치료의 일반적인 방법이 된다. 이것은 중경이 외감병·급중증(急重證)을 위주로 질병을 진찰하고 치료하는 것과 관계가 있다. ② 『상한잡병론』 중에서 비록 표리 양쪽을 푸는 방(方)이 부족하지 않지만, 단 주치병증

---

13) 從外之內者, 治其外.
14) 間者幷行, 甚者獨行.

(主治病證)의 범위는 한계가 있어 『상병론』 중에서는 인후(咽喉)가 건조한 자·창가(瘡家)·임가(淋家)·뉵가(衄家)·망혈가(亡血家)·한가(汗家)는 마황탕을 사용하지 말 것을 제시하였다. '맥이 미약하고, 땀이 나며 오풍이 있는 자'는 대청룡탕 사용을 금지하였다. 그러나 위에서 서술한 병증은 어떻게 치료하고 아직 병사를 물리치는 것을 논하지 않았고, 특히 표증에 양명위가(陽明胃家)의 실증을 겸한 증은 중경이 당시 '환약(丸藥)으로 하법을 하는 것'을 자주 사용하여서 변증의 폐단을 일으켰으므로 먼저 땀을 내고 후에 공하하는 법을 강조하였고, 후세 의가들의 양격산(涼膈散)·쌍해산(雙解散) 등의 방제는 경방(經方)의 미비함을 보충한 것이며, 중경의 표리선후 치법을 보충시키고 발전시킨 것이다.

역자 최애련 / 교정 최애련, 박수진, 권영규

원 저 : 산동중의약대학학보 2004년 제28호 제3기
『傷寒論』表裏先後治則的運用
주제어 : 상한론 / 표리선후 / 치칙연구

# 제 V 편

# 방제학

# 신기환과 지황환으로 보신법을 논하다

하남성중의원 楊亞琴

신기환(腎氣丸)은 『금궤요략(金匱要略)』에 실려 있는데, 즉 그 책 「중풍역절편(中風歷節篇)」 중 '최씨팔미환(崔氏八味丸)'은 지황(地黃)·산약(山藥)·산수유(山茱萸)·택사(澤瀉)·복령(茯苓)·목단피(牡丹皮)·계지(桂枝)·부자(附子) 등 8가지 약물로 조성되어 후세 신양허증(腎陽虛證)을 치료하는 대표방이 된다. 송대 의가 전을(錢乙)은 장차 이 방에 계지와 부자를 제거하여, 일명 지황환(地黃丸)(혹 六味地黃丸)이라 하고, 조금 변형하여 신음허증(腎陰虛證)을 치료하는 대표방이 된다. 두 방 모두 보신(補腎)하는 명방(名方)이 된다는 것은 의심하지 말아야 하나, 단 약물을 쓰는 바를 자세히 살피고, 기능을 맡은 바를 헤아려보고, 또한 그 보신법을 제대로 알아야 궁구한 것을 언을 수 있다.

## 1. 음 중에서 양을 구한다

중의학 안에서 신(腎)은 오장 중 가장 특별한 장이며, 매우 신비한 경향을 가지고, 사람이 추측하기 어려운 특징을 가지고 있다. 『난경(難經)·삼십육난(三十六難)』에서 "신은 두 개인데, 좌측은 신이 되고, 우측은 명문이 된다"[1]라고 하였다. 좌신(左腎)은 수(水)를 포함하고, 우신(右腎)은 화(火)를 포함하므로 신은 '수화지택(水火之宅)'으로 설명된다. 신수(腎水), 즉 신음(腎陰)은 또 원음(元陰)·진음(眞陰)이라 칭하며, 각 장부조직에 대하여 자윤·유양 작용을 한다. 신화(腎火),

---

1) 腎兩者, 其左者爲腎, 右者爲命門.

즉 신양(腎陽)은 또 원양(元陽)·진양(眞陽)·명문화(命門火) 혹 신간동기(腎間動氣)라고 칭하며, 각 장부조직에 대하여 온후·생화 작용을 일으킨다. 신의 음과 양은 상호 의존·제약하여 장부 음양의 상대평형을 함께 유지한다. 병리상태에 있어서 음양평형이 파괴되면 신음허(腎陰虛)·신양허(腎陽虛)·신음양허(腎陰陽虛)가 나타날 수 있다. 신음·신양 모두 신의 정기로서 물질기초가 되기 때문에 신음허·신양허의 본질은 모두 신의 정기 부족이므로 신음허와 신양허는 서로 인과가 될 수 있다.

신양허일 때는 당연히 온신조양(溫腎助陽)해야 하는데, 계지·부자에 속하는 약물을 이용하는 의미는, 즉 왕빙이 "음예를 없앰으로써 화의 근원을 더한다"[2]라고 말한 바이다. 그러나 신기환의 군약(君藥)은 결국 계지와 부자가 아니며, 중용한 지황이 군약이 되고, 그 의미는 자음보신(滋陰補腎)에 있다. 이러한 해석을 얼핏 보면 사람들이 이해하기 어렵다. 이에 대하여, 가금(柯琴)은 "자음제 중 10배 중 1에 계지와 부자를 넣는데, 그 의미는 화를 보하는 데 있는 것이 아니라 미미하게 화를 생하는 데 있는데, 즉 신기를 생하는 것이다"[3]라고 하였다. 원래 신장(腎臟)의 특수성에 따라 그 사이에 음 중에서 양을 구하는 깊은 뜻을 포함한다. 장경악(張景岳)은 그 느낀 바를 상세하게 깨우쳐서 도출하였고, 아울러 치밀하게 지적하기를, "보양(補陽)을 잘하는 것은, 반드시 음 중에서 양을 구하는 것이며, 곧 양은 음이 도와서 얻어져 생화하여 궁함이 없다."[4] 계지·부자가 온열성(溫熱性)에 가까운 것을 염려하여 온보(溫補)하는 힘이 부족하므로 "음 중에서 양을 구한다"는 의미를 동시에 표현하고자 그는 '삼사(三瀉)'(택사·목단피·복령)를 제거하고, 토사자·녹각교 같은 종류의 약물을 가하여 우귀환(숙지황·산약·산수유·구기자·토사자·녹각교·두충·육계·당귀·제부자)을 구성하였다. 신기환은 어쨌든 신기를 보하는 것 아니면 신양을 보하는 것을 말하는

---

2) 益火之源, 以消陰翳.
3) 納桂,附于滋陰劑中十倍之一, 意不在補火, 而在微微生火, 卽生腎氣也.
4) 善補陽者, 必于陰中求陽, 則陽得陰助而生化無窮.

데, 예로부터 논쟁이 있다. 그러나 그 약을 사용함에 내포된 의미는 깊이 연구할 만한 가치가 있으며, 곧은 것을 버리고 굽을 것을 선택하고, 가까운 것을 버리고 먼 것을 구하는 실수가 있는 것처럼 보이지만 증을 명확하게 실행하는 것이 신장의 특성을 깊이 아는 것이 된다.

신기환과 서로 비교하면 지황환 역시 깊이 생각할 만한 가치가 있다. 첫째, 만약 온신양(溫腎陽)하는 신기환이 "음 중에서 양을 구한다"는 말에 착안한 것이라면 자신음(滋腎陰)하는 지황환은 직접 보음법을 채용하였다는 것이다. 장경악이 "보음을 잘하는 것은 반드시 양 중에서 음을 구하는 것이며, 곧 음은 양이 승하여 얻어져 그 원천은 마르지 않는다"는 사상을 말한 바는 방 중에 결코 표현되지 않은 것이 있다. 둘째, 지황환이 직접 보음하며, 자음약은 분명 효과가 크고 넓어야 한다. 그리고 실질적으로 '삼보(三補)'라고 불리나 숙지황·산수유만이 신음을 보할 수 있으니, 분명 세력이 작고 얕은 실수가 있다. 역시 이에 대한 염려 때문에 장경악은 또한 좌귀환(左歸丸)(숙지황·산약·구기자·산수유·천우슬·토사자·녹각교·귀판교)을 만들었다.

## 2. 허한 것은 보하고 실한 것은 사한다

오장병변(五臟病變)에는 모두 허실(虛實)이 있다. 허실은 신체의 상대적인 두 가지 병리상태이며, 허는 정기(正氣)가 부족한 것이고, 실은 사기(邪氣)가 유여(有餘)한 것이다. 허실 이 두 가지는 흔히 서로 원인과 결과가 되는데, 즉 실은 허에 이를 수 있고, 허 역시 실에 이를 수 있다. 신장병변을 접근하여 말하면 그 생리적 특수성으로 인하여 병변 형성은 대부분 장부허손(臟腑虛損)의 최종 결과가 되는 것을 덧붙이는데, 즉 장경악이 "오장이 상하여 궁함은 반드시 신에 이른다"[5]라고 말한 바이며, 그래서 대부분 신양 혹 신음 '부족'의 허손상태가 나타난다. '신무실증(腎無實證)'을 알 수 없음에도 불구하고 '신무사법(腎無瀉法)'이라고 단언한다. 신실증(腎實證)은 확실히 일종의 객관적으로 존재하

5) 五臟之傷, 窮必及腎.

고, 예를 들어 천성이 풍부함으로 인하여 양왕(陽旺)이 쉽게 항성(亢盛)되거나, 혹 신장이 울비(鬱痺)되어 오래되면 화(火)로 변하여 임상에서 유정(遺精) 등의 병증에 쉽게 이르게 된다. 이 외에 신은 수를 주관하며, 열고 닫음을 관장하므로 허는 실에 이르고, 습취수정(濕聚水停)의 변증을 항상 보게 되며, 임상 표현은 수종(水腫)·융폐(癃閉) 등이 된다. 그러므로 통상 신실증이 설명되고, 현실은 본질상 대부분 허실협잡병(虛實挾雜病)이다.

신양허는 의미상 기능 부족인데, 온화하는 힘이 없으니, 즉 불분명한 수정(水停)병변으로 하여금 수습(水濕)이 불화하는 내부환경이 쉽게 형성된다. 소홀히 하여 이러한 내부환경을 바꾸는 방법을 강구하지 않고, 보허하는 작용은 스스로 발전하기 어렵다. 그래서 방 중에 택사를 이용하여 이수삼습(利水滲濕)하고, 복령으로 건비삼습(建脾滲濕)한다. 『소아약증직결전정(小兒藥證直訣箋正)』에서 신기환의 이수작용을 더욱 강조하였다. "중경의 팔미는 완전히 신기가 불충분하게 되고, 진양을 고무할 수 없고, 소변불리는 대책을 강구해야 하는 바이다. 그러므로 계지와 부자로써 신양을 온조시키고, 지황으로써 음액을 자양시키고, 산수유로써 수삽모산시키며, 목단피로써 습열을 빼내고, 복령·택사로써 방광을 삽리시키며, 산약을 쓰는 것은 비를 실하게 해서 물을 통하게 하는 것이다. 처방을 만든 요지는 한 가지 약물이라도 없으면 이수할 수 없다는 생각이다."6) 상세한 것을 보고 구체적으로 알고, 사소한 것을 막고 확대한 것은 미연에 방지하여 처방물을 구성한 사람의 인식에 정밀한 것이 있음을 반드시 이해하고 설명해야 한다.

그리고 지황환 중 '삼사'의 쓰임은 보신과 사신(瀉腎)을 병행한 것으로, 사람에게 의심을 만드는 것은 어렵지 않다. 설마 음허 역시 수기불화(水氣不化)에 이른단 말인가? 필자는 즉시 다양한 고금의 자료를 찾아서 작은 의견이 서술된 것도 소중히 여겨 항상 약으로써 약을 논한

---

6) 仲師八味, 全爲腎氣不充,不能鼓舞眞陽, 而小水不利者所設法. 故以桂·附溫煦腎陽, 地黃滋養陰液, 萸肉水澁耗散, 而即以丹皮泄導濕熱, 茯苓·澤瀉滲利膀胱, 其用山藥者, 實脾以提水也.

것으로 본다. 예를 들어 『성방편독(成方便讀)』의 말같이 "이 방은 크게 간비신(肝脾腎) 삼장(三臟)을 보하고, 진음부족(眞陰不足)·정혈휴손(精血虧損) 등의 증이다. 그러므로 보법을 사용하는 것을 겸하여 반드시 사기를 사해야 하며, 사기가 물러나면 보하여 힘을 얻는다. …… 반드시 택사로써 신과 방광의 사탁을 나누어 이끌고, …… 목단피로써 궐음(厥陰)과 소양(少陽)의 혈분상화(血分相火)를 청설(淸泄)할 수 있으며, …… 복령으로 비습(脾濕)을 빼낸다. ……"[7]가 된다. 신기환과 지황환의 치료 효과 모두 충분히 긍정적이라는 전제 하에서 우리는 유사한 짝이라 생각할 수 있고, 신양허 혹은 신음허를 논할 것 없이 모두 주수실사와 수습정취를 나타낼 수 있다. 이론상으로 이야기하자면 다소 이해하기 어렵다. 왜냐하면 신이 수의 장이 되므로, 열고 닫음을 관장하기 때문에 허하면 쉽게 수정에 이르기 때문이다. 그러나 일반적으로 생각해서 이 허증은 매번 신양허를 가리키며, 심음허는 수정병변이 임상에서 확실히 나타나지 않는데, 이것은 마땅히 신장허증의 하나의 의심으로 설명되어야 한다. 그리고 비록 수습이 제거되고 습이 성한 내부 환경이 정화되더라도 신양과 신음이야말로 보하면 쉽게 회복된다. 이것은 신장허증의 또 하나의 중요한 치료 방법이라 말할 수 있다.

이 외에 두 가지 방에 따라 신양을 온보하는 것은 마땅히 감온(甘溫)한 약물을 사용하고, 량윤(凉潤)하고 신산(辛散)한 약물을 피한다. 상대적으로 신음을 자윤하는 것은 마땅히 감윤(甘潤)한 약물을 사용하고, 신조(辛燥)하고 고한(苦寒)한 약물을 피한다.

종합하여 말하면 신기환과 지황환은 늘 숙지하고 상용하는 것에 속하지만 함축된 심오한 뜻을 제대로 이해해야 비로소 보신의 묘미를 제대로 파악할 수 있다.

역자 최애련 / 교정 최애련, 박수진, 권영규

---

7) 此方大補肝脾腎三臟, 眞陰不足, 精血虧損等證. 故用補必兼瀉邪, 邪去則補乃得力…… 必以澤瀉分導腎與膀胱之邪濁……以丹皮能清泄厥陰,少陽血分相火……茯苓滲脾濕…….

원 저 : 중국중의기초의학잡지 2004년 10권 10기
從腎氣丸·地黃丸談補腎之法
주제어 : 신기환 / 지황환 / 보신

# 반하사심탕의 배오법칙과 그 후세적 영향에 대하여

북경중의약대학 趙琰·屈會化·王慶國

## 1. 반하사심탕의 배오법칙

반하사심탕의 용약특징과 배오관계에 대하여 분석을 하면 역대의가의 대부분은 신(辛)·고(苦)·감(甘)의 오미의 다른 맛으로써 약물구분하여 처방을 만들었는데 신미 약물 구성(반하와 건강), 고미 약물 구성(황금과 황련), 감미 약물 구성(인삼·감초·대조)이 된다. 현대에는 모호한 종류분석에 대하여 수리통계방법을 사용하는 사람이 있는데, 역시 방 중의 약물구분은 3종류가 된다. ① 반하·건강, ② 황금·황련, ③ 인삼·대조. 결과적으로 전통분류법과 일치하며 약물의 성미가 다름에 착안한 반하사심탕의 용약특징과 배오관계에 대하여 분석을 하는 것이 모두 합리성과 가능성이 있음을 볼 수 있다.

### (1) 신미약물 건강과 반하

신미로써 (기를) 흩게 한다. 이것은 비증(痞證)은 기(氣)가 결한 것이기 때문에 신미로 흩어줌으로써 이에 대응하는 것을 설명한다. 성무기(成無已)는 『상한명리론(傷寒明理論)』에서 "신미는 기를 달리게 하여 흩게 하니 비증을 흩게 하는 데는 반드시 신미가 도움이 된다"[1]라 하였다. 방유집(方有執)은 『상한론조변(傷寒論條辨)』에서 "반하·건강의

1) 辛走氣, 辛以散之, 散痞者, 必以辛爲助.

신미로써 허만(虛滿)의 비를 흩는다"[2)]라 하였다. 오곤(吳昆)의 『의방고(醫方考)』에서 "건강과 반하의 신미로 비기를 흩게 한다"[3)]라 하였다.

신미로써 (기를) 오르게 한다. 이것은 반하사심탕증의 병기가 "천기가 내려오지 않고 지기가 올라가지 않는다"이기 때문에 "신감미로써 지기를 상승시킨다"는 것으로 반하·건강의 작용을 해석한다. 장석구(張錫駒)는 『상한직해(傷寒直解)』에서 말하기를 "반하를 사용하여 일음지기를 연다. …… 건강·인삼·대조로써 지기의 상승을 돕는다"[4)]고 하였다.

(2) 고미약물 황금과 황련

고미로써 (기를) 설(泄)한다. 이것은 고미의 약물을 사용하여 심격(心膈)의 열을 내리는 것을 설명한다. 성무기가 말하기를 "고미는 심으로 들어가서 열을 내리는데, 황금과 황련의 고미로써 비열(痞熱)을 내린다"라 하였다. "고미는 먼저 심으로 들어가서 고미로써 설한다. 사심(瀉心)이란 반드시 고미가 위주가 되어야 한다"라고 하였다. 방유집(方有執)이 말하기를 "황금과 황련의 고미로써 심격의 열을 내린다"라고 하였다. 요준의(繞遵義)가 말하길 "황금·황련의 고미를 가하여 심격에 쌓인 열을 설한다"라고 하였다. 오곤이 말하길 "황금과 황련의 고미로써 비열을 내린다"라고 하였다. 허굉(許宏)이 말하길 "만약 비결(痞結)이 흩어지지 않으면 황련이 군주가 되어야 하고 고미가 심으로 들어가서 이것을 내린다"라고 하였다.

고미로써 내린다. 이것은 신미가 기를 오르게 하는 것에 대한 상대적인 것으로 고미의 약물로써 기를 내리는 것을 설명한다. 진수원(陳修園)이 말하길 "황금과 황련의 대(大)고미로써 천기를 내린다"라고 하였다. 우재경(尤在涇)이 말하길 "중기가 이미 막혀서 승강(升降)이 정상상태를 잃으면 …… 황금과 황련의 고미로써 양(陽)을 내리면 음(陰)이 오르고 양(陽)이 내려 비(痞)가 저절로 풀어지게 될 것이다"라고 하였다.

---

2) 半夏·乾薑辛以散虛滿之痞.
3) 薑夏之辛, 所以散痞氣.
4) 用半夏以啓一陰之氣,……乾薑人參大棗助地氣之上升.

고미로써 습을 제거한다. 이것은 고미의 약물을 사용하여 습을 말리는 것을 설명한다. 방안시(龐安時)가 말하길 "고미는 습을 제거할 수 있고 겸하여 심기를 통하게 한다"라고 하였다. 장로(張璐)가 『상한찬론(傷寒纘論)』에서 말하길 "황금과 황련으로써 습열을 제거한다"[5]라고 하였다.

(3) 감미약물 인삼·감초·대조

감미로써 완(緩)하게 한다. 이것은 감미의 약물로써 급한 것을 완하게 하는 것을 설명한다. 성무기가 말하길 "비병(脾病)을 완화시키고자 하면 급히 감미(甘味)를 먹어 그것을 완하게 하는데, 인삼·감초·대조의 감미로써 완하게 한다"라고 하였다. 『탕본구진(湯本求眞)』에서 "감초·대조로써 좌[6]하게 하여 급한 것을 완하게 하고 모든 약을 서로 조화롭게 함으로써 흉중의 열을 물러가게 하고 수기(水氣)를 내보낸다"라고 하였다.

감미로써 조화롭게 한다. 이것은 감미의 약물로써 비위의 음양을 조절하고 또한 한열(寒熱)의 상역을 조절하는 것을 말하는 것이다. 이를테면 가금(柯琴)이 말하길 "인삼·감초·대조를 써서 이미 비위가 상한 것을 조화롭게 하며 또한 소양의 추를 굳세게 한다"라고 하였다. 문몽향(文夢香)이 말하길 "인삼·감초·대조로써 비위의 음양을 조화롭게 한다"라고 하였다. 방안시가 말하기를 "또한 감초의 힘이 커서 건강과 황련이 상오(相惡)하지 않게 한다"라고 하였다.

감미로써 보한다. 이것은 감미의 약물로써 비위를 보하는 것을 말한다. 성무기가 말하길 "음양이 불교(不交)한 것을 비(痞)라 하고 상하가 불통한 것을 만(滿)이라 하는데 상하가 통하고자 하고 음양을 교통시키려면 반드시 그 중(中)을 조화롭게 해야 한다. 중이라 함은 비위이다. 비기가 부족하면 감미로써 보해야 하므로 인삼·감초·대조가 사(使)[7]가 되게 하여 비위를 보하고 중기를 조화롭게 하는데 중기가 조화롭게 되

---

5) 黃芩黃蓮以除濕熱.
6) 군신좌사 중 좌. 군약·신약을 도와 치료효과를 증가시킴.
7) 군신좌사 중 사. 약물의 편성을 조화시킴.

면 상하가 소통하게 되고 음양이 제 위치를 지키게 되고 수승화강(水升火降)이 이루어져 비가 없어지고 열이 내린다"라고 하였다. 방유집이 말하기를 "인삼·감초의 감미로 하법을 쓴 후의 허를 보하게 되고 대조의 감온하고 윤기로 비위를 자양하여 건강하게 한다"라고 하였다. 우재경이 말하기를 "설(泄)과 산(散)이라는 것은 비록 약의 효능일지라도 실제는 위기가 시키는 것이다. 인삼·감초·대조를 사용하는 것은 하한 후에 중기가 허할 때 익기함으로써 약력을 돕는 것이다"라고 하였다. 오곤이 말하길 "이미 하한 후에는 반드시 비기가 허해지는데, 인삼·감초·대조로써 비의 허를 보한다"라고 하였다. 정응모(程應旄)가 말하길 "음양이 서로 교(交)하는 기전은 전적으로 위에 있으므로 소화기의 허를 다시 보함으로써 실열이 위로 들어가는 것과 축만을 사하는 것은 서로 큰 현저한 차이이다"라고 하였다.

(4) 신개고강조기기, 감온조보부정기(辛開苦降調氣機, 甘溫調補扶正氣)

각가의 반하사심탕의 배오의의에 대한 해석이 비록 차이가 있더라도 신미로써 승산시키고 고미로써 강설하고 감미로써 조보(調補)하는 것에서 벗어나지 않아 기초정신은 일치한다. 말하자면 반하사심탕의 배오특징은 아래와 같다.

① 신개고강(辛開苦降)하여 승강을 돕는다. 『소문(素問)·지진요대론(至眞要大論)』에서 말하길 "신감미(辛甘味)로 발산하는 것이 양이고 산고미(酸苦味)로써 용설(涌泄)하는 것이 음이다"[8]라고 하였다. 약물에는 모두 신산하고 고설하는 다른 작용이 있어 신·고미 약물의 운용규율을 제시한다. 중경이 말한 하나의 지도 사상은 비증의 중초기기불리와 승강실조의 병기 특징에 근거하여 신개고강하는 법을 만들어 반하·건강의 신미로 흩어주는 것에 황금과 황련의 고미로 내리는 것을 합하여 중초기기의 승강의 직분의 회복을 돕는다. 고미와 신미를 함께 써서 사함에 여는 것을 포함하여, 통하여 내리게 하면 청양을 오르게 하고 탁음은 내리게 하여 중초기기의 승강을 정상으로 회복시키면 비기가

8) 辛甘發散爲陽, 酸苦涌泄爲陰.

오르지 못하여 나타나는 하리(下利)와 위기가 내리지 못하여 나타나는 구토의 모든 증상이 자연히 제거된다.

② 한온(寒溫)한 약을 함께 투여하여 음양을 조화롭게 한다. 『소문·지진요대론』에서 말하길 "한은 열약으로써 하고 열은 한약으로써 한다"[9]라고 하였다. 『신농본초경(神農本草經)』에서 말하길 "한은 열약으로 치료하고 열은 한약으로 치료한다"[10]라고 하였다. 본증에서 조잡(嘈雜)·심번(心煩)·반산(反酸) 등의 증상은 열증의 표현이고, 외한희난(畏寒喜暖)·염식핍력(厭食乏力)·소수변당(消瘦便溏) 등의 증상은 한증의 표현이다. 중경은 본증의 한열참작의 병기특징에 대하여 한온의 약을 함께 투여하는 법을 만들었는데, 황금과 황련의 한(寒)한 약물과 건강과 반하·인삼·감초·대조의 온한 약을 합하여 상반되지만 서로 도움이 되어 서로 이익이 날로 번창하게 하여 비위음양을 조화롭게 하고 또한 신미로써 열어 한을 흩어서 음의 폐해를 없애고 고미로 설하여 열을 내려 양의 해를 없앤다.

③ 부정거사로 허실을 함께 다스린다. 『영추(靈樞)·백병시생(百病始生)』에서 말하길 "그 통증을 살펴 응함과 유여와 부족을 알아 마땅히 보해야 하면 보하고 사해야 하면 사하고 천시에 역하지 않게 하는 것을 일컬어 치료에 이르렀다고 한다"[11]라고 하였다. 본증은 구(嘔)·리(利)·비(痞)는 기기가 옹체되어 담습이 중초에 조체된 것으로 사기가 실한 표현인데 본디 비(脾)가 허한데 외사에 상하여 발병한 특징으로 비위기가 허한 정허의 근본을 반영한다. 중경은 정기가 질병의 발생과 발전의 과정에서 주도작용을 가짐을 중히 여겨 본증의 허실과 함께 나타나는 병기특징에 대하여 부정거사 병용의 치료법을 함께 채택하였다. 한 방면으로는 신미로 열고 고미로 내리며 한온한 약을 함께 투여하는 방법을 써서 신미로 열어 담을 없애고 고미로 습을 말림으로써 사기를 없애고 다른 방면으로는 감온한 약물로 조화롭게 하고 보하여

9) 寒者熱之, 熱者寒之.
10) 療寒以熱藥, 療熱以寒藥.
11) 察其所痛, 以知其應, 有餘不足, 當補則補, 當瀉則瀉, 毋逆天時, 是謂至治.

정기를 돋우어서 중초비위기능을 회복한다. 동시에 정기의 회복은 사기를 제거할 수 있게 하고 비위기능의 회복은 담습의 사기를 제거하는 전제가 된다.

유도주(劉渡舟)선생은 반하사심탕의 배오의의에 대하여 예리하게 말하길 "반하·건강의 신미로 열고 따뜻하게 함으로써 비기의 한을 흩는다. 황금과 황련의 고미로 사하고 차게 함으로써 위기의 열을 내린다. 인삼·감초·대조의 감온으로 조화롭게 하고 보하여 비위를 조화롭게 하고 중기를 보하여 중초의 승강기능을 회복시키는데 이것은 신개고강감조(辛開苦降甘調)의 법이다"라고 하였다. 이것은 반하사심탕증의 병기와 두루 상응하고 끊임없이 서로 관계가 있어 장차 반하사심탕의 배오법칙을 개괄함에 "신미로 열고 고미로 내리고 감미로 조화롭게 한다." 즉 "신미로 열고 고미로 내려서 기기를 조절하고 감온으로 보부정기(補扶正氣)를 조절한다."

## 2. 반하사심탕의 배오법칙과 후세적 영향에 대하여

중경은 『내경』의 승강상인설[12]에 따라 먼저 신개고강법을 만들어 신고미를 서로 합하여 일음일양(一陰一陽)·인한인열(一寒一熱)·일개일설(一開一泄)을 주장하였다. 중초를 열면서도 통하고 통하면서 강하게 함으로써 중초를 제대로 좋게 하고 기기를 조정할 수 있으며 승청강탁(升淸降濁)과 위장이 소통됨을 가능하게 하고 또한 신미로 흩게 함으로써 음의 폐해를 없애고 고한으로써 양의 위해를 없애 상반되지만 서로 도움이 되어 서로 이익이 날로 번창하게 한다. 『상한론』에서 반하사심탕이 중심이 되어 가감변화하는 반하사심탕 관련 처방이 여덟 개 있는데, 반하사심탕·생강사심탕·감초사심탕·대황황련사심탕·부자사심탕에서 황련탕·선복대자탕·후박생강반하인삼탕에 이른다. 여덟 개 처방은 모두 14종류의 약을 선택하고 방을 만드는 것에서 반하사심탕의 배오법칙이 드러난다.

12) 升降相因說: 승과 강은 서로가 원인이 된다는 설.

### (1) 이동원의 승청강탁이론의 영향에 대하여

이동원(李東垣)은 비위론(脾胃論)을 만들어 금원사대가 중의 하나로 자리하였고, 『오의휘강(吳醫彙講)』에서 말하길 "동원이 비위를 치료하는 법은 승강에 초점을 맞추었다"[13]고 하였는데, 승청강탁이론은 이동원 학술사상의 중요 표현이다.

동원이 처방을 쓰는 것은 역시 '신개고강감온조보'에 영향을 받은 것으로 중만분소환(中滿分消丸) 계통과 같은 것은 반하사심탕으로부터 변하여 생성되었는데, 이 방은 장열을 치료하고 실제로 한약과 열약을 함께 써서 유명하다. 방은 황금·황련을 써서 위열을 내리고, 또한 반하·건강·사인으로써 온비거한강역(溫脾祛寒降逆)하고, 인삼·백출로 익기건비(益氣健脾)하고, 복령·저령·택사로 이수습(利水濕)하고, 지실·후박·강황으로 개울행기(開鬱行氣)하고, 온청통보를 하나로 섞어 비위가 조화롭지 못하고 한열착잡(寒熱錯雜), 기기역란(氣機逆亂), 승강실상(升降失常)의 창만(脹滿)을 치료한다. 비위를 보하고 음화를 사하고 승양하는데, 인삼·황기·감초·승마·시호·황금·황련·강활·석고를 구성하는 것은 신산고강감온조보의 의의가 더욱 더 분명하다. 『난실비장(蘭室秘藏)』의 지실소비환과 겸하여 반하사심탕과 지출환은 모두 중경의 법을 모방한 한 예이다.

### (2) 온병학파의 입법용약의 영향에 대하여

습열성 질병의 치료 중 "신미로써 열고 고미로써 내린다." "약간의 고미로써 청강하고 약간의 신미로써 선통하게 한다." "고미로 그 역한 것을 내리고 신미로 그 비를 통하게 한다." "고미는 열을 내리고 습을 제거할 수 있고 신미는 기를 열어 탁한 것은 통하게 한다"는 모든 설명은 신개고강법의 확산됨에 따른 것으로 신개고강의 법은 온병학파의 습열성 질병의 치료에 있어 중요한 요점이다. "습열의 사기는 신미가 아니면 통하게 할 수 없고 고미가 아니면 내리지 못한다." 명(明)·대원례(戴元禮)는 중경이 만든 모든 사심방을 "습열을 치료하는 데 최고이

13) 東垣治脾胃之法, 莫精于升降.

다”라고 인식하였다. 습은 음사이고 열은 양사로 습열이 같이 나타나면 습은 막히고 열은 잠복하여 서로 뭉쳐서 중초기기가 옹체된다. 고한한 약물로 청열하는 것은 비위가 상하고 사기도 모두 풀어지지 않고 온조(溫燥)한 약물로 습을 제거하면 오히려 열을 조장하기 쉬우므로 마땅히 신개고강함으로써 모든 습열사기를 푼다. 방 중의 황금·황련은 청열조습의 중요한 약이고, 반하·건강은 또한 조습산한(燥濕散寒)의 좋은 약이 되어 네 가지 약을 함께 쓰면 고신통강하고 음양을 조화시키고 습을 제거하고 열을 내릴 수 있다. 습열사기가 머물러 변하면 비위의 승강기능이 정상을 잃어 중완(中脘)이 막히고 그득하게 되므로 항상 이것을 사용하면 명확한 효과를 낼 수 있다. 섭천사의 분소주설법(分消走泄法)의 제시 역시 이 법의 영향을 받은 것이다.

역자 유기훈 / 교정 이혜주, 조영은, 최애련, 박수진, 권영규

원 저 : 북경중의약대학 27권 4기
半夏瀉心湯的配伍法則及其對後世的影向
주제어 : 반하사심탕 / 배오법칙 / 성미

# 제 VI 편

# 경혈학
# 침구학

# 계통론에서 본 침구현대연구

山東中醫藥大學 馬玉俠

침구의학(鍼灸醫學)은 수천 년의 발전사 중에서 차츰차츰 형성된 온전한 이론체계로 풍부한 실천경험 기초의 확실한 치료효과에서 완성되었다. 광범위한 대중기초를 얻어 또한 그 독특한 생명력이 증명되었다. 오늘에 있어 중국의 개혁, 개방에 따라서 중의(中醫)는 거듭 새롭게 세계를 향해 나아가고 있으며, 중의 문화의 부흥도 세계적인 조류(潮流)가 되었다. 더욱이 침구의학은 침자마취(鍼刺痲醉)의 풍부한 성과에 의해 재차 고조되었고, 아울러 전면적으로 세계를 향해 달려가고 있다. 세계보건기구 또한 이미 침구의 잠재적인 가치와 세계보건기구의 "사람마다 건강을 향유하다"라는 목표에 있어 재능이 만들어내는 공헌을 인식하게 되었고, 각국의 침구가 의료제도로 들어가도록 정중히 재촉하고 있다. 시대는 침구학술과 임상 연구에 전에 없는 매우 좋은 기회를 제공한다. 현대 과학과 침구 의학의 결합은 이론 체계에 있어서나 또한 임상 작용 방법에서 논란의 여지가 없이 모두 장족의 발전을 얻게 되었다.

그러나 침구 현대연구의 실제 과정 중 우리는 도리어 이런 현실에 직면하게 되었다. 경락(經絡)연구는 1975년부터 이래로 오래 되었으나 잃은 것이 많고, 쟁의는 빈번하나 확실히 예상된 연구 결과를 얻지 못했다. 임상 연구 중 연구 위치가 좋지 않으며, 연구설계가 정확하지 못하고, 조작이 규칙적이지 않아 연구가 낮은 수준으로 중복되어 결론이 신뢰할 만한 것이 적었다. 임상에 차이가 반복되고 …… 이것으로 우리는 다시 생각하지 않을 수 없게 되었다. 몇 십 년의 침구 연구의 지도사상이 부정확한가? 어떤 방법론의 기능을 선택하여 침구 현대연구를 좋게 지도함에 따라 침구학술의 발전의 새로운 것을 창조할 수도 있고 그리하여 인류의 건강 서비스를 좋게 할 수 있는가? 본문은 아래 2개 방면에서 침구 현대연구 방법론의 선택을 연구 토론한다.

## 1. 실체(實體) 중심론의 경향의 극복

서학이 동쪽으로 흘러옴으로 역사상 '오해(誤解)'의 직접 원인에 기초하여 침구과학 연구 중에 실체 중심론의 지도가 많아 서의학을 시비판단의 유일한 표준으로 여긴다. 실제상 서의학의 발전과 기타 자연과학은 동보(同步)[1]을 갖고, 연구 방법 또한 기타 자연과학과 일맥상통하여 즉 환원론(還原論)의 방법을 사용한다. 환원론은 의학 중 직접 스며든 표현으로 인간을 파악하는 데 생물적 개체로 환원하고, 또한 생물학적 과정을 파악하는 데 물리 화학 기계과정 중 대응으로 환원하여, 아울러 이로부터 유기체와 질병의 본질에 대한 해석을 도출하였다. 세포로부터 분자수준의 질병의 물질기초를 찾거나 혹은 해부형태상 기질성(器質性) 변화를 찾아 도식화하였다. 이것은 방법론상에서 전형적인 실체 중심론으로, 이러한 종류의 분석환원의 방법은 유기체의 각 계층규율을 확연하게 드러내는 대체할 수 없는 중요성을 갖춘다.

침구의학의 형성과 발전은 고대에서 주요하게 되어 비교적 원시적인 연구방법으로 제한되어, 발전에 필요한 분석환원적인 연구가 없고, 발전에 필요한 실용연구가 없으며, 인체의 유기적 상태의 각종 구체적 요소의 정확한 해석에는 미치지 못했다. 이로 인하여 경험의 종합과 현상의 묘사 추측성 사고 등의 특성을 갖춘다. 환원론과 침구과학 연구의 결합은 침구 이론 체계의 모호성을 제거하는 데 어느 정도 작용을 일으키고, 따라서 정확함과 엄밀성에는 이르렀다. 가령 수혈(腧穴)의 형태학 연구에 대하여서는 사람으로 하여금 주목할 만한 성취를 얻게 하였다. 침구연구에 대한 원인 표현의 경향은 침구 작용 기전의 연

1) 함께 발전하다.

구를 깊게 세포 내합성 수준에 이르게 하였고, 침자의 신경절단과 초절단연계이론에 대해 침구학 영역 중 많은 현상을 표현하였으며, 임상실천의 지도작용 역시 매우 중요한 효과가 있다.

일종의 의학방법으로 여겨지고, 환원론은 환원이 필요한 점에 있어서는 충분한 효과가 있으나, 그것은 불완전한 것이다. 가령 경락 실질연구를 설명하는 데 있어서는 고전 경락 혈위선(穴位線)을 중심에 놓고, 현대 과학 기술 수단을 이용하여 경락의 현대 물질 기초를 찾고, 경락과 신경체액 종합조절 상관가설, 경락의 피부층 내장 상관 가설, 체표 내장 자율신경 연계가설, 고유막식궤도 자율신경 말초 통과가설, 특수결합 기질의 상대적 독창 개통 가설 등등을 제시하였다. 다른 각도에서 기능상 특이성이 일정한 해부학적 결합구조 관련이 있는 경락의 유관물질 기초를 다른 정도로 증명하였고, 다만 또한 이러한 해부학 구조로 직접 귀납하는 것은 불가능하다. 분자와 세포 조직과 기관 등 다른 차원의 결합구조 단위 혹은 기능구조 단위의 상관성으로 이러한 단위의 결합구조와 기능에 있어 직접적으로 상관된 결과를 가지진 않는다. 또한 이것은 이러한 단위의 개개의 성질로부터 공통점이 추출되지는 않는다. 이로부터 경락은 본질상 사람의 일정한 계통질로, 이른바 현대의 해부학 조직학과 화학 추적 등의 선진방법을 사용하여 균일하게 혈구·혈관, 경락 순행부위, 경간지구 경락 혈위의 특수 결합구조에 대해서 어떠한 작용을 하는지 찾을 수 있는 환원의 성질을 가질 수 없다. 이러한 가설들은 "경락실질과 혹은 실물의 가설을 이용하여 고전 경락개념을 설명하여 경락의 가설에 어떤 답을 얻으려 한다. 그것은 임상 상 변화가 많은 순경감전(循經感傳)의 규율을 설명하는 것은 불가능하다. 이로 인하여 그들은 경락 현상 본질과 원리 가설을 명확하게 설명하지 못했다." 이로 인하여 그들의 도식 단순 환원 분석방법은 지금과 미래의 고차과학수단을 빌려서 실험과 연구범위 내에 완전히 침구학이 납입되기를 희망하였고, 또한 이로 인하여 침구 이론 체계의 특징적인 학술 본체론을 파악하는 데 실패하였으며 진퇴양난(進退兩難)에 이르게 되었다.

## 2. 계통 중심론으로 향하여 달려감

실체 중심론의 지도하에 침구과학의 여러 분야 연구는 곤경에 처하게 되었고, 침구 현대연구는 어떻게 21세기에 있어 곤경에 벗어나 돌파할 것인가는 반드시 접근방식의 변화를 필요로 하고 계통 중심론으로 향하여야 한다. 중의의 여러 학과의 연구 성과의 표현에서 계통론 사고 사상은 중의의 우세와 정수(精髓)이며, 또한 이것은 중의의 역대 수 천년의 경험에 있어 장구한 역사의 흐름 속에서 사라지지 않는 근본원인이 거기에 있다는 것을 표현한다. 현대 계통 과학의 이론과 방법은 이미 인류의 인식에 세계변화에 있어 세계 최고의 풍부한 효과를 가진 현대화의 새로운 수단이 되었다. 마땅히 또한 우리의 침구 의학의 연구에 새로운 수단으로 응용되어야 한다.

계통의 방법은 대상을 계통의 형식에서 확장하여 파악하고 고찰과 제어의 방법을 진행한다. 그들은 방법론상 계통 중심론으로 표현되고 계통 중심론은 인식의 초점을 계통상으로 확장하여 간다. 이러한 인식 고찰은 이 실물(요소)과 실물(요소)이 처한 광범위한 연계에 있어 실물(요소)을 실제로 계통 정리의 부분으로 이해한다. 그것이 실체 중심론과 구별되는 특징은 관계를 강조하는 데 있다. 침구 현대연구는 이러한 종류의 효과 있는 합리적인 방법론의 지도를 필요로 하고, 계통 중심론의 개척과정 중에 아직도 아래의 세 가지 점을 주의해야 한다.

### (1) 관계를 정확하게 파악한다

계통 중심론은 실체와 관계에 있어 높은 수준의 통일을 강조한다. 우리들은 요소간의 관계 요소와 계통간의 관계, 계통과 환경간의 관계를 파악하는 것이 필요하고, 아울러 실체 요소는 고립적인 존재가 아니라는 것을 인식하는 것이 필요하다. 이것은 위에 서술한 세 가지의 상관관계 중에서 유대 결합하여 발생하는 상태 변화이고, 이것은 관계상 네트워크의 변화이다. 가령 침구 효과 응용의 연구를 설명함에 침구가 효과를 얻는 메커니즘과 기체의 복잡한 조절과정은 밀접한 상관관계가 있고, 경락의 조절기능을 통하여 효과를 얻고 효과가 있거나 효과가 없는 것은 경기(經氣)의 응함과 응하지 않음에 있다. "자침(刺鍼)에 있어서 중요한 것은 기가 이르러서 효과가 있는 것이다."[2](『靈樞·九鍼十二原』) "기가 빨리 이르면 빨리 효과가 있고, 기가 늦게 이르면 낫지 않는다."[3](『標幽賦』) 경기와 특정적인 물질 혹은 에너지가 아니고, 단순하게 방사성 동위원소의 추적으로 나타내 보일 수 있는 것도 아니다. 이것은 침자 혹은 기타 수단 조절운동 혹은 경락 기능을 불러일으키는 경락기능이고, 이것은 여러 요소가 형성한 과정의 흐름이다. 우리가 필요로 하는 연구는 경기가 어떤 종류의 물질인가가 아니고, 침자가 효과가 있는 것은 여러 종류의 관계와 관계의 계층성에 있다는 것을 중시한다. 이러한 종류의 관계는 실제 갖추어진 기초와는 거리가 있는 중요한 의의가 있다.

이와 동시에 침구 치료 생산과정에는 여러 차례의 인과관계가 존재하고, 침구는 일종의 진료수단으로 작용하지만 병사를 제거하는 특이성은 없다. 이것은 다른 계층상의 자아 조절 메카니즘과 과정 중에 작용하고 경기 조절운동 혹은 경락 기능을 불러일으키는 것을 통하여 자아 조절을 진행하여 음양(陰陽)과 기혈(氣血), 진액(津液)으로 하여금 병리상태를 변화시켜 정상상태가 되게 한다. 이로 말미암아 이차 효과, 심지어는 삼차, 사차 효과에 이르게 하고, 임상 치료효과로 표현된다. 즉 유기체의 병리상태의 쌍방향의 조절작용이 출현하게 된다. 그 중에 여러 차의 인과 관계는 실제 요소의 변화 또는 새로운 관계를 출현시키는 것을 이끈다. 종종 관계의 계층성으로 표현된다. 우리들이 침구 치료 효과를 볼 때 마지막으로 볼 수 있는 한 계층의 인과관계로 추출한 단순화된 결론으로 간단히 할 순 없다.

### (2) 문화각성의 필요

침구 의학 이론의 체계는 음양오행·기혈·진액 등의 중국 특정의 전

---

2) 刺之要, 氣至而有效.
3) 氣速至而速效, 氣遲至而不治.

통 입문 사유방식과 개념 범위가 직접적으로 만든 임상경험이고, 이것은 문화개념의 침투와 실천경험의 총결이다. 가령 경락학설의 형성 과정 중에 임상체험을 중시하고, 결합구조 분석을 경시하고, 물상(物象)에 의거하고, 유비(類比)를 수단으로 한 결과해석을 중시한다. 과정연구 중에 이러한 종류의 특이적 직관사유 방식의 지도 아래, 단지 본체상에 경락을 긍정함으로부터 이것이 인체의 객관 실제가 되는 것은 가능하나, 구체 해부결합구조상으로부터 증명하는 것은 불가능하다. 이것은 생명 종합 기능의 파악이고, 인체의 교류와 천인관계의 네트워크 계통이다. 이것은 혈관 신경에 내재하는 생명현상의 거시적인 인식을 포괄한다. 이것은 대량의 임상경험과 생활관찰의 문화표현이다. 그것의 이러한 종류의 내포는 측량기구의 발달이나 실험증명할 수 있는 수단을 갖추지는 못했다. 다시 우리가 부지런히 경락 혹은 수혈의 구체조직형태를 찾을 때에, 만약 이른바 관절은 신가가 흘러 출입하며 피부·기육(肌肉)·근골이 아니라고 파악한다면, 컴퓨터를 사용한 3차원의 결합기술의 혈위 조직의 입체구조를 이용하여도 혈위의 특수조직 존재를 밝힐 수 없다. 침구는 동양철학의 기초 위에 발전되어 만들어진 1개의 철학분지가 되는 것으로 말미암아, 이런 종류의 철학은 정체의 방법을 사용하여 신체의 평형을 조정하는 것을 주장한다.

침구와 유관한 어떤 연구에 있어 모두 이런 이론원칙을 우선적으로 생각하고 존중하는 것이 필요하다. 결과적으로 우리들이 침구연구를 진행할 때에 반드시 전면적으로 온전하고 정확하며, 실사 주시적으로 경전이론을 명확하게 나타내는 것이 필요하고, 현대계통과학의 성취인 계통론, 정보론, 손실구조이론, 협동론 등의 이론의 흡수와 운용으로 도움을 받아 우리는 최근의 방법론의 곤경을 벗어나 광활한 자유발전영역으로 나아갈 것이다.

(3) 계통과학을 채용하여 침구 현대연구를 구체적으로 지도한다

침구치료는 방대한 치료계통이고, 의사의 사진합참[4])을 통하여 정확

4) 보고 듣고 묻고 만져보는 것을 말한다.

하게 변증하여 법칙을 세워 환자의 기능상태에 근거하여 적당한 침구 시기를 정하고, 상응하는 침구기구 혹은 기타의 관련 있는 수단을 채용하여 인체의 특정 부위에 대해 "경맥을 통하여 그 기혈을 조절한다"를 통하여 상응하는 침자수법을 시행한다. 이러한 광대한 계통은 유기체의 기능상태계통, 침구시기계통, 선혈배오계통, 침구기구와 수단계통, 침구수법계통 등의 하위계통을 포괄하고 그들을 서로 연계하고 상호제약하여 침구치료의 대계통을 공동 조성한다.

침구치병계통이 조성하는 각 하위계통이 하위계통의 각 요소의 주차관계와 상호작용의 조성과 최고의 치료방안 등의 1계열의 문제에 미치는 것에 대한 연구가 필요하고, 이로 인하여 이러한 문제의 해결은 침구치료효과의 설명을 향상시키는 데 필수적이다. 다만 침구치료의 이러한 양상은 여러 소인의 영향이 있고, 여러 하위 계통으로 만들어진 대계통으로 설명하고, 유관 인소의 주차지위를 확정하고, 인소간의 상호작용등의 문제를 분석하는 것이 필요하다. 이것은 매우 복잡하고 곤란하여 수학방식을 채용하여 정교한 계산을 통해 최근의 침구 현대연구 중에 존재하는 문제를 해결할 수 있다.

위의 내용을 종합하면, 침구현대연구는 발전에 유리한 현대 과학연구사고를 채용하는 것이 필요하고, 정확한 방법론에 있어 계통중심론의 지도 아래에 여러 과학 연구 대오를 조직하여, 비약적으로 발전하는 것이 필요하다. 이로 예상할 수 있는 것은 머지않아 침구 현대연구는 침구의학의 발전을 촉진시키는 좋은 상태에 이르고, 새로운 시대의 의학형식에 부합하여 보건위생 서비스계통에 좋은 작용을 발휘할 것이다.

역자 하진호 / 교정 하진호, 박수진, 권영규

원 저 : 산동중의약대학학보 제25권 제3기
識從系統論着鍼灸現代研究

요 점 : 침구 현대연구와 폐단을 분석하여 그 폐단이 존재하는 근본원인은 방법론 선택의 실패라 본다. 최근의 침구현대연구에 존재하는 폐단을 해결하

기 위해서는 반드시 실체 중심론의 소극적 경향을 극복하고 계통 중심론의 개척으로 나아가야 한다. 계통 중심론을 향하여 개척을 진행하는 과정 중에 침구 현대연구는 아래의 3가지 문제에 주의하여야 한다. (1) 관계의 정확한 파악 (2) 문화각성의 필요 (3) 계통과학을 채용하여 침구의 현대 연구를 구체적으로 지도한다.

주제어 : 침구 현대연구 / 실체 중심론 / 계통 중심론 / 방법론

# 독맥의 항노화 작용을 말하다

北京中醫藥大學 劉琴
招遠市人民醫院 中醫科 郭書堂

최근의 중의(中醫)의 노화(老化)를 막는 이론과 임상 실천연구가 허손(虛損)과 어독(瘀毒)방면에 주로 집중되어 독맥(督脈)의 작용에 대해서는 비교적 논의가 적다. 생명활동이 매우 복잡한 과정으로 말미암아 노화는 관련 있는 생리 병리 요인 인과의 교차발생으로 인한 악성순환으로 형성되고, 이것은 종합적이며 단일요소에 의한 것이 아니다. 이에 비추어 볼 때 노화치료의 정체조절이론의 지도에 몹시 중요한 위치를 차지하고 있다. 본문은 문헌의 기재와 중의이론에 근거하여 항노화 과정 중에 독맥의 작용에 대해 제시하여 노화치료의 임상적 지도를 기대한다.

## 1. 독맥의 순행부위와 내용

### (1) 독맥순행부위

① 기점 : 『소문(素問)·골공론(骨空論)』 : "독맥은 소복에서 기시하는데, 하골중앙이다."[1] 독맥의 맥기가 소복부(少腹部)에서 생산되고, 이곳은 '단전(丹田)'과 '배꼽 아래의 신간동기'[2]가 있는 곳이다.

② 주간 : 『영추(靈樞)·영기(營氣)』 : "위로는 이마로 머리꼭지를 지나 뒷목 가운데로 내려와 척추를 타고 꼬리뼈에 들어가는데, 이것이 독

---

1) 督脈者, 起于少腹, 以下骨中央.
2) 臍下腎間動氣.

맥이다."[3] 독맥이 등의 정중선을 지남을 나타낸다.

③ 분지 : 『소문·골공론』의 기재에 의거하여 독맥의 순행은 아래 3분지가 있다. 제1분지는 "그 락이 성기를 돌아 찬(簒)간에 합하여지고, 찬후를 돌아 별도로 엉덩이를 휘감고 소음(少陰)에 이르며, 거양(巨陽) 중 락(絡)과 합하여진다. 소음은 골내후렴(骨內後廉)으로 위로 척(脊)을 뚫고 신(腎)에 속한다." 이 분지의 설명은 독맥이 아래에서 위로 척을 꿰뚫고 신에 속한다. 제2분지는 "소복에서 바로 위로 배꼽중앙을 지나 심(心)을 통하고, 인후에 들어가서 뺨을 지나 입술을 돌고, 그 눈 아래의 중앙에 다다른다." 실제로 이것은 임맥(任脈)의 통로이다. 신체 앞면을 운행하는 '임맥'과 신체 후면(後面)을 운행하는 '독맥'이 합하여 '독맥'이 된다. 제3분지는 "태양(太陽)과 목내자(目內眥)에서 기시하여 이마 위로 가 머리꼭지를 교차하여 뇌로 들어가고, 아래로 뒷목으로 나와 견박(肩髆)을 돌고, 척저(脊抵)·요중(腰中)을 끼고 등뼈를 돌아 신에 락한다." 이 분지는 독맥이 위에서 아래로 태양과 서로 통하여 신에 락한다는 설명이다.

(2) 독맥의 내용

① 원기가 일어닌다 : 독맥은 소복 정중에서 기시하며, 바로 '단전'에 해당하고, 남자는 정(精)을 저장하고, 여자는 혈을 모으는 곳이다. 『침구대성(鍼灸大成)』 독맥조의 설명 : "독맥은 원기가 통과하는 직로이다."[4] 즉 이것은 독맥이 원기(元氣)가 일어나고, 원기가 순환하는 통로임을 나타낸다.

② '양맥(陽脈)의 바다'가 되어 독맥은 모든 양을 총괄한다 : 독맥은 등의 정중선을 순행하고 수족(手足) 3양경과 모두 교회하고, 대추(大椎)혈은 그 집중점이다. 별도로, 대맥(帶脈)이 제2요추(腰椎)에서 나오고, 양유맥(陽維脈)은 풍부(風府)·아문(啞門)혈에서 교회한다. 독맥은 각 양맥과 모두 연관을 가지고, 이른바 금대(金代)의 장결고(張潔古)가

3) 上額, 循巓, 下項中, 循脊, 入骶, 是督脈也.
4) 督任原是通眞路.

인식하길, 독맥은 "양맥의 총강(總綱)이 된다."[5]

③ 척리(脊裏)를 순행하고, 뇌에 들어가서 뇌와 척수와 밀접한 관련이 있다 : 체강내(體腔內)의 장부(臟腑)는 균일하게 등 부위의 수혈을 통하여 독맥 경기(經氣)의 지배를 받는다. 족태음(足太陰)을 통하여 각 양경과 통하고, 족소음(足少陰)을 통하여 각 음경(陰經)과 통한다. 그 경락은 신에서 합하여진다. 앞의 '임맥' 뒤의 '독맥'을 합하여 '독맥'이라 이른다. 이것은 독맥은 몸의 양기를 주간하고, 몸의 음기에 락하여 안으로는 '신' ·'뇌'·'심'과 연관하고, 이곳은 정기신(精氣神)이 모이는 곳이다.

(3) 독맥의 기능활동

아래 단전에서 기시하여 원기가 일어나고, 원기가 순행한다 : 위로 뇌에 락하고, 뇌수(腦髓)를 영양하고, 신기를 퍼뜨린다. 안으로 장부를 조절하고, 밖으로는 양경을 주관하여 독맥의 핵심적인 네트워크 구조를 형성한다.

## 2. 독맥의 작용

### (1) 생명의 원과 생명의 신의 연계와 유대

① 생명의 원과 노화

원기는 생명의 근본이고, 인체의 생장발육성숙과 혈액의 운동, 진액의 수포 장부의 기능과 전체 생명활동이 모두 원기의 분발과 추동을 필요로 한다. "12경맥 모두 생기의 원과 연계된다. 생기의 원은 12경맥의 근본을 말하며 신간동기를 말한다. 이것은 5장6부의 본이고 12경의 뿌리다. 호흡의 문이고 삼초의 원으로 이름하여 사기를 지키는 신이다."[6](『難經·八難』) 원기가 성하면 분발 추동작용이 정상이고 인체가 건강하고, 원기가 허약하면 분발 추동작용이 감소하고 장부의 기능이 감퇴하여 변하여 병을 만들며 빨리 늙게 한다.

---

5) 爲陽脈之總綱.
6) 諸十二經脈者皆系于生氣之原. 所謂生氣之原者, 謂十二經之根本也, 謂腎間動氣也. 此五臟六腑之本, 十二經之根, 呼吸之門, 三焦之原, 一名守邪之神.

생기의 원은 신에서 나온다. 『소문(素問)·상고천진론(上古天眞論)』에 남자 8, 여자 7의 기본수로 연령의 기간을 나누어 신기의 성쇠로 나이의 증가에 따라 인체에 발생하는 생(生)·장(長)·장(壯)·노(老)·이(已)의 변화를 설명한다. 인식하길, 신은 이에 선천의 본이고, 신원(腎原)의 충실여부와 품부의 강약이 서로 연관이 있고, 아울러 후천의 영향을 받아 사람의 수명을 결정한다. 고로 『의학정전(醫學正傳)』에 말하기를, "신기가 성하면 수명이 길고 신기가 쇠하면 요절한다"[7]라고 하였다. 신이 허하고 정이 적으면 천계(天癸)가 말라서 생장발육의 기능 상실에 이르고, 이것은 노화의 중요한 생물학적 지표이다. 신허하고 기가 휴손되어 추동력이 없으면 장부조절의 기능이 감퇴하고, 이것은 노화의 주요 기전을 형성한다.

② 생명의 신과 노화

신은 모든 생명현상의 총칭이고 생명과정을 주관하고, "신이 없으면 죽고 신을 얻으면 산다."[8](『靈樞·天年』) 신의 신체생명 활동존재의 결정성을 강조하여 일단 신이 이러한 종류의 주재 작용을 잃으면 인체 각 부위는 곧 협조관계를 잃고, 이로부터 생명이 위급해진다. 『소문·영란비전론(靈蘭秘典論)』에서 말하기를, "주인이 밝으면 아래가 편안하며, 이로써 양생하면 오래 살고, 위태로운 세상에도 위태롭지 않다. 이로써 천하를 행하여 크게 흥한다. 주인이 밝지 못하면 12관이 위태롭고, 도가 폐색되고 통하지 못하면 형이 이에 크게 상하고, 이것으로 양생하면 죽는다"[9]라고 하였다. 이로 인하여 『내경(內經)』은 충분히 신의 작용을 중시하였고, 구체적인 양생방법 "염담허무하여 진기(眞氣)가 그에 따르면, 정신이 안으로 지켜지니 병이 어디서 오겠는가?"[10] "신이 편안하면 수명이 연장되고, 신이 없어지면 형이 무너지고, 고로 삼가 기르지 않을 수 없다"[11](王冰註)는 것을 제시하였다.

---

7) 腎氣成則壽延, 腎氣衰則壽夭.
8) 失神者死, 得神者生.
9) 主明則下安, 以此養生則壽, 殆世不殆; 以爲天下則大昌. 主不明則十二官危, 使道閉塞而不通, 形乃大傷, 以此養生則殃.
10) 恬淡虛無, 眞氣從之, 精神內守, 病安從來.

신은 형의 주가 되고, 신은 형에 의지하여 존재하고, 그 주관하는 곳은 심과 뇌에 있고 전신 각처에 산포되어 두루 이르며, 신의 구체적인 위치는 심·뇌라는 2가지 관점이 있다. 『내경』에서 인식하길 “심은 신을 저장한다”라고 하였고, 의학발전으로 볼 때 후대(後代) 의가(醫家)는 신이 뇌에 머무른다고 인식하였다. 『비급천금요방(備急千金要方)』에 말하기를, “머리는 인체의 원수이고, 사람의 신이 주한다”[12]이고, 청에 이르러 『의림개착(醫林改錯)』은 명확히 제시하길, “영추에 기록한 신은 심에 있지 않고 뇌에 있다”[13]고 하였다. 뇌수가 신을 저장하는 이론이 이에 이르러 이미 다수의 의가가 인식하였음을 설명한다. “니환과 백관절이 모두 신이 있다.”[14] “이른바 절은 신기가 흘러 출입하는 곳이다.”[15] 두뇌와 사지 모든 관절이 모두 ‘신’의 존재가 있고, “뇌는 원신(元神)의 부(府)가 되고”, 뇌는 생명 유기체의 중심 조절자로서 인체의 생장발육노화의 결정적인 작용을 일으키며, 이것은 노화과정의 핵심문제이다.

③ 독맥의 유대작용

신은 정을 저장하는 것을 주관하고, 정은 수를 만들 수 있고, “뇌는 수의 바다이다.” 양상선(楊上善)의 『태소(太素)』의 ‘수해(髓海)’ 아래의 주에 설명하길, “이것은 신에서 생겨나고, 그 기는 위로 뇌 덮개의 백회(百會)혈로 올라가고, 아래로 풍부혈로 내려간다”[16]라고 하였다. 이로 인하여 신은 원기의 본이 되고 뇌는 신기의 본이 된다. 그 사이의 상호결합의 이러한 종류의 결합은 독맥의 귀납에 해당한다. 『의학입문(醫學入門)』에 말하기를, “위로 뇌에 이르고 아래로 꼬리뼈에 이르니 모두 정수승강의 도로이다”[17]라고 하였다. 위로 뇌에서 아래로 꼬리뼈에 이르러 정수순환의 범위가 되고, 또한 바로 독맥이 순행하여 주간하

---

11) 神安則壽延, 神去則形弊, 故不可不謹養也.
12) 頭者, 人之元首, 人神之所注.
13) 靈機記性, 不在心在腦.
14) 泥丸百節皆有神.
15) 所言節者, 神氣之所游行出入也.
16) 是腎所生, 其氣上輸于腦蓋百會之穴, 下輸風府也.
17) 上至腦下之尾骶, 皆精髓升降之道路.

는 곳이다. "독맥은 제일 아래의 수에서 기시하여 척리를 지나 위로 풍부혈에 이르고, 뇌로 들어가 속한다."[18](『難經· 二十八難』) 이로써 독맥은 꼬리뼈에서 기시하여 위로 뇌에 들어가는데, 그것은 정수를 보내어 뇌를 충실하는 것과 척수의 작용으로 볼 수 있다. "뇌신정근자는 니환이다."[19](『黃庭內景經』) 이는 정수가 위로 뇌를 기르는 것을 충실하게 하여 뇌신(腦神)과 정원(精源)의 근본적 관계를 지적하였다. 도홍경(陶弘景)의 『양생연명록(養生延命錄)』에 말하기를, "신은 정이다. 정을 보존하면 신이 밝아지고, 신이 밝아지면 오래 산다"[20]라고 하였다. 독맥을 통하여 신 중의 원기가 수포되고, 신기가 밝아지고 오래 산다. 양생의 각도에서 정신의 밀접한 관계를 설명한 것이다. "사람이 태어날 때 먼저 정이 생기고, 정이 생긴 이후 뇌수가 생긴다."[21](『靈樞· 經脈』) "양 정이 서로 부딪치는 것을 일러 신이라 한다."[22](『靈樞· 本神』) 부모의 두 성(性)의 생식의 정이 신을 생산한다. "사람이 나기 전, 양이 베풀고 음이 수렴하여 배태가 맺히고, 먼저 한 점의 물 구슬이 생기고, 원양이 충족되는 데 이르러 먼저 이로 말미암아 임·독맥이 생긴다."[23] 이 두 맥으로 "전신이 생기고,"(張錫純) 만약 "이 두 맥이 통하면 모든 맥이 통한다. …… 모두 장수한다."[24](『奇經八脈考· 督脈』) 대개 임·독 두 맥이 몸의 음양의 총체가 되어 음양을 통솔하는 까닭으로 독맥은 인체 전후면을 지나고 음양을 통락할 수 있다. 독맥이 올라가서 진기를 트이게 이끌어 전신에 수포하여 오장의 양을 일으키고, 정수는 위로 뇌를 충실히 기르고, 독맥의 하강으로 뇌신이 통하여 기가 단전으로 들어가고 삼초를 운행한다. "기가 행하면 신이 행하고, 신이 행하면 기가 행하니 신기는 서로 따른다."[25](『靈樞集注』) 신이 기를 따라 흘러

---

18) 督脈者, 起于下極之俞, 并于脊裏, 上至風府, 入屬于腦.
19) 腦神精根者泥丸.
20) 神者, 精也, 保精則神明, 神明則長生.
21) 人始生, 先成精, 精成而後腦髓生.
22) 兩精相搏謂之神.
23) 人生之前, 陽施陰受, 胚胎之結, 先成一点水珠, 迨至元陽充足, 先由此生任督二脈.
24) 能通此二脈, 則百脈皆通. ……皆長壽.
25) 氣行則神行, 神行則氣行, 神氣之相隨也.

가고 인체 각부에 들고나서 진신기능 활동의 동력을 제공하고, 각부(各部) 관계의 협조로 인체를 유지하고 온전하게 하고 조화롭게 한다.

(2) 독맥은 인체 음양평형의 주도통사이다.

① 음양과 노화

음양은 인체를 구성하는 2개 방면이다. "음양은 천지의 도이다. 만물의 강기이고, 변화의 부모고, 생사의 본시이다."[26] 음양은 생명의 근원이고, 인체 생명활동의 음양변화에 의지하고, 생리정황 아래에서는 "음이 고르고 양이 모아지면 정신이 이에 다스려진다"는 상태를 설명한다. 일단 음양이 평형을 잃으면 "음양이 서로 떨어져서 정기가 이에 끊어진다"는 노화사망이 출현할 수 있다. 또한 음양 중의 양기와 인체의 장수·요절은 관계가 밀접하다. "양기는 하늘의 해와 같다. 그 할 바를 잃으면 수명이 줄고 현저히 드러나지 않는다. 고로 하늘이 동하려면 마땅히 해가 밝아야 한다."[27](『素問·生氣通天論』) 양기가 충족되면 인체는 "해가 밝은 것"과 같다. 양기가 허약하여 그 할 바를 잃으면 수명이 줄고 드러나지 못한다는 설명이다. 당대(唐代) 손사막(孫思邈)의 『천금익방(千金翼方)』은 노화와 양기의 관계를 총결하였다. "사람이 50세 이상이면 양기가 날로 쇠퇴하여 쇠퇴하는 것이 날이 가는 것 같다."[28] 양기가 나이에 따라 증가했다가 모손됨을 제기하였다. 날이 오래되어 휴손되면 추동하고 활동하는 능력이 감소되고, 유기체의 기능에 영향을 미쳐 노화가 출현한다. "무릇 음양의 요는 양이 고밀하여 이에 단단해야 한다."[29] 인체 평형의 유지에 있어 양기는 주도 작용을 일으키고, 양기의 고결은 인체 평형 유지의 관건이다. 양생은 아직 병이 나지 않았을 때 응하여 양기를 보호하여 인체를 강화하고, 병을 예방하는 데 주력해야 한다. 『내경』으로부터 시작하여 역대 의가들은 충분히 양기의 작용을 중시하였고, 송대(宋代) 두재(竇材)의 『편작심서

26) 陰陽者, 天地之道也, 萬物之綱紀, 變化之父母, 生殺之本始也.
27) 陽氣者, 若天與日, 失其所則折壽而不彰, 故天運當以日光明.
28) 人年五十以上, 陽氣日衰, 損與日至.
29) 凡陰陽之要, 陽密乃固.

(扁鵲心書)·상권전례』 '수식부양(須識扶陽)'편에 양기작용을 전문적으로 말했다. "양정(陽精)이 장성하면 천년을 살 수 있고, 음기가 강해지면 반드시 죽고 상한다."[30] "음기가 없어지지 않으면 죽음이고, 양정이 있으면 반드시 장수한다."[31] 이는 항노화에 양기를 기르는 것을 중시한 것이다.

② 독맥·양경과 항노화

양기는 노화과정 중 주도 작용을 일으키고, 태양경은 뇌에 들어가 "모든 양의 기를 주관하고," 양을 뇌로 통하게 하고, 경맥을 따뜻하게 통하게 하고, 신을 기르고 근육을 유연하게 한다. 양명경은 '기혈이 많은 경'[32]이며, '오장육부의 바다'이다. 양명 경기가 통하면 정기가 강성하고, 전신을 영양하여 담탁을 없애고, 기능을 쉽게 회복시킨다. 소양경은 양기를 출입시키는 지도리와 같다. 태양경은 양기가 외로 나가고, 양명경은 양기가 내로 쌓인다. 독맥은 '양맥의 바다'가 되고, 전신 양경맥기(脈氣)를 감독·재촉하여 양경 기혈을 소통시키고, 양기의 소장전화를 조절하여 이로부터 경부의 기화작용을 발휘하고, 진양을 증가시키고 보하며, 수를 더하고 뇌를 깨운다. 이 외에 양경과 뇌의 관계는 밀접하여 양경 경맥은 위로 머리로 가고, 양경 경별(經別)이 머리에서 만나서 기혈이 위로 두면으로 전해져 뇌를 뚫고 흘러간다. 양경은 흉복에서 모여서 오장의 정혈의 경·락·별의 관계를 통하여 음에서 양으로 양경으로 맥을 빌려 위로 두면으로 흘러가고, 뇌부를 영양하고 대뇌기능을 조절한다.

역자 하진호 / 교정 하진호, 박수진, 권영규

원　저 : 북경중의학대학학보 2001년 24권 제2기
論督脈在抗衰老中的作用
주제어 : 독맥 / 노쇠 / 음양 / 장부 / 정기신

---

30) 陽精若壯千年壽, 陰氣加强必斃傷.
31) 陰氣未消終是死, 陽精若在必長生.
32) 多氣多血之經.

# 제 VII 편

# 임상의학

# 독과 유풍습성관절염

山東中醫藥大學 2001年級 碩士研究生 懷君

류마티즈 관절염은 관절주위에 대칭적으로 나타나는 비화농성 염증이 주증상인 만성적 병정을 반복하여 발작하는 계통성·자가면역 손상성 질병이다. 병변은 주로 관절의 활막(滑膜)에 있고, 그 다음으로 장막(漿膜)·심(心)·폐(肺) 그리고 눈 등의 결체조직(結締組織)에 있다. 활동기에는 대부분 중의학의 '열비(熱痺)' 또는 '역절풍(歷節風)'의 범주에 속한다. 일찍이 『내경(內經)』에서 "열이라는 것은 양기가 많고 음기가 적고 병기가 승하고 양이 음을 만나서 비열이 된다"[1]라고 하였다. 한(漢)·장중경(張仲景)이 병상(病狀)은 "모든 사지관절이 동통하고 몸이 수척하고 다리가 붓고 피부가 벗겨진다"[2]라고 하였다. 당(唐)·손사막(孫思邈)이 최초로 "열독이 사지로 들어가서 관절이 붓고 아프다"[3]라고 하여, 하나의 병리기전을 제시하고, 청열해독(淸熱解毒)의 치료 원칙과 서각탕(犀角湯)을 통한 치료를 확립하였다.

## 1. 독(毒)의 개념

중의학에서 사람에게 해를 줄 수 있는 물질을 독이라고 한다. 병정(病情)이 중(重)하고, 병세(病勢)가 급하고, 손상범위가 넓고, 독이 많고, 병정이 완고하게 사로잡힌 것은 대부분 독이 있는 것이며, 종창이 더럽

1) 其熱者, 陽氣多, 陰氣少, 病氣勝, 陽遭陰, 故爲痺熱.
2) 諸肢節疼痛, 身體尫羸, 脚腫如脫.
3) 熱毒流于四肢, 歷節腫痛.

고 탁한(穢濁) 것은 독이 있는 것이며, 화열(火熱)이 왕성한 것은 대부분 독으로 바뀐다. 이른바 『설문해자(說文解字)』에 전하기를 "독은 후하다. 사람을 해하는 약이다"[4]라고 하였다. 중의학에서 이것은 단지 독사(毒邪)를 가리킨다. 독은 내외의 구분이 있는데, 외독(外毒)은 주로 육음외사(六淫外邪)를 따라 체내로 들어가고, 『소문(素問·오상정대론(五常政大論)』 왕빙주(王冰注)의 "무릇 독은 모두 오행 무리의 왕성하고 갑자기 강해진 기가 원인이다."[5] 『성방편독(成方偏讀)』의 "독은 화사가 성한 것이다."[6] 『중정통속상한론(重訂通俗傷寒論)』의 "화열은 반드시 독이 있다"[7]라고 한 것과 같이 병독·세균·Mycoplasma[8] 등의 병원미생물이 모두 이 종류에 속한다. 내독(內毒)은 체내에서 생기는 독을 가리키며, 주로 장부의 기능이 문란[9]하거나, 음양기혈이 제대로 조절되지 못하거나, 신체 내의 생리병리산물이 배설되지 못하거나, 신체 조직이 한쪽으로 치우쳐 성(盛)하거나 뭉쳐서 풀리지 않으면 독이 생긴다. 내독은 질병이 진행되는 과정 중에 생기는 것이 많고, 이는 병리산물일 뿐만 아니라 새로운 병인소(病因素)가 된다. 류마티즈 관절염 환자는 면역기능이 문란하고 초과용량의 자가항체가 생성되어 항원항체 복합물이 정상조직에 대한 면역반응을 하여서 조직에 해를 입히는데 이것은 내독의 범주에 속한다. 『제병원후론(諸病源候論)』에서 "열독의 기는 장부에서 나오고 수족을 공격한다. 수족에 열이 나고 붉어지고 붓고 아프다."[10] 유하간(劉河間)이 "일반 사람들이 양독제증이라고 하는 것은 모두 양열이 지나치게 극에 달하여 된 증이다."[11] 유가언(兪嘉言)이 "내적 요인은 술의 후미한 열독이고 화가 뭉쳐서 횡결된 화독이다"라고 한 것과 같이 류마티즈 관절염의 급성기에는 관절이 붓고, 아프고,

---

4) 毒者, 厚也, 害人之草.
5) 夫毒者, 皆五行棕盛暴烈之氣所爲也.
6) 毒者, 火邪之盛也.
7) 火熱者, 必有毒.
8) 바이러스와 세균의 중간성질로 호흡기질환유발인자.
9) 뒤죽박죽이 되어 어지러움.
10) 熱毒氣從臟腑出, 攻于手足, 手足則煩熱, 赤, 腫, 疼痛也.
11) 凡世俗所謂陽毒諸證, 皆陽熱亢極之證.

굽히거나 펴지 못하고, 발열 등의 임상증상을 동반하는 변증(辨證)이 생기고 병정(病情)에 사로잡히며, 중의학의 독사(毒邪)로 인한 병의 특성과 일치한다.

## 2. 독의 발생

### (1) 체내에 열독이 쌓여서 수족을 공격한다

선천적으로 음허혈열(陰虛血熱)하고 양기가 항성(亢盛)한 체질이거나 후천적으로 맵고 자극이 강하고 지방이 많고 단 음식을 많이 먹어서 장부에 열이 축적되면 독이 쌓인다. 여기에 외감사기(外感邪氣)가 감응(感應)하면 내독을 유발한다. "열독의 기가 장부에서 나와 수족을 공격하면 수족에 열이 심하고 붉어지고 붓고 아프다."[12]

### (2) 풍독에 적중되어 경락이 막혀서 저리다

풍(風)의 흐름이 불안정한 상태로 오래되면 풍독이 된다. 이것은 골수로 들어가서 통증이 생기고 그 부위가 변하지 않는다. 통증부위가 붓고 열이 나거나 전신에 열이 심한데, 『보제본사방(普濟本事方)』에서 "풍열이 관절부위를 상하게 하고 수족을 공격하여 붉게 부어오르고……"[13]라고 하였다.

### (3) 한습(寒濕)에 외감(外感)되어 열독이 쌓이다

습지에 오래 머물거나, 물을 걸어서 건너거나, 비를 맞거나, 위양(衛陽)이 손상되어서, 풍·한·습이 경락관절을 유주하고, 기혈이 뭉치고, 사기가 뭉쳐서 병이 오래되면 풍이 변하여 화가 되고 한이 변하여 열이 되고, 화가 변하여 독이 생기고, 혈맥이 막혀서 멈추고, 관절을 유주한다. 『유증치재(類證治裁)』에서 "처음에 풍한습으로 인해 음분(陰分)이 울폐(鬱閉)되고 이것이 오래되면 열이 나고 통증이 생긴다"[14]라고 하였다.

---

12) 熱毒氣從臟腑出, 攻于手足, 手足則煩熱, 赤, 腫, 疼痛也.
13) 風熱成歷節, 攻于手足作赤腫.
14) 初因風寒濕鬱閉陰分, 久則化熱攻痛.

#### (4) 불치(不治)나 오치(誤治)는 화를 도와서 독이 생기게 한다

의사가 "풍·한·습 세 가지 기가 섞여서 합하여지면 비증이 된다"[15] 라는 설을 고집하여 장부경락표리를 구분하지 않으면 "한습각기가 발작하면 검게 되고 붓고, 진물이 나고, 함몰하며, 종종 조열하여 그것을 공격하는 것 같고……"[16]에서와 같이 습열독비(濕熱毒痺)가 형성되어서 경락관절을 막는다. 환자에게 많은 양의 호르몬을 사용하여서 열독작용의 촉진활동이 약해지면 진액이 손상되고 기를 소모시키며(傷津耗氣), 심하면 음을 불사르고 액을 단련하며(灼陰鍊液), 열독이 형성되어 없어지지 않으므로 음허내열(陰虛內熱)의 상태가 된다.

### 3. 열독의 표현

#### (1) 관절이 붉게 붓고 열이 나고 아프다

류마티즈 관절염의 활동기에는 독(毒)이 사지 골절을 공격하여 관절이 벌겋게 붓고(關節紅腫) 통증(疼痛)이 심하며 혹은 전신에 열이 나고 관절을 움직이는 데 문제가 있으며 관절의 여러 부위에 영향을 끼치고 병정에 사로잡히게 된다. 독사가 체내에 숨어 있다가 외사(外邪)를 만나면 활동하게 되고, 습열화독(濕熱火毒)이 경맥 유주를 공격하여서 각 관절을 막아서 저리고(痺阻), "수족이 번열하고 붉게 되고 부으며 통증이 있다."[17]

#### (2) 관절국부담핵(關節局部痰核)

습열의 탁독(濁毒)이 처음 발생하였을 때에는 소산(疏散)이 가능하다. 만약 독이 서로 얽혀서 굳어지면 종기덩어리가 되고 골절에 붙어서 관절의 통증이 심해지고, 더 심해지면 펴고 굽히지 못하며(屈伸不利) 관절이 기형적으로 변한다.

---

15) 風寒濕三氣雜至, 合而爲痺.
16) 便作寒濕脚氣, 烏之附之乳之沒之, 種種燥熱攻之…….
17) 手足則煩熱, 赤, 腫, 疼痛也.

(3) 독이 장부를 공격하다

류풍습이 심·폐 및 눈 등의 결체조직까지 손상하여 병증을 일으킨다. 그리고 독이 장부를 공격하여 변증이 생긴다. 습열어독(濕熱瘀毒)이 사기와 만나면 신체의 관절이 변형되고 사용할 수 없게 되며 장부가 손상되면 병이 빨리 진행되어 치료할 수 없다.

(4) 기타지표

염증지표의 정상범위 초과, ESR 속도의 증가, RF 양성, C반응 단백질 증가, Ig증가, X선사진에서 나타나는 병변관절 및 주위 골질의 성글어짐, 결구파괴 등의 이상적인 변화가 있다.

## 4. 열독의 치료

(1) 치법

청열해독(淸熱解毒), 활혈통락(活血通絡).

(2) 방약

결론적으로 청열해독 약물을 군약으로 하고, 이 병은 습사가 많이 모여서 질환이 된 것이므로 약물이 대고대한(大苦大寒)하고 음유자니(陰柔紫泥)하는 것은 사용하지 말아야 하며, 기를 소모하고 음을 상하게 하며 또는 위를 패(敗)하여 사기가 전변하는 것을 막아야 한다. 금은화(金銀花)·연교(連翹)·포공영(蒲公英)·반지련(半枝蓮)·자화지정(紫花地丁) 등의 고미한(苦微寒)하거나 감한(甘寒)한 약물을 사용하고, 황백(黃柏)·고삼(苦蔘)·용담초(龍膽草)·목통(木通)·판람근(板藍根) 등의 고한직절(苦寒直折)한 약물은 사용을 금(禁)하거나 신용(愼用)하여야 한다. 관련 자료에 의하면 류마티즈 관절염과 EBV[18]는 밀접한 관계가 있음을 알 수 있다. 관절이 붓고 아픈 것은 류풍습 양성인자이다. 실제로 현대 약리 연구에서 청열해독 약물은 병원 미생물의 작용을 억제한

---

18) Epstein-Barr virus.

다는 사실을 증명하였다. 많은 종류의 세균·병독·진균 등의 병원 미생물에 대한 억제 또는 살균작용을 갖추고 있고 또한 내독소(內毒素)에 대항할 수 있으며 내독소에 의한 숙주의 과민반응에 대한 보호 작용이 있다. 이외에 청열해독 약물은 면역조절작용도 갖추고 있다. 백화사설초(白花蛇舌草)와 포공영(蒲公英)은 체액성 면역항진작용을 억제하고 동시에 식세포의 기능작용을 촉진하며, 또한 이와 같은 약물은 환핵감산[19] 계통을 거쳐서 면역세포활성을 변화시키고 체내 자체항원의 내성에 대한 항체를 증가시킨다. 또한 청열해독 약물은 해열·항염(抗炎) 작용이 있고 염증 삼출물을 억제할 수 있다. 그러므로 류마티즈 관절염의 급성기 증상을 억제하고 전신의 기능적 증상을 변화시키는 데 매우 효과가 좋다.

중의학에는 "구병은 락으로 들어간다"[20]라는 말이 있다. 병변의 기간이 길면 국부에 병리적 산물이 모여서 정상적인 기혈소통에 영향을 주고 혈이 뭉쳐서 락맥을 막기 쉽다. 병변의 부위를 관찰한 자료에 의하면 약한 순환장애가 있으므로 임상에서 활혈통락(活血通絡) 약물을 많이 배오(配伍)[21]하여 효력을 증가시킨다. 임상에서 환자의 증상이 복잡하고 허·실열증(虛·實熱證)이 복잡하게 섞여서 이미 관절홍종열통(關節紅腫熱痛)·설홍태황니(舌紅胎黃膩)·맥활삭(脈滑數)하면서 조열도한(潮熱盜汗)·구인건조(口咽乾燥)·형수변비(形瘦便秘)의 증상이 나타날 때에는 중요한 모순점을 먼저 살피고 나서 나머지를 살펴야 한다. 당연히 청열(淸熱)과 자음(滋陰)을 같이 하여서 청열시켜 음이 상하지 않도록 하고 자음시켜 사기를 제거하는 것이 중요하다. 선천적으로 비위(脾胃)가 허약한 체질이면 당연히 비위를 조절하는 데 주의하고 고한(苦寒)한 약물에 대한 환자의 내성(耐性)을 증가시켜서 치료효과를 더욱 견고하게 한다. 약물을 배오할 때에는 마땅히 청열해독 약물의 치료작용의 발휘와 불량반응의 감소를 최대한도까지 나타날 수 있도록

19) cyclic nucleoside phosphate. 핵산과 뉴클레오타이드 분해의 한 단계.
20) 久病入絡.
21) 두 가지 이상의 약을 서로 배합하여 사용하다. 여러 가지 약을 같이 쓰다.

하여 임상적 치료효과를 높인다.

역자 이혜주 / 교정 유기훈, 박수진, 권영규

원 저 : 산동중의약대학학보 제27권 제1기
論毒與類風濕性關節炎
주제어 : 류마티즈 관절염 / 병인병기 / 이론연구

# 24절기와 부인병

북경중의약대학부속병원, 강서 남경 210029 夏桂成

시령(時令)은 1년 사계절 중의 춘령(春令)·하령(夏令)·추령(秋令)·동령(冬令)이고 절기는 1년 중의 24절기로 절기는 차례대로 바뀌며 기후변화의 단계적 특징을 나타낸다. 절기의 변화는 단지 몇몇 계절적 급성병을 일으킬 뿐만 아니라 동시에 몇몇 만성병증도 유발할 수 있다.

부인병에 대하여 말하면 생식과 월경주기는 뚜렷한 주기성 규칙이 있기 때문에 일종의 원운동형식을 나타내고 자연계의 기후기상 규칙과도 유관하다. 우리는 "만사 모든 것이 생물종 현상을 나타내고, 대부분 기후기상변화와 유관하고 심지어 그 지배를 받기도 한다"라고 알고 있다. 1년 사계 혹은 오계 중의 생장성수장(生長盛收藏)과 춘온(春溫)·하열(夏熱)·장하서(長夏暑)·추량(秋涼)·동한(冬寒)의 기후변화는 유관하다. 바꾸어 말하면 만약 춘온·하열·장하서·추량·동한의 기후전환이 없다면 생장성수장의 생물종규칙도 있을 수 없게 된다. 춘온을 예로 들어보면 승발(升發)을 주관하고 춘기(春氣)를 온화(溫和)하고 만물을 생겨나게 하며, 사람도 이와 같아서 상해의 이름 있는 노(老) 한의사 채소손(蔡小孫)의 설명에 의하면 춘계의 임신율이 다른 계절에 비해 높다. 우리는 불임·불육(不育) 전문 분야의 진료를 여러 해 살펴본 결과 유사한 상황을 발견하였다. 월경주기의 변화는 사시오계(四時五季)와 유관하고, 모두 태극·음양적 시간규칙의 지배 아래 형성되고 있다. 그 외에 월경주기 및 그 생식적 중요물질을 주관하는 것이 곧 천계이고, 그 본신(本身)은 십천간(十天干) 중의 가장 마지막 위치이며 북방 임계지수(壬癸之水)에 상응한다. 천계는 일종의 수양(水樣) 물질이고 체내에 있고 천지 사이의 음양운동의 규칙적 양상의 운동이며, 이른바 기후의 음양변화 실상은 반드시 생식과 월경주기의 변화에 영향을 미치고 뚜렷한 월경의 병변, 생식방면의 병변을 나타나게 한다. 최근에 기후변화의 빈번한 실상(失常)으로 인하여 기온이 상승하고 지구온난화로 인하여 여성에 있어서는 출혈병, 월경전후의 모든 증상, 폐경기 종합증상도 많이 증가하고, 월경후기(月經後期)[1]·량소(量少)·폐경(閉經)·비만 등의 병증도 어느 정도 증가하였는데, 이것은 또한 반드시 중시되어야 한다.

1년 중 24절기는 중국 고대 천문기상학을 총정리하여 나온 눈부신 성취결과이다. 목적은 농업 생산일을 하기 위해서이고, 농업에 있어 절기의 도래를 매우 중시하고 씨를 뿌리고 밭을 경작하고 비료를 주고 수확하는 모든 것은 절기와 유관하므로 절기는 농업생산과 생활실천에 대하여 비교적 높은 응용가치를 가진다. 의학에 있어서도 중요한 의의를 가지며 『내경』에서 24절기와 오운육기(五運六氣)를 상호배합하고 24절기의 응용범위를 확대하였다. 육기와 24절기는 상호 배합되고, 24절기는 실제로 육기의 심화적 표현이다. 운기학설에서 말하는 육기와 일반적으로 말하는 육기인 "풍(風)·한(寒)·서(暑)·습(濕)·조(燥)·화(火)는 서로 같지 않고 주요한 차이점은 서, 화 두 가지에 있는데 운기학설에서는 이 두 가지가 상화(相火)·군화(君火)로써 실제로는 음화(陰火)·양화(陽火)의 의미이다. 각 하나의 기는 4개의 절기를 포괄한다. 태양한수(太陽寒水)의 한은 대설(大雪)에서 대한(大寒)까지의 네 가지의 가장 한랭한 절기에 대응하고, 반면 소양상화(少陽相火)의 화열(火熱)은 망종(芒種)에서 대서(大暑)까지의 네 가지 가장 염열한 절기에 대응하며 이로부터 유도해 보면 절기의 변화와 체내 음양변화의 상응적 예측을 하는 것이 편리하고 육기변화에 의한 24절기가 의학에 있어 더욱 실용적이 되고 병이 생기기 전에 치료하고 병이 생기기 전에 예방하기에 적합하다.

---

1) 월경이 평소보다 늦어지다.

## 1. 궐음'풍'목-간(厥陰風木-肝)

네 가지 절기, 즉 입춘(立春)·우수(雨水)·경칩(驚蟄)·춘분(春分) 4가지를 포괄한다. 입춘 : 춘계의 도래를 나타내고 일반적으로 양력 2월 3일 혹 5일, 음력 정월절(正月節)이다. 우수 : 양력 2월 19일 혹 20일, 음력 정월 중순이다. 경칩 : 경칩이란 동면하는 생물충사류(生物蟲蛇類)를 놀라게 한다는 뜻이고 동면하는 생물충사류가 이미 깨어나기 시작하여 봄기운을 얻어 움직임을 시작한다는 것인데, 일반적으로 양력 3월 5일 혹 7일, 음력 2월절이다. 춘분 : 봄의 절반을 이것으로 나누어 설명하므로 춘분이라 이름 하였는데, 일반적으로 양력 3월 21일 혹 22일, 음력 2월 중순이다. 입춘 다음 우수·경칩·춘분 3개의 절기가 오고, 모두 궐음풍목의 기를 표현하고 승발의 특성을 주관하므로 임신(受孕)하기에 좋은 시기로 『여과의학실험록(女科醫學實驗錄)』(第一集)에서 '기울불잉치험(氣鬱不孕治驗)' 중에 기술되어 있다. "리기해울(理氣解鬱)하고 익신유간(益腎柔肝)하여 춘기(春氣)의 승발기능을 얻어서 기조혈화(氣調血和)하여 이를 치료하여 임신한다"라고 하였고, 육기 중 풍기는 목에 속하고 간과 유관하고 간목(肝木)은 조달승발(條達升發)을 주관하고 승발이 지나치면 풍기가 과성(過盛)하여 경행두통(經行頭痛)·흉유창통(胸乳脹痛)·협통(脇痛)·현훈(眩暈)·풍진(風疹) 등과 같은 두흉협유방부(頭胸脇乳房部) 질환이 쉽게 생긴다. 『증평류선사가의안(增評柳選四家醫案)·평선정향루의안하권(評選靜香樓醫案下卷)』 '지체제통(肢體諸痛)'에서 말하길 "협통은 봄이 되면 발병하고 봄이 지나가면 낫는데 이는 간병이다. 춘삼월은 간목(肝木)이 주관하는 시령이고 간양(肝陽)이 발전하고 있고 음이 이를 따를 수 없어서 그 기가 돌아서 도달하는 곳에 통증이 생긴다. 하추동(夏秋冬)에는 간기가 쇠약해지므로 음과 알맞게 조화되므로 통증이 생기지 않는다. 아교·백작·복령·단피(丹皮)·천초(茜草)·자초(炙草)·포어[2]탕대수(鮑魚湯代水)를 사용한다"라고

2) 석결명. 포어(鮑魚). 전복.

하였다. 풍기불급(風氣不及)·승달부족(升達不足)·기기울조(氣機鬱阻)·간기불소(肝氣不疏)와 같이 월경전긴장종합증(經前緊張綜合證)·폐경기종합증(絶經綜合證) 등에 이르게 된다.

## 2. 소음'군화'-심(少陰君火-心)

청명(淸明)·곡우(穀雨)·입하(立夏)·소만(小滿) 네 개의 절기를 포괄하고, 소음'군화'가 주관하는 시령에 속하며 군화(君火)는 장음지화(臟陰之火)이고, 양화염열(陽火炎熱)의 성질에 도달하고, 화는 열이고, 하열(夏熱)의 도래함 혹은 장차 도래할 것을 미리 알리며, 기후가 열하게 된다. 청명은 중요한 절기이고 일반적으로 양력 4월 4일 혹 6일이고 『월령칠십이후집해(月令七十二候集解)』에서 "삼월, 절(음력 3월초)에는 만물이 이 시기에 이르면 모두 깨끗하고 가지런해지므로 청명이라 하고, 청명에 이르면 황하강 중하류에서 이남지구(地區)[3]까지 평균기온이 일반적으로 10℃이상이고, 중국 대부분 지구의 기후가 온난하며, 초목이 무성해지기 시작하고, 겨울의 한랭고황(寒冷枯黃)[4]한 상태가 변하게 된다"라고 하였다. 밭을 경작하고 씨를 뿌리는 시기로, 강남지역의 속담에 의하면 "청명에서 곡우까지의 시기에 씨를 뿌리고 밭을 경작하는 것을 미루지 말아야 한다"라고 하였다. 곡우 : 양력 4월 19일 혹 21일, 음력 3월 중순이다. 입하 : 여름이 왔음을 의미하고 일반적으로 양력 5월 5일 혹 9일, 음력 4월절 즉 4월초이다. 소만 : 양력 5월 20일 혹 22일, 음력 4월 중순이고 청명절부터 날씨가 따뜻해지고 인체내부도 몇몇의 화왕(火旺)반응이 일어나며, 우리는 청명절 당일에 10명의 불임불육증 환자에 대한 경과의 상세한 문진을 통한 관찰통계에 의하면 6명의 환자는 청명절의 전 2일 이내에 각각 다른 정도의 흉민심계(胸悶心悸)·번조실면(煩躁失眠)의 반응을 보였다. 이 환자들은 모두 본래는 이와 같은 반응이 없었다. 절기의 도래, 기후의

3) 중국의 성이나 자치구가 설립한 행정구역으로 약간의 현이나 시를 포함함.
4) 고황 : 초목이 시들어서 누렇다.

변화, 체질의 차이에 따라 특히 양허자(陽虛者)는 소음군화의 시기가 되면 심간화(心肝火)의 편왕(偏旺)의 변화가 생기고, 어떤 사람은 경행두통·월경선기·경량과다 등이 나타나게 된다.

### 3. 소양'상화'-담·삼초(少陽相火-膽·三焦)

양화(陽火)에 속하고, 화열이 편왕(偏旺)하고, 망종(芒種)·하지(夏至)·소서(小暑)·대서(大暑) 4개의 절기를 포괄한다. 그 중에 하지절이 매우 중요하다. 망종 : 일반적으로 양력 6월 5일 혹 7일, 음력 5월절이다. 『월령칠십이후집해(月令七十二候集解)』에 의하면 "오월절은 망종이 있어서 농작물을 심을 수 있다"라고 한다. 중국 장강 중하류지구는 비가 많이 오는 황매시절(黃梅時節)[5]에 들어간다. 하지 : 양력 6월 21일 혹 22일, 음력 오월 중순이고, 하지에서 지(至)는 절정을 뜻하고, 장차 여름에 이름을 말하며, 3가지 의의가 있다. 첫째는 양기가 절정에 이르는 것을 말하고, 둘째는 음기가 시작되는 시기에 이르는 것을 말하고, 셋째는 태양의 순행이 북쪽에 이름을 말하며 태양빛이 곧게 바로 비치고 기온이 염열해지며 이른바 하지는 화열이 심해지는 것이고, 열극음생(熱極生陰)하므로 하지에는 일음(一陰)이 생기게 된다고 말한다. 소서 : 양력 7월 6일 혹 8일, 음력 유월절이다. 대서 : 7월 22일 혹 24일, 음력 유월 중순이고, 양화편성(陽火偏盛)·서열증등(暑熱蒸騰)하는 시기이고 이는 중양전음(重陽轉陰)하여 음이 생기기 시작하는 시기이다. 『행헌의안집록(杏軒醫案輯錄)』에서 "형체가 마르고 음이 휴손되고, 맥허근삭(脈虛近數)하고, 해수측와(咳嗽側臥)·한다식소(汗多食少)의 증세를 보인다. 9월에 월경이 멈추고, 3회 하지 않으며, …… 현재 맥증이 이와 같으면 생각건대 임신의 징후는 아니고, …… 혈해가 마르고, 병세가 격렬하고 예후가 좋지 않아서 도저히 다루기 어려우므로 음을 길러 금(金)을 보충하고 조양위기(調養胃氣)도 겸하여 주어서, 하지에 이르면 일음이 회복되어 어긋남을 보수할 수 있다"라고

5) 黃梅 = 梅雨. 장마.

하였다. 그러므로 폐경을 초래하고, 월경이 평소보다 늦어지고, 심하면 붕루가 나타난다. 요즈음에는 기온이 높아지고 에어컨을 이미 보편적으로 사용하며, 장기간 에어컨을 사용하는 곳에 있는 사람은 이로 인해 냉방병(空調綜合證)·서습감모증(暑濕感冒證)·장위병증(腸胃病證)에 걸리고, 심하면 풍습비증(風濕痺證)·요통병증(腰痛病證) 등에 걸리게 된다.

### 4. 태음'습'토-비(太陰濕土-脾)

입추(立秋)·처서(處暑)·백로(白露)·추분(秋分) 네 개의 절기를 포괄한다. 그 중에 추분이 매우 중요하다. 입추는 양력 8월 7일 혹 9일, 음력 칠월절이다. 처서 : 양력 8월 22일 혹 24일, 음력 7월 중순이다. 백로 : 양력 9월 7일 혹 9일, 음력 8월절이다. 추분 : 양력 9월 22일 혹 24일, 음력 8월 중순이고, 음양이 서로 반반인 시기이므로 낮과 밤이 균일하고, 한서가 같으며 이것은 춘분과 서로 같고, 낮과 밤이 거의 같은 길이이므로, 곡식을 거두고 가을파종을 하는 시간이다. 우리의 경험에 의하면 근래의 기후변화가 커지고 기온이 높아지고 지구온난화가 일어나고 입추에서 처서까지, 다시 백로까지 기후가 염열하므로 태음습토의 기가 주로 백로 이후에 날씨가 차가워지며, 따라서 진정한 추계에 진입하고 조(燥)한 특성이 나타나게 된다. 『증평류선사가의안(增評柳選四家醫案)·계지당의안상권(繼志堂醫案上卷)』 '해천문(咳喘門)'에서 말하길 "『내경(內經)』에서 가을에 습에 상하면 겨울에 해수가 생긴다고 하였다. 유씨(喩氏)가 가을에 조사(燥邪)에 상하면 겨울에 해수가 생기고, 초추지습(初秋之濕)은 본(本)은 하령에서 오고, 원래 정기이고, 조(燥)는 중추(中秋) 이후에는 그 기도 정령(正令)이며, 그 두 가지는 서로 원인이 되고 이론이 물론 그러하고 형세도 반드시 그렇게 된다. 중경이 일찍이 처방을 만들어 혼자서 매우 빨리 방법을 간파하였고 요즘 사람들이 사용하는 것은 옛 사람과 같지 않다"라고 하였다. 이 시기에는 여자의 대하과다(帶下過多)·경행설사(經行泄瀉)·경행부종(經行

浮腫) 등과 같은 폐비(肺脾)에 대한 발병이 비교적 많다.

## 5. 양명'조'금-대장·폐(陽明燥金-大腸·肺)

한로(寒露)·상강(霜降)·입동(立冬)·소설(小雪) 네 개의 절기를 포괄하고 조기(燥氣)로써 시령에 해당한다. 한로는 양력 10월 8일 혹 9일, 음력 9월절이다. 상강은 양력 10월 23일 혹 24일, 음력 9월 중순이다. 입동 : 양력 11월 7일 혹 8일, 음력 10월절이다. 소설 : 음력 11월 22일 혹 23일, 음력 10월 중순이다. 입동은 동계가 오는 것을 의미하고, 처음으로 동계에 들어가는 것이고, 조금의 기가 시령의 때를 맞이하고, 기후가 조하고 량하고, 해수 등의 질병이 가장 잘 나타난다. 『증평류선사가의안(增評柳選四家醫案)·평선계지당의안상권(評選繼志堂醫案上卷)』 '해천문(咳喘門)'에서 말하길, "지난해 겨울에 해수가 있었으면 올해 봄에 오한발열하고 가을이 되면 해수가 경하거나 중하거나 하며, 단지 인후가 가렵게 된다. 화역상기하여 인후불리하고 이러한 증이 되면 폐결핵에 매우 쉽게 걸리고 맥미촉(脈微促)하지 않고 기천(氣喘)하지 않는 것은 맥문동탕합사백산으로 치료한다"라고 하였다. 여자는 가을·겨울철에 조종합증(燥綜合證)·피부소양증(皮膚瘙痒證)·달발증(脫髮證)에 쉽게 걸리고, 또한 월경이 평소보다 늦어지고, 양이 적어지는 등의 병증을 볼 수 있다.

## 6. 태양'한'수-방광·신(太陽寒水-膀胱·腎)

대설(大雪)·동지(冬至)·소한(小寒)·대한(大寒) 네 개의 절기를 포괄한다. 한수에 해당하는 시령이며 기후가 한랭해진다. 대설 : 양력 12월 6일 혹 8일, 음력 11월경이다. 동지 : 양력 12월 21일 혹 23일, 음력 11월 중순이다. 소한 : 양력 1월 5일 혹 7일, 음력 12월절이다. 대한 : 양력 1월 20일 혹 21일, 음력 12월 중순이다. 그 중에서 동지절이 비교적 중요하고 동지에는 음이 극하여 양이 생하고(陰極而陽生) 혹은 중음필양이라 하므로 동지에는 일양이 생한다고 하며 인체내부에 대하여 일정한 영향이 있으며 한수에 해당하는 시령이므로 한질(寒疾)이 쉽게 나타나고 여자는 월경통이 나타나고 월경량이 적어지고 대하량이 많아지며, 심하면 폐경·징가 등의 질병이 나타난다. 따뜻함이 지나치면 감모(感冒)·붕루(崩漏)·월경과다(月經過多) 등의 질병이 나타난다.

결론 : 절기는 다만 농업생산에만 중요한 것이 아니라 생활에 대해서도 매우 중요하며, 세속에는 백로에는 몸에 이슬을 맞지 말고 청명에는 솜옷을 벗지 말라는 말이 있다. 의학에 있어서도 매우 중요하고 절기에 맞게 발병하며, 절기에 근거하여 병을 예방하고 치료한다. 예방은 치료에 있어서 중요하고, 앞으로 24절기와 발병의 관계를 더욱더 깊이 파고들어 연구하여야 하고, 그리하여 유효한 예방치료방법을 찾아내야 한다.

역자 이혜주 / 교정 유기훈, 조영은, 최애련, 박수진, 권영규

원　저 : 南京中醫藥大學學報 2005년 1월 제21권 제1기
概述二十四節與婦人病及其辨治的關系

요　점 : 24절기 기후 변화의 단계적 특징에 대해 설명하였고 24절기는 육기변화의 표현이라고 생각하며 절기의 변화는 단지 몇몇 계절적 급성병을 일으킬 뿐만 아니라 동시에 몇몇 만성병증도 유발할 수 있다.

주제어 : 절기 / 기후변화 / 부인병

# 독손폐락과 SARS

북경중의약대학 장립산

## 1. 중의의 독과 폐락에 대한 인식

### (1) 독의 넓은 의미

중의학에서 독의 넓은 뜻은 생물체에 위해한 각종 병사와 물질을 가리키는데 외적 환경에서 병에 이르게 하는 사기와 같은 것이다. 『소문(素問)·생기통천론(生氣通天論)』에서 말하길 "비록 맹렬한 풍사와 강렬한 독기가 있을지라도 해를 입힐 수 없다"[1]고 하였다. 혹은 이런 종류의 성질이 있는 물건이 독물이다. 『소뮨(素問)·징사시론(徵四時論)』에서 "병을 진찰할 때 그 (병의) 시작한 곳, 우환과 음식의 실조, 기거의 과도, 어떤 독에 손상된 것(이런 것을 묻지 않으면 안된다)"[2]고 하였다. 이외에 또한 약물의 치우친 성질 혹은 준열하고 맹렬한 성질을 가리킨다. 『소문(素問)·오상정대론(五常政大論)』에서 "독성이 강한 것으로 병을 치료할 때 열 가운데 여섯은 낫고 독성이 보통인 것으로 병을 치료할 때 일곱은 낫는다"[3]고 하였고, 『소문(素問)·장기법시론(藏氣法時論)』에서 "독약은 사기를 치료하고 오곡은 (정기를) 양육하기 위한 것이며 오과는 (정기를) 보존하기 위한 것이다"[4]라고 하였다.

---

1) 雖有大風苛毒, 弗之能害.
2) 診病不問起始, 憂患飮食之失節, 起居之過度, 或傷于毒.
3) 大毒治病, 十去其六, 常毒治病, 什去其七.
4) 毒藥攻邪, 五穀爲養, 五果爲助.

### (2) 폐락의 의미

락은 넓은 뜻과 좁은 뜻으로 구분되는데 넓은 뜻의 락은 '경락(經絡)'의 락과 '맥락(脈絡)'의 락을 포함하고, 좁은 뜻의 락은 '경락'의 락을 가리킨다. 넓은 뜻의 락은 주로 12정경과 기경팔맥의 별락을 포괄하는 것이다. 락맥의 최소 분지는 손락(孫絡)이다. 또 체표기부에서 순행이 나타나는 부락(浮絡)과 혈락이 있다. 인체의 깊은 부위인 흉복에서 잠행하는 양락·음락과 장부에 배속되어 잠행하는 폐락·간락·비락·신락·심락 등이 있다. 락맥은 속에서 장부에 이르고 밖에서 사지기부와 관절의 계곡을 순환하여 표리내외가 모두 소통하게 되어 기·혈·진액이 관통하여 장부조직을 적시고 윤택하게 하는 기능이 있다. 폐락은 폐에 속하는 락맥으로 주로 폐 속의 아주 작은 혈관으로 심금오(沈金鰲)가 말하길 "해혈이란 화가 금의 위치를 승한 것으로 이에 폐락이 손상된다"라고 하였고, 또한 당연히 아주 작은 림프관도 포함한다. 락맥을 통해 기혈·진액·혈이 스며들어 영위를 관통하며 경락의 기가 순환하는 것을 보정하여 인체의 기·혈·진액의 수포와 순환이 시작되는 제일 중요한 관건이 되어 이들을 매개하는 작용을 가진다.

## 2. 독손폐락과 SARS

SARS는 온열역독에 감수하여 생기는 것으로 사독(邪毒)이 입과 코를 따라 들어와 폐락에 침습하여 폐락에 비저(痺阻)가 발생하게 된다. 폐락비저 발생의 주요한 것은 아래 두 개의 원인이 있다.

### (1) 락체(絡滯)

락맥은 비교적 미세하여 일단 사기가 락맥으로 들어오면 쉽게 락 중의 기혈운행과 진액의 수포가 영향을 받는다. 온열역독이 입과 코를 따라 들어오면 먼저 폐를 범하게 되는데 폐는 교장[5]으로 사기의 침입을 견디지 못해 역독이 폐락을 침습하게 되면 인체 기혈 운행이 어지

---

5) 사기의 침입을 받기 쉬운 연약한 장.

럽게 되며 사기가 락중에 들어오면 기혈이 행하지 못하고 진액수포가 되지 않아 다수가 락중에 막히게 되거나 혹은 락외에 모이게 되어 곧 수습(水濕)이 안에서 생겨 폐락이 막히게 된다. 기혈이 창달하지 못하고 더하여 습사가 안에서 저체되면 곧 혈맥이 응체되고 머무르게 되어 어혈이 된다. 독사와 습어화열이 교착하여 나아가 혈락으로 들어가면 다시 기혈이 막히게 되고 폐락비저가 발생하며 폐락이 막히게 되어 정상적인 호흡을 잃게 되어 흉협에 그득한 감이 생기게 되고 숨을 헐떡거리게 된다.

(2) 락허(絡虛)

락도가 소통·창달되고 락기가 밖에서 저체됨이 없는 것은 락중의 혈기가 충실하게 되는 중요한 조건 중의 하나이다. 일단 락중의 혈기가 부족하면 락맥이 공허하여 곧 기혈이 정상적인 진행에 영향을 미치게 되고 혈의 행함이 늦어져 어혈이 발생하게 된다. 폐는 교장으로 끓이고 찌는 것〔煎蒸〕을 이겨내지 못하여 역독이 폐를 범하게 되면 독사가 치성하게 되어 정사가 서로 수일 동안 싸우나 이기지 못하여 곧 정기가 손상받게 되고 락중의 진액과 기가 없어지게 되며 락맥이 공허하게 되어 혈이 막혀 어혈이 된다. 어혈은 또한 락에서 저체될 수 있어 락중의 진액으로 하여금 심경이 붉은 혈로 되지 못하게 하여 락중에 울체되고 락외의 진액이 락내로 순환하지 못하게 하여 맥외에서 모이게 되거나 혹은 어저기체(瘀阻氣滯)된다. 이것으로 모두 습탁이 내생하게 되고 나아가 폐락비저가 가중된다. 습탁으로 인해 폐락의 어혈비저가 생겨 진액이 사방으로 수포되지 못하게 되면 오경(五經)이 아울러 행함을 잃게 되고 장부가 유양받지 못하게 되어 오히려 지나친 정기모손이 가중된다. 정기의 허함과 락비는 서로 원인과 결과가 되어 악성순환을 형성하여 정허사실(正虛邪實)을 조성하여 병정이 사로잡히어 낫기 어렵게 된다.

총괄하여 말하면 SARS는 온열역독에서 기인한 것으로 열독이 폐를 범해 습독·어조를 형성하면 각종의 독사가 상합하여 폐의 음양락도가 통하기 어렵게 되고 폐락비저가 발생하는데, 임상적으로 발열·흉민·호흡곤란이 매번 발견된다. 열독이 서로 교착되면 혈맥이 상하게 되어 흉협자통(胸脇刺痛)과 해수담중대혈[6]이 나타날 수 있다. 『온열봉원(溫熱逢源)』에 이르길, "폐락이 통하지 않으면 흉협자통이 일어나게 된다. 열울이 날로 심해지면 담이 농으로 바뀌거나 혹은 해홍대혈[7]하여 열이 금을 작하여 손상함에 이르지 않는 바가 없다"[8]라고 하였다. 독사가 쌓이면 영위가 조화로움을 잃어 기혈이 진액을 생화하기에 부족하게 되고 수포에 장애가 생기며 락맥이 울체되는데 울한 것은 화로 변하고 화독은 락을 손상하게 되어 락중의 진기가 없어지게 되며 맥락이 공허하고 체삽(滯澁)하게 되어 독사가 점차 깊게 들어가 폐락비저가 다시 가해져 낫기가 어렵게 된다. 위에서 볼 수 있듯이 독사는 SARS 발생의 첫 원인이 되고 또한 이것은 질병발전의 병리적인 기초로 이 병의 병변부위가 폐락에 있고 병기표현의 주요함은 폐락비저이다.

### 3. 독손폐락과 SARS의 치료적 지도 의의

이것으로 보아 SARS의 주요 원인은 독손폐락으로 인한 폐락비저로 임상치료는 마땅히 해독과 통락(通絡)에 있다. 해독은 통락의 관건이고 통락은 해독의 보조가 되어 두 개는 상보상성한다.

#### (1) 해독

① 청열독(淸熱毒)

열독은 이 병의 기시 원인이고 아울러 질병의 시종을 관통한다. 이로 인해 임상시에 청열해독은 일관되게 사용하는 것이 필요하다. 초기 위기(衛氣) 단계에는 금은화·판람근·연교·관중 등을 선용할 수 있고, 중기 습열이 옹성할 때는 황금·황련·치자·생대황·백두옹·청대·대청엽 등을 선용할 수 있다. 회복기에 정기가 허하고 또한 열독은 심하지 않

6) 기침할 때 가래에 피가 섞여 있음.
7) 피가 섞인 기침을 함.
8) 肺絡不通, 則胸脇刺痛; 熱鬱日甚, 則痰移如膿, 或咳紅帶血, 無非熱灼金傷所致.

을 때에는 청해(淸解)하는데 약성이 차가운 대제를 쓰면 반드시 비위가 손상됨을 얻게 된다. 그러므로 임상시에 청해약물은 마땅히 과다하게 쓰지 말아야 하고 또한 주의하여 비위를 고려하여 도와야 하는데, 연교·포공영 등을 쓸 수 있다.

② 거습독(祛濕毒)

습독은 이 병의 하나의 중요한 병리적 산물로서 임상적으로 SARS 환자의 절대다수에게 발견된다. 병이 생기고 며칠 후에 모두 설태가 두껍고 기름진데 이것은 습열폐락비저로 이 병의 병리적 특징 중의 하나로 설명된다. 대개 폐병에서는 담으로 인해 정신이 나간 자가 많으나 담열이 양위(陽位)에 있으면 폐기가 선발·숙강하여 담열이 입과 대장을 따라 나가게 되어 나을 수 있고 이로 인해 치료가 쉽다. 그러나 습사가 질환이 되면 병위가 음이 될 수도 양이 될 수도 있는데 밖으로 표에 있는 경을 흩어주는 것이 필요하고 안으로 삼초경을 청해하는 것이 필요하다. 또 습사가 몸에 점체되면 제거되기 어려운 특징이 있어 치료가 어렵게 된다. 그러므로 임상시에 반드시 환자의 표현을 근거로 분류하여 방향화습·고조·담삼의 법을 선택하거나 혹은 이런 류의 법에 쉽게 주리를 공격하는 방을 병용하는데, 환자가 배가 그득하거나 납매[9]하고 설태가 희고 기름질 때는 곽향·패란·백두구 등의 방향화습의 약을 선용할 수 있다. 또 설사를 동반하고 설사할 때 냄새가 나고 설태는 황색으로 기름기가 있을 때는 황련·황금 등의 고한한 약으로 청열조습시키고 혹은 갈금황련탕을 합한다. 또 부종이나 뇨소, 대변이 무를 때는 복령·택사·저령 등의 담삼한 약을 마땅히 선용할 수 있다.

③ 화어독(化瘀毒)

락병에는 많은 종류가 있으나 공통적인 병리특징의 하나는 '어혈'이다. 이 병의 환자는 절대다수가 설질이 암색 혹은 자암색이 발견되는데 이것은 락병을 증명하기에 충분하다. 임상시에 혈열에 속하면 마땅히 량혈활혈(凉血活血)해야 하는데, 목단피·생지황·단삼·적작약 등을 선택할 수 있다. 습탁이 있을 때는 화습활혈(化濕活血)하여야 하는데,

9) 위가 음식을 받아들이는 기능이 장애된 것.

익모초·택란·수홍화자를 선택할 수 있다. 기허를 동반하였을 때는 당연히 익기활혈(益氣活血)하여야 하는데, 황기·당귀·천궁·도인·홍화 등을 선택할 수 있다.

(2) 통락

① 신미통락(辛味通絡)

명대 무중순이 일찌기 말하길, "혈어는 마땅히 통해야 한다. …… 이에 법하여 마땅히 신온·신열·신평·신한·감온으로써 혈에 들어가 통하게 해야 한다." 섭천사가 말하길, "락은 매운 맛으로써 통하게 해야 한다." 그러므로 이 병의 치료시기를 맞이하였을 때는 당연히 매운 맛의 약물을 응용해서 폐락을 선통하게 해서 막힌 것을 열어야 한다.

② 충류수척(蟲類搜剔)

락병이 오래 되면 완고하여 낫기가 어려운데 의가들은 대다수가 충류의 약물로써 락맥을 수척[10]시켜 락비가 쉽게 열리고 맺힌 사기가 쉽게 제거된다고 주장한다. 이 법은 일찍이 한나라에서 장중경이 이미 채용한 것으로 그 치료는 열병 시에 강랑·수질 등의 충류 약물을 사용함으로써 락중에 들어가 맺힌 사기를 수척시켜 병증이 쉽게 낫게 된다. 후세에 섭천사가 매우 찬양하여 말하길, "방 중에서 충의를 취한 것의 큰 의의는 네 가지이다. 나는 벌레는 오르게 하고 달리는 벌레는 내리게 하고 잘 움직이는 벌레는 가라앉고 섞여 있는 기혈의 사기를 밖으로 쫓아내어 발하게 한다. 대개 흩게 해도 풀어지지 않는 것은 사기가 표에 있는 것이 아니다. 공격을 해도 몰아내지 못하는 것은 사기가 속에 있는 것이 아니다. 정기를 보하고 사기를 제거하면 정사가 함께 세워져 이익이 안된다. 그러므로 성인들은 다른 수단을 피하고 락중에 섞여 있는 사기를 수척함으로써 경을 치료하는 것이 많았는데 영험함이 있었다." SARS환자는 질병 후기에 매우 많은 환자들이 설질이 자암색이 되고 가슴쪽 폐부위의 음영의 밀도가 매우 높은 것이 명확히 보이고 심하면 기화[11]에 이르고 섬유화되어 모양이 변하여 호흡하기

10) 가려서 제거한다.

어렵게 된다. 처방에 적당한 수질·토원 등의 벌레류의 약물을 가하여 폐락을 수척시키면 큰 공을 얻게 된다.

③ 보익기혈(補益氣血)

섭천사가 락병의 치료에 대하여 제시한 "통하게 하고 보하는 것이 최고이다"라고 한 것은 통락시에 허한 것을 보해야 함을 강조한 것이다. 이때 '보'라는 것은 락맥이 공허한 것에 대하여 주로 말하는 것으로 락중의 기혈을 보익하고 락중의 혈기를 충실하게 함으로써 락기가 저체됨이 없게 된다. SARS환자들은 후기에 기음부족의 표현이 많이 발견되는데, 이로 인해 기음을 보익하는 황기·태자삼·맥문동·오미자·당귀의 약물을 마땅히 선용해야 한다.

역자 유기훈 / 교정 이혜주, 조영은, 최애련, 박수진, 권영규

원 저 : 중국중의기초의학잡지 2003년 제9권 12기
毒損肺絡과 SARS
주제어 : 독 / 폐락 / SARS

11) x-ray상 나타나는 병리적 표현.(역자주)

# 궤양성 결장염의 중의약적 치료에 대한 생각

北京中醫醫院內科 李乾构

궤양성 결장염은 만성(慢性)비특이성 궤양성결장염이라고도 부르며 복통·복사(腹瀉)·점액농혈변(粘液膿血便) 및 리급후중(裏急後重)[1])이 주요 증상이며, 직장과 S상결장의 점막에 만성염증과 궤양을 형성하는 것이 주요한 병리적 특징이며 임상적으로는 비교적 흔히 나타나는 장도(腸道) 질병이다. 중국에서 이 질병이 발생하는 빈도는 대체로 구미(歐美)에 비하여 적으나 최근 몇 해 사이에 병의 발생 빈도가 대체로 증가하는 경향을 보인다. 이 병에 대한 치료는 난이도가 높고, 치료과정이 길고, 치유 후에 대부분 쉽게 재발하며 더욱이 그 병변(病變) 범위가 광범위하고 병정(病情)이 반복발작하며 병정(病程)이 비교적 긴 것은 결장암의 암전병변(癌前病變)으로 알려져 있다. 이 병은 이미 WHO에 의해 현대 난치병임이 확인되었다. 이 병의 병인, 병기가 아직까지 완전히 분명하지 않기 때문에 서양의학에서는 효력이 강한 특효치료가 없으며, 면역억제제·항생제·호르몬 및 외과수술 치료 등을 다양하게 사용하고 있으나 치료효과는 아직 만족스럽지 못하고 부작용도 비교적 크다. 이 병의 중의약치료는 임상치료에서 비교적 효과가 좋고 재발이 적고, 부작용이 적은 장점을 모두 갖추고 있으나 임상치료효과의 기준과 변증유형이 통일되지 않고, 병인(病因)과 병기(病機) 및 동물실험이 부족한 등의 문제가 존재한다. 이 병에 대한 연구를 강화한

1) 대장에 병이 있으면 대변을 보고자 하나 배변이 제대로 되지 않는 증상. 장에서 소리가 나고 배가 팽창한다.

결과 필자는 아래와 같은 생각을 제시한다.

## 1. 병인병기

궤양성 결장염의 발병원인은 아직까지 명확하지 않으나, 일반적으로 이 병이 자가면역성 질환이고 발병은 자가면역손상·유전·감염·신경정신요소·알레르기 등과 관계가 있다고 본다. 면역방법 측정시 환자는 혈중 IgG 또는 IgM[2]이 높게 나타난다. 중의약치료를 받은 후 수치가 내려가고 증상이 완화된다. 따라서 이 병의 발생과 자가면역 반응이 관계가 있다고 본다. 중의학에서는 선천적으로 허약한 체질, 후천적인 비위기능의 허약이 발병의 주요 원인이라 본다. 발병은 대개 본래 비위허약(脾胃虛弱)한 사람이 외사(外邪)의 침범을 받았거나 음식을 조심하지 않았거나 혹은 근심하고 화를 내어서 대장의 전도(傳導) 기능을 잃어서 기기(氣機)가 펴지지 못하고, 아래로 원활히 내려가지 못하여 장막맥락(腸膜脈絡)이 손상되어 생긴다. 필자는 이 병의 병기가 본허표실(本虛標實)이라고 생각한다. 본(本)이 허한 것은 비신허약(脾腎虛弱)이고 표(標)가 실한 것은 습담열어독(濕痰熱瘀毒)으로 주로 습사로 인하여 병이 되는 것이다. 습사는 그 성질이 탁하고 점성이 있으며 잘 막히므로 비교적 이 병의 발병은 완만하고 병정은 비교적 길고 반복되어서 낫기 어렵다.

## 2. 변증치료

중의치료의 핵심은 증(證)에 따라 치료하는 것이다〔辨證論治〕. 이 병의 변증유형에 대한 각 의사들의 의견이 일치되지 않아서 적게는 허실(虛實) 2가지 유형으로 나누어지고 많게는 8개의 증형논치(證形論治)로 나누어진다. 필자는 최근 10년 동안의 관계 논문 60편에서 이 병의 42개의 증형에 대하여 출현하는 빈도에 따라 정리한 결과 출현순서가 대

2) Ig 면역(免疫)글로불린 = immunoglobulin. 항체 활성이 있는 각종 혈청단백(글로불린)을 말함. 5가지 면역글로불린 즉, IgD, IgA, IgE, IgG, IgM으로 구분.

장습열증(大腸濕熱證), 비허습성증(脾虛濕盛證), 비위허약증(脾胃虛弱證), 비신양허증(脾腎陽虛證), 간비불화증(肝脾不和證), 기체증(氣滯證), 혈어증(血瘀證), 비위허한증(脾胃虛寒證), 한열착잡증(寒熱錯雜證) 등과 같았다. 필자는 궤양성결장염을 비위허약증·대장습열증·비신양허증·습사유체증으로 구분하여 변증치료 해야 한다고 본다.

(1) 궤양성 결장염의 급성활동기 - 대부분 비위허약, 대장습열증에 속한다.

주증(主證) : 대변농혈(大便膿血), 항문작열(肛門灼熱).

차증(次證) : 신열복통(身熱腹痛), 대변취구(大便臭垢), 리급후중(裏急後重), 구고구취(口苦口臭), 납매위비(納呆胃痺), 소변단적(小便短赤), 태황후니(胎黃厚膩), 맥상활삭(脈象滑數).

진단 : 주증이 있으면서 두 가지의 차증이 있으면 이 병을 비위허약·대장습열증으로 진단할 수 있다.

변증 : 비허실운(脾虛失運), 습열내온(濕熱內蘊).

치법 : 건비조운(健脾調運), 청화습열(淸化濕熱).

방약 : 청화궤결탕(淸化潰結湯).

약물 : 백두옹(白頭翁) 15g, 홍등(紅藤) 30g, 황련(黃連) 10g, 광목향(廣木香) 10g, 호장(虎杖) 15g, 초사선(焦四仙)[3] 각10g, 육일산(六一散) 20g, 생황기(生黃芪) 20g, 생이미(生苡米) 15g, 생백출(生白朮) 10g

(2) 궤양성 결장염의 완해기 - 대부분 비신구허(脾腎俱虛), 습사울체증에 속한다

주증 : 대변점액(大便粘液), 요산핍력(腰酸乏力).

차증 : 변비혹사(便秘或瀉), 협유백동(夾有白凍), 항문추창(肛門墜脹), 납매복창(納呆腹脹), 외한지냉(畏寒肢冷), 두신곤중(頭神困重), 설태백니(舌苔白膩), 맥상세활(脈象細滑).

진단 : 주증이 있으면서 두 가지의 차증이 있으면 이 병을 비신구허·습사울체증으로 진단할 수 있다.

---

3) 山査·神麯·麥芽·檳榔 4가지 약물을 불에 태워서(수치법) 사용한다.

변증 : 비신휴허(脾腎虧虛), 습체대장(濕滯大腸).

치법 : 건비보신(健脾補腎), 제습도체(除濕導滯).

방약 : 건비궤결탕(健脾潰結湯).

약물 : 황기(黃芪) 30g, 백출(白朮) 15g, 초이인(炒苡仁) 15g, 오미자(五味子) 10g, 보골지(補骨脂) 10g, 육두구(肉荳蔲) 10g, 광목향(廣木香) 10g, 홍등(紅藤) 20g, 초사선(焦四仙) 각 10g, 육일산(六一散) 20g.

### 3. 조기행혈(調氣行血)

기를 조절하고 혈을 흐르게 하는 것이 이 병을 치료하는 기본원칙이다. 이 병은 중의학의 '구사구리(久瀉久痢)' 범위에 속하고 임상증상은 농혈변(膿血便) 혹은 점액백동양변(粘液白凍樣便) 외에 또 리급후중(裏急後重), 대변불상(大便不爽), 대변불통창(大便不通暢), 항문추창(肛門墜脹) 등이 나타난다. 중의학에서는 '체(滯)'에는 반드시 조기(調氣)가 필요하고 "행혈(行血)시키면 변농(便膿)이 낫고, 조기(調氣)시키면 후중(後重)이 치료된다"[4]고 인식하고 있다. 필자는 조기(調氣)시키는 목향·초빈랑을 사용하고, 행혈(行血)시키는 홍등·호장을 사용하였다. 홍등은 대장경(大腸經)으로 들어가서 활혈지통(活血止痛), 청열해독(淸熱解毒)하는 작용이 비교적 강하다. 호장도 역시 활혈정통(活血定痛), 청열해독(淸熱解毒)하는 작용이 있으며 그 화학성분은 주로 대황소(大黃素: emodin)이고 제오탕구(除汚蕩垢)[5], 추제치신(推除致新)[6] 작용을 가지고 있다. 아울러 일정량의 탄닌산을 함유하고 있어 수렴지사(收斂止瀉)하는 작용을 가진다. 이 병의 활동기에는 사기(邪氣)제거를 위주로, 약을 달이는〔煎藥〕 시간을 짧게 하여 대황소(大黃素: emodin)가 강하게 작용하게 한다. 이 병의 완해기에는 정기(正氣)를 돕는 것을 위주로, 약을 달이는 시간을 길게 하여 대황소(大黃素: emodin)의 작용을 약하게 하고 탄닌의 수렴지사 작용을 발휘하게 하는 것이 이 병의 회복에

---

4) 行血則便膿自愈, 調氣則後重自除.

5) 더러운 것을 제거하고 때를 씻어낸다.

6) 옛 것 중에서 쓸모없는 것을 버리고 좋은 것을 찾아내 새로운 방향으로 발전시킨다.

유리하다.

### 4. 보류관장(保留灌腸)

중약 복용과 관장[7]을 병행하는 것은 이 병을 치료하는 중요 수단이다. 이 병의 치료는 난이도가 높고 치료기간이 길며 반복하여 발작한다. 임상치료효과를 높이기 위하여 주로 내과적 치료와 외과적 치료를 병행하는 종합치료방법을 제시한다. 특히 이 병에 관장치료를 하는 것은 약물을 병이 있는 부위에 직접 사용함으로써 장점막국부염증이 사라지고 궤양이 치료된 후 병변조직의 회복에 유리하기 때문이다. 장석류산(將錫類散) 1봉지 혹은 매화점설단(梅花點舌丹) 10정을 내복탕약 80ml에 녹여서 보류관장을 매일 1회 14일 하는 것을 하나의 치료과정으로 할 수 있다.

### 5. 변증치료

서양의학에서는 이 병이 면역성질병에 속한다고 보고 면역기능을 조절하는 것을 치료의 관건으로 본다. 사기가 모이는 곳은 반드시 기가 허(虛)하므로 황기·감초로 기를 보태어 주고 정기를 도와주어 병을 치료해야 한다. 약리학 연구에서는 다음과 같이 알려져 있다. 두 가지 약물은 면역기능을 조절할 수 있고 신체대사를 증강시키고 항염(抗炎)·항궤양(抗潰瘍)·항알레르기 등의 작용을 가진다. 감초는 또한 호르몬작용, 해독작용, 항암작용이 있다. 황기는 또한 겉을 단단하게 하여 독을 밀어내 주고,[8] 썩은 피부를 없애고 새로운 살이 생기게 하는[9] 작용이 있다. 따라서 모두 궤양의 치료를 촉진한다. 변증논치의 기초 위에 황기·감초를 더해주면 결장궤양의 치료에 유리하다.

---

7) 약물을 항문을 통하여 직장 또는 대장에 주입하는 일. 대변이 나오게 하는 배설관장, 영양분을 공급하기 위한 자양관장, 병을 치료하기 위한 약물관장 등이 있다.

8) 固表托毒.

9) 去腐生新.

## 6. 음식조절

음식조절은 이 병을 예방하기 위해서 필요한 대책이다. 이 병은 장도 질병이므로 치료기간에는 마땅히 청담소사(淸淡少渣)한 음식을 먹어야 한다. 날 음식, 찬 음식, 매운 음식, 기름진 음식, 매우 점성이 있는 음식 등 소화하기 어렵고 자극적인 음식은 피해야 한다. 또한 생활함에 있어 한온(寒溫)을 적당하게 하고 일할 때에는 작업과 휴식을 적절히 조절하여 과로를 피하고 정신적으로 정서를 안정되게 하고 낙천적으로 생각하며 너그러운 마음으로 질병을 이겨내려는 자신감을 가져야 한다. 이러한 대책들은 모두 이 병의 회복에 유리하다. 특히 임상적으로 완치 후에도 반드시 1개월 동안 삼령백출산(參苓白朮散)을 쓰는 것은 기를 보태어 비(脾)를 건강하게 하고, 신체의 대사기능과 항염·항알레르기 작용을 증강시킴으로써 치료효과를 확실하게 하여 재발을 방지하기 위한 목적이다.

역자 이혜주 / 교정 박수진, 권영규

원 저 : 북경중의 2004년 6월 제23권 제3기
中醫藥治療潰瘍性結腸炎的思路
요 점 : 중의이론을 바탕으로 궤양성결장염과 이 병의 치료에 대하여 알아보고 이 병의 치료방법에 대한 생각을 명백히 논술하고자 한다. 이 병의 병인은 선천적 허약체질, 후천적 비위기능의 허약이다. 병기는 본허표실이고, 본허는 비신허약이며 표실은 습·담·열·어·독으로 주로 습사로 인해 병이 되는 것이다. 변증은 비위허약증, 대장습열증, 비신양허증, 습사유체증 4가지로 구분하고, 이를 청화궤결탕 및 건비궤결탕으로 치료하고자 한다. 조기와 행혈이 이 병을 치료하는 기본원칙임을 강조하고, 동시에 중약복용과 중약관장을 병행하는 치료가 이 병의 효과적인 치료방법이라고 생각한다.
주제어 : 궤양성결장염 / 중의약치료 / 학술연구

# SARS의 중서의결합치료에 대한 이해

張燕萍·苗靑·樊茂蓉·張旭崩

2003년 4월 초, 우리는 북경시 중의국(中醫局) 조직의 전문의 합동진단조에 참가하여, 당시 가장 먼저 SARS환자를 수용 치료하는 지정병원인 북경시 우안의원, 지단의원에서 SARS환자를 중의(中醫) 합동진단하였다. 그 후 우리 병원의 격리병실에서도 계속하여 SARS환자 몇 명을 수용 치료하였다. 당시 SARS의 치료에 대해서는 다만 광주(廣州)의 몇 가지 경험이 있었을 뿐인데, 광주의 치료방안은 초기에 많은 양의 호르몬을 이용하고 동시에 발생될 감염예방을 위한 항생제를 사용하며, 위기영혈변증(衛氣營血辨證)을 이용한 중의 보조치료를 하는 것이었다. 그러나 우리가 환자를 보니, 병정의 발전 및 증상과 혀의 상태, 맥상을 위기영혈변증으로는 완전히 개괄할 수 없었다.

최근 1개월여의 임상경험을 통해, SARS에 대한 의학계의 인식은 끊임없이 깊어져, 서의전문가는 호르몬과 항생물질의 이용방법에 대하여 매우 많은 개선된 의견을 제시하였고, 초기에 많은 양의 호르몬 사용을 더 이상 주장하지 않는다. 중의도 끊임없이 경험을 종합하여 치료방안을 개선하였다.

우리가 환자를 접촉하여 본 결과 크게 3가지 단계로 나눌 수 있었다.

## 1. 제1단계

발열 위주이며, 이때 환자는 모두 고열이 있고 다만 발병의 각 단계

표현은 서로 다르므로 치료도 당연히 달리해야 한다. 중약(中藥)을 이용하여 체온을 제어하고 청열투사(清熱透邪)·청숙폐열(清肅肺熱)·해기정통(解肌定痛)한다. 중약을 이용하여 초기에 체온을 제어한다면 회복기에 바로 들어갈 수 있다.

본 단계는 많은 양의 고한(苦寒)한 약을 이용하는 것이 적당하지 않은데, 이는 한량(寒凉)함이 열사를 가로막아 발산할 수 없게 하기 때문이다. 일부의 환자는 복통과 설사를 동반하는데 이 경우도 많은 양의 고한한 약을 사용함이 적당하지 않다. 치료는 당연히 표리(表裏)를 모두 풀어주어야 하며 청투(清透)를 병용해야 한다.

(1) 발병초기

병이 일어남이 갑작스럽고, 고열, 약간의 오한, 두통, 전신산통(酸痛)이 있고 일부환자는 해수(咳嗽)·흉통(胸痛)·구건(口乾)이 있으며, 혀끝이 붉게 솟아오르고, 백태 혹은 미황니태(微黄膩苔)가 있다. 온역(溫疫)에는 급히 축예투사(逐穢透邪)한다는 원칙에 근거하여, 청열선폐화습법(清熱宣肺化濕法)을 이용하였다. 방약(方藥) : 은교산(銀翹散) 합(合) 삼인탕(三仁湯) 가감(加減). 금은화(金銀花) 12g, 연교(連翹) 15g, 형개수(荊芥穗) 10g, 박하(薄荷)[後下] 6g, 우방자(牛蒡子) 6g, 전호(前胡) 10g, 노근(蘆根) 30g, 담죽엽(淡竹葉) 10g, 선태(蟬蛻) 6g, 행인(杏仁) 10g, 구인(蔻仁) 12g, 의이인(薏苡仁) 12g, 통초(通草) 10g, 활석(滑石) 10g, 후박(厚朴) 10g, 감초(甘草) 6g. 그리고 5%GS 250ml에 청개령(清開靈) 주사액 40ml을 하루 1회 정맥주사 한다.

(2) 발병 후 4~5일

발열이 머물러 물러나지 않았으나 오한(惡寒)은 없다. 사지와 몸이 곤권(困倦)하고 흉복의 작열(灼熱)감이 제거되지 않고, 설색(舌色)이 연하게 붉고 침이 적으며, 백니태(白膩苔) 혹은 백황태(白黄苔)가 있다. 표리가 모두 실(實)한데, 대부분 표가 풀리지 않아 사열(邪熱)이 내부로 유입되어, 이때 사열은 점차 성해지나 정기(正氣)는 아직 허(虛)하지 않은 것이며, 혹은 습열(濕熱)이 안에서 쌓였거나 항생물질과 호르몬의 사용이 부적절하여, 습(濕)과 열(熱)이 울체되어, 습열(濕熱)이 막원(膜原)을 가로막은 것이다. (사기는 半表半裏에 있으며 濕濁이 편성한 것이다.) 마땅히 표리를 같이 치료해야 하는데 열사를 청해하고〔淸解熱邪〕, 삼초를 소통시키는 법〔疏利三焦〕을 이용한다. 방약(方藥) : 달원음(達原飮) 합(合) 호금청담탕(蒿芩淸膽湯) 가감(加減). 청호(菁蒿)後下 10g, 황금(黃芩) 15g, 담죽엽(淡竹葉) 10g, 법반하(法半夏) 12g, 지실(枳實) 10g, 진피(陳皮) 6g, 운복령(雲茯苓) 20g, 빈랑(檳榔) 12g, 후박(厚朴) 10g, 초과인(草果仁) 10g, 지모(知母) 10g, 백작약(白芍藥) 10g, 감초(甘草) 5g. 그리고 어성초(魚腥草) 주사액 100ml를 하루 2번 정맥주사 한다.

(3) 발병 후 7~14일

일부 환자는 호르몬을 이용한 후 이미 열이 내렸으나, 다만 호르몬을 줄인 후 다시 발열하여, 발열이 때에 따라 가볍고 중하며, 오한은 없으나 반대로 오열(惡熱)하고, 일부 환자는 해수(咳嗽)·흉통(胸痛)·기촉(氣促)·해담(咳痰) 혹은 대혈사(帶血絲)[1]와 땀나고 얼굴이 붉으며, 혀가 두텁고 연하며, 황태(黃苔) 혹은 황니태(黃膩苔)를 동반한다. 병정이 절정에 이르렀으며, 이때 사기는 아직 풀리지 않았으나 정기는 이미 쇠하였다. 청열해독(淸熱解毒)·익기양음(益氣養陰)법을 이용한다. 방약(方藥) : 인삼백호탕(人蔘白虎湯) 합(合) 삼석탕(三石湯) 가감(加減). 홍인삼(紅人參) 30g, 지모(知母) 10g, 생석고(生石膏)先下 30g, 한수석(寒水石) 10g, 활석(滑石) 12g, 감초(甘草) 10g, 황금(黃芩) 12g, 어성초(魚腥草) 30g, 금은화(金銀花) 15g, 포공영(蒲公英) 10g, 상백피(桑白皮) 12g, 호근(蘆根) 30g, 백모근(白茅根) 30g. 그리고 안궁우황환(安宮牛黃丸)을 따뜻한 물로 복용한다. 5%GS 250ml에 성뇌정(醒腦靜)주사액 40ml를 넣어 하루 1회 정맥주사 한다.

1) 帶血絲 : 객담 속에 피가 섞여 나오는 것.

## 2. 제2단계

해수(咳嗽)와 기촉(氣促)이 주증상으로, 간혹 임상적 증상과 폐음영(肺陰影)이 일치하지 않는다. 대부분 발병 후 5~7일에 발생하며, 점차 가중되어 14일에 최고에 달한다.

### (1) 사열옹폐(邪熱壅肺)

해수는 대부분이 건해(乾咳) 혹은 창해(嗆咳)이고, 흉민(胸悶)·기촉·인건(咽乾)·구갈(口渴)이 있으며, 한출(汗出)이 동반되며, 설색(舌色)은 붉거나 혹은 어두운 붉은색이며, 황태(黃苔)가 있다. 일부 환자는 두려움〔恐慌感〕을 동반한다. 사열이 폐에 옹체(壅滯)됨으로 인해 폐의 청숙(淸肅)기능이 실조되어, 담기(痰氣)가 응결된 것이다. 청열선폐(淸熱宣肺)·행기강역(行氣降逆)·거담산결(去痰散結)의 법을 이용한다. 방약(方藥) : 마행석감탕(麻杏石甘湯) 합(合) 정력대조사폐탕(葶藶大棗瀉肺湯) 가감(加減). 자마황(炙麻黃) 6g, 행인(杏仁) 10g, 생석고(生石膏)[先煎] 30g, 생감초(生甘草) 6g, 정력자(葶藶子) 10g, 대조(大棗) 6매, 길경(桔梗) 10g, 비파엽(枇杷葉) 15g, 어성초(魚腥草) 30g, 도인(桃仁) 10g, 홍화(紅花) 10g.

### (2) 어독호결(瘀毒互結)

해수·기촉·기급(氣急)·천식무력(喘息無力)하고 움직이면 더 심해진다. 얼굴색이 어둡고, 설질(舌質)이 자색에 치우치며, 맥이 가늘고 연하여 미약하다. 사열이 폐에 옹체되어 온독(溫毒)이 안에 쌓여, 어혈(瘀血)과 독이 서로 결합하여 폐락(肺絡)을 막았다. 어혈과 독을 같이 치료함을 응용하여, 익기선폐(益氣宣肺)·통락산결(通絡散結)·청열평천(淸熱平喘)해야 한다. 방약(方藥) : 소함흉탕(小陷胸湯) 합(合) 길경탕(桔梗湯) 가미(加味). 과루(瓜蔞) 15g, 반하(半夏) 10g, 황련(黃蓮) 6g, 행인(杏仁) 10g, 생석고(生石膏)[先煎] 30g, 패모(貝母) 10g, 길경(桔梗) 10g, 비파엽(枇杷葉) 15g, 어성초(魚腥草) 30g, 사간(射干) 10g, 나복자(萊菔

子) 10g, 의이인(薏苡仁) 15g, 목단피(牡丹皮) 10g, 적작약(赤芍藥) 12g, 생감초(生甘草) 6g.

### (3) 내폐천탈(內閉喘脫)

호흡곤란은 SARS 발병과정 중 나타나는 폐의 통기(通氣) 혹은 환기(換氣) 기능의 심각한 장애의 표현으로 호흡빈도·깊이·리듬의 변화가 있을 수 있다. 주요증상은 돌발성 진행성 호흡곤란으로 기촉·청색증, 목소리의 낮고 미약함〔語聲低微〕, 인건(咽乾)의 증상과 심하면 단정히 앉아야만 호흡할 수 있고, 번조(煩躁)·초려(焦慮)·한출(汗出) 등을 동반하며, 항상 저 산소혈증과 ARDS[2)]가 병존한다. 맥은 세천삭(細淺數)하고 혀는 어두운 자색이다. 일부 환자는 손발이 차고, 체온이 갑자기 내려가며, 혈압이 내려가고, 안색이 창백하며, 땀이 뚝뚝 떨어지고, 표정이 냉담하거나 혹은 정신이 혼미하여 말을 하지 못하고, 숨이 몹시 빠르고 힘이 없고, 설질이 어둡고 맥이 미약하여 끊어질 듯하다. 사기가 성(盛)하고 정기가 허(虛)하여, 폐락옹조(肺絡壅阻)하고 내폐천탈(內閉喘脫)한 것이다. 따라서 급히 원기(元氣)를 도와 호흡이 쇠갈되는 것을 방지해야 한다. 기와 음 두 가지를 돌보아 수렴고탈(受斂固脫)·회양구역(回陽救逆)·활혈통맥(活血通脈)의 법을 이용해야 한다. 방약 : ① 생맥음(生脈飮) 합 복맥탕(復脈湯) 가감. 서양삼(西洋參) 혹은 고려삼(高麗參)[另炖] 30g, 맥문동(麥門冬) 15g, 오미자(五味子) 10g, 산수유(山수유) 20g, 당귀(當歸) 10g, 천궁(川芎) 10g, 단삼(丹蔘) 15g, 창출(蒼朮)·백출(白朮) 각15g, 선복화(旋覆花)[包] 10g, 광울금(廣鬱金) 10g, 비해(萆薢) 12g, 황금(黃芩) 15g. ② 사역탕(四逆湯)가감. 홍인삼(紅人參)[另炖] 30g, 부자(附子) 10g, 건강(乾薑) 10g, 백출(白朮) 10g, 맥문동(麥門冬) 10g, 산수유 15g, 감초(甘草) 10g, 도인(桃仁) 10g, 홍화(紅花) 10g, 지각(枳殼) 15g.

---

2) 성인 호흡 곤란 증후군(Adult Respiratory Distress Syndrom).

## 3. 제3단계

질병회복기이다. 환자의 열이 내리고 회복기에 진입한 후이나, 폐부의 음영이 아직 완전히 흡수되지는 않았고, 항상 숨이 답답하고, 기단(氣短)·한출(汗出)·어언무력(語言無力) 혹은 건해(乾咳)·창해(嗆咳)·정력피비(精力疲憊)가 보이며, 식욕의 차이는 하나의 허약 표현이며, 때로는 호르몬 사용을 없앤 후의 입술 건조차이가 있으며, 설태가 적거나 얇으며, 침이 적고, 맥세(脈細) 혹은 세삭(細數) 등의 증상이 있다. 기(氣)와 음(陰), 두 가지를 보하고, 폐와 신을 같이 조절하여 정기를 도우는 것〔扶正〕을 주로 하고, 겸하여 남은 사기(邪氣)를 고려한다. 익기양음(益氣養陰)·부정건비(扶正建脾)법을 이용해야 한다. 방약 : 백합고금탕(百合固金湯) 합 육미지황탕(六味地黃湯) 가감. 백합(百合) 15g, 맥문동(麥門冬) 10g, 패모(貝母) 10g, 현삼(玄蔘) 10g, 길경(桔梗) 6g, 감초(甘草) 6g, 백작약(白芍藥) 10g, 당귀(當歸) 10g, 생지황(生地黃) 10g, 숙지황(熟地黃) 10g, 지모(知母) 6g, 산수유(山茱萸) 15g, 복령(茯苓) 20g, 황금(黃芩) 15g.

## 4. SARS합병증의 중의치료

### (1) 폐섬유화의 예방과 치료

복제과정에 있는 SARS의 병독(病毒)은 폐간질(肺間質)의 염증성 삼출을 일으킬 수 있어, 조직이 증가하고 폐간질섬유화가 형성되어, 폐의 순응성 강저(降低)로 폐용량이 감소하고, 제한성 통기와 환기기능 장애가 생긴다. 만약 제때에 조속히 폐간질섬유화의 형성을 막지 못하면, 폐기능 장애로 인하여 환자에게 진행성 호흡곤란이 나타나고, 폐포의 정상적 기체교환과정이 실현되지 못하여, 통기혈류의 비례실조로 혈액 중의 산소함량이 감소한다. 만약 폐간질섬유화가 말기단계에 진입하면, 치료가 매우 어려워진다.

중의는 폐신양허(肺腎兩虛)·담어조결(痰瘀阻結)의 병기를 관건으로 열독(熱毒)이 폐를 침범하여 폐기를 막아 기혈운행이 불창한 것이며, 본래 허증이나 표(標)가 실에 속한 것으로 인식한다. 치료시 보익폐신(補益肺腎)과 화담거어(化痰去瘀)의 법을 이용한다. 방약 : 생황기(生黃芪) 20g, 사삼(沙蔘) 20g, 천궁(川芎) 10g, 오미자(五味子) 10g, 백부(百部) 10g, 낙석등(絡石藤) 15g, 감초(甘草) 10g. 환자가 흉부투시X선사진에 폐간질의 염증성 삼출변화가 나타날 때 이 치료법을 바로 이용해야 하며, 아울러 천궁(川芎)추출물을 정맥주사 한다.

(2) 간기능 손상의 예방과 치료

병독 자체와 치료시 약물의 부작용에서 말미암아 일부 SARS환자에게 간기능 손상이 발생하여 식욕이 감퇴하고, 힘이 없고, 변이 무르며, 배가 창만(脹滿)한 등의 증상이 나타난다. 폐열이장(肺熱移臟)·비허간울(脾虛肝鬱)에 속하므로 소간건비(疏肝建脾)·청열화탁(淸熱化濁)법을 이용해야 한다. 방약 : 삼령백출산(參苓白朮散) 합 호금청담탕(蒿芩淸膽湯) 가감. 태자삼(太子參) 15g, 복령(茯苓) 15g, 백출(白朮) 12g, 진피(陳皮) 6g, 산약(山藥) 10g, 자감초(炙甘草) 6g, 청호(菁蒿)[後下] 10g, 황금(黃芩) 15g, 담죽엽(淡竹葉) 10g, 법반하(法半夏) 12g, 지실(枳實) 10g.

(3) 심근손상의 예방과 치료

질병 회복기에 있는 매우 많은 환자들이 심황(心慌)·기단(氣短)·심장박동수의 빠른 증가가 나타나며, 일부는 또한 심근 효소가 증가한다. 사독(邪毒)이 폐를 상하게 하고 심까지 영향을 미친 증상이다. 익기양음(益氣養陰)·청해여독(淸解餘毒)을 이용한다. 방약 : 북사삼(北沙蔘) 20g, 맥문동(麥門冬) 10g, 오미자(五味子) 10g, 옥죽(玉竹) 30g, 생황기(生黃芪) 20g, 황정(黃精) 15g, 당귀(當歸) 10g, 도인(桃仁) 10g, 단삼(丹蔘) 20g, 절패모(浙貝母) 10g, 감초(甘草) 10g.

중성약(中成藥)은 증상에 근거하여 보폐익신(補肺益腎)의 충초제제(蟲草製劑)와 홍경천제제(紅景天製劑), 익기양음(益氣養陰)의 생맥음(生

脈飮), 청열거화(淸熱去火)의 공노거화편(功勞去火片), 소간해울(疏肝解鬱)의 소요환(逍遙丸) 등을 선택할 수 있다.

역자 조영은 / 교정 박수진, 권영규

원 저 : 북경중의 2003년 10월 22권 5기
中西醫結合治療SARS的體會
주제어 : SARS / 단계치료 / 합병증 / 방치(防治)

# 원발성 월경통은 신에서 치료해야 한다

山東中醫藥大學附屬醫院 呂美

원발성 월경통은 생식기관의 기질성 병변이 뚜렷하지 않은 월경통을 가리키며 또한 기능성 월경통이라 일컫는데, 대부분 초경 이후 오래 지나지 않아 발생하고, 출산기에 이르면 완화되며 월경기 자궁 내막이 방출하는 여성호르몬이 자궁 평활근의 과도한 수축을 일으키고, 정신 신경요소의 영향으로 통증이 저하되는 것과 관계가 있으며, 중의학의 경행복통(經行腹痛)의 범주에 속한다. 고금의 문헌을 종합하여 보면, 대부분 본병의 발생 기전의 주요인자를 충임맥 및 자궁의 기혈운행실조로 인하여 불통즉통(不通卽痛)에 이르게 되는 것으로 치료는 대부분 기혈조절을 위주로 한다. 필자는 여성 충임맥의 근본은 신에 있고, 포맥은 신에 연결되므로 신기가 충성하면 충임맥이 원활하고 포맥이 통달하게 되면 통증이 나타나지 않는다고 인식한다. 그러므로 월경통의 발병은 그 원인인 신에서 연구하여야 하며 보신배원(補腎培元)은 이 병을 예방치료하는 근본원칙이며, 연구결과는 아래와 같다.

## 1. 신은 생기지원으로 신기가 왕성하면 혈행을 통솔한다

신은 정을 저장하고 선천원기의 계통이며, 인체의 기를 생성하는 근원이다. 무릇 장부경락 등 조직기관의 형성, 기능활동, 정·기혈·진액의 화생과 운행은 신원지기의 격발(激發)과 추동에 의지하지 않으므로 또한 원기를 인체생명활동의 원동력이라고도 한다. 『난경(難經)·36난(三

十六難)』에서 "명문은 …… 원기의 소계이다"[1)]라 하였고, 『경악전서(景岳全書)』에서 "오장의 음기는 이것이 없으면 자양할 수 없고, 오장의 양기는 이것이 없으면 발할 수 없다"[2)]라 하여 인체의 근본은 신이고 원기는 신에 관련됨을 설명하였다. 원기는 주로 모든 기를 유지하고 전신 기기(氣機)와 기화(氣化)를 주관하므로, 신원지기의 격발·추동은 장부기화와 정·혈·진액수포의 근본이 된다. 또한 "혈은 …… 끊임없이 오는데, 비에서 생화하고 심에서 다스리며 간에서 받아 저장하고 폐에서 선포하여 신에서 시설된다"[3)]라 하여 혈액의 화생·운영과 저장이 신의 시설(산포·발산·발설)을 필요로 함을 설명하였다. 『소문(素問)·상고천진론(上古天眞論)』에서 "여자는 7세에 이르면 신기가 차오르기 시작하여, 치아가 새롭게 나고 머리카락이 무성해진다. 14세에 이르면 천계가 이르고 임맥이 순조롭게 통하며, 태충맥이 성해져 월경이 주기적으로 도래한다"[4)]고 하였고 『난경(難經)·39난(三十九難)』에서 "신은 두 개의 장이 있어서 그 왼쪽은 신이고 오른쪽은 명문이다. 명문이라는 것은 정신의 소사로 남자는 정을 저장하고 여자는 포와 연결되어 있으며, 그 기는 신과 통한다"[5)]고 하였고, 『여과경론(女科經論)』에서 "월경은 원래 신수시회에 의지한다"[6)]고 하였으며, 『부청주여과(傅靑主女科)』에서 또한 "월경은 모두 신에서 나온다"[7)]라 하여 신기의 충만이 월경의 정상적 도래에 대하여 지극히 중요한 작용을 함을 설명하였다. 신원지기가 충만하면 혈맥운행을 격발·추동하고 기혈흐름이 원활하여 월경이 정상으로 통하므로 통증이 없다. 만약 신원지기가 부족하면 기화·추동에 힘이 없어 혈행이 어체하고 포〔자궁〕 중의 기혈운행이 원활

---

1) 命門者……原氣之所系.

2) 五臟之陰氣非此不能滋, 五臟之陽氣非此不能發.

3) 血……蓋其源源而來, 生化于脾, 總統于心, 藏受于肝, 宣布于肺, 施泄于腎.

4) 女子七歲腎氣盛, 齒更髮長, 二七而天癸發至, 任脈通, 太冲脈盛, 月事以時下.

5) 腎有兩臟, 其左爲腎, 右爲命門, 命門者, 精神之所舍也, 男子以藏精, 女子以系胞, 其氣與腎通.

6) 月水原賴腎水施化.

7) 經水出諸腎.

하지 못하여 통하지 않아 통증이 생긴다. 그래서 바로 『의림개착(醫林改錯)』에서 "원기가 이미 허하면 혈관에 도달하지 못하여 혈관에 기가 없어지고 반드시 정류하여 어혈이 된다"[8]라 한 것이다. 그러므로 당연히 치료는 보신배원(補腎培元)하여 혈맥을 원활하게 통하도록 하면 월경이 통하고 통증이 없어지게 된다.

## 2. 신은 정을 저장하는 곳으로 정혈이 충만하면 혈맥이 원활하다

『소문(素問)·육절장상론(六節藏象論)』에서 "신은 칩거를 주관하는 봉장의 근본으로 정이 머무르는 곳이다"[9]라 하였고, 『경악전서(景岳全書)』에서 "신은 정혈의 바다이다"[10]라 하였으며, 『제병원후론(諸病源候論)』에서 또한 "신은 정혈을 저장하고 혈이 이루어지는 곳이다"[11]라 하여 신이 저장하는 정은 생혈의 원시물질이며, 혈액화생에 있어서 근본적 작용을 일으킴을 설명한다. 『장씨의통(張氏醫通)』에서 "기가 소모되지 않으면 기는 신에 돌아가 정이 되고, 정이 배설되지 않으면 정은 간에 돌아가 청혈로 화한다"[12]라 하였는데 이는 신정이 충만하면 간혈도 왕성하게 된다는 것이다. 『의편(醫編)』에서 "아이가 태중에 있어 음식을 맛보지 못할 때 먼저 혈이 있으니 혈은 선천의 수이며, 가령 후천의 성장이 오로지 후천에 의지하지 않는다고 해도 지나치지 않다"[13]라 하였다. 이상은 모두 신이 저장하는 정은 생혈의 근원이며 정이 충만하면 곧 혈액이 왕성해짐을 설명한 것이다. 현대의학연구에서 또한 적혈구 생성은 본래 신장생산이 중요하고, 신상선피질호르몬은 골수의 조혈기능에 대하여 일정한 촉진작용이 있음을 증명하였다.

---

8) 元氣旣虛, 必不能達于血管, 血管無氣, 必停留而瘀.
9) 腎者主蟄, 封藏之本, 精之處也.
10) 腎乃精血之海.
11) 腎藏精, 血之所成也.
12) 氣不耗, 歸氣于腎而爲精, 精不瀉, 歸精于肝而化淸血.
13) 然兒在胎中, 未嘗飮食, 先以有血, 可見血爲先天之水, 不過藉後天長養非全靠後天也.

신(腎)은 혈의 생성 중 두 가지 측면의 작용이 있다. 첫째로 신 중의 정기가 원기를 화생하여, 비위의 수곡정미 화생을 촉진하며, 나아가 심이 받아 붉게 만들어 혈이 된다. 둘째로, 신은 정을 저장하고, 정과 혈은 서로 화생할 수 있으니, 곧 혈은 정을 기를 수 있고, 정은 혈로 변화될 수 있어 예로부터 "정과 혈은 근원이 같다"[14]라 하였다. 만약 신정이 부족하면, 기혈의 근원이 없게 되고, 장부의 기운을 온조·격발·추동할 수 없으며, 정이 혈로 변화할 수 없거나 혹은 음혈이 충분하지 못하여 음이 휴손되고 혈이 적어짐에 따라 삼초기화의 불리가 나타나며, 기기승강출입이 정상을 잃고, 혈행이 원활함을 잃어, 맥도(脈道)가 삽체(澁滯)하여 혈어에 이른다. 이것은 바로 『독의수필(讀醫隨筆)』에서 "무릇 사람의 기혈은 원천과 같아서, 왕성하면 원활하고, 적으면 옹체하므로, 기혈은 허해서도 안되고 체해서도 안되는데, 허하면 체하지 않을 수 없다"[15]라 한 것이다. 그러므로 보신배원하면 선천과 후천이 서로 도와, 근원이 성하여 흐름이 스스로 원활해져, 월경이 통하고 통증이 없다.

### 3. 신은 음양의 근본이며, 음양이 조화로우면 혈맥도 조화롭다

신은 수화의 집으로 진음진양이 거처하고, 선·후천의 정을 저장하니 생명의 본원이 된다. 신이 기를 화생하고 기는 정을 생할 수 있어, 정이 충만하고 혈이 왕성해지는데 우선 양기를 화생하여 온양·추동·기화·봉장의 공(功)을 행하므로 장부양기의 근원이 되고, 이와 관련하여 『혈증론(血證論)』에서는 "무릇 신중의 양은 간에 도달하면 목이 따뜻해지고, 혈이 조화로워진다"라 하였으며, 다음으로 음혈·진액을 화생함으로써 자윤·유양·수렴·저장의 공을 행함으로 장부음액의 근본이 된다는 것이다. 신의 음양은 전신 각 장부 음양의 조절과 유지에 대하여

14) 精血同源.
15) 凡人氣血猶源泉也, 盛而流暢, 少則壅滯, 故氣血不虛不滯, 虛則無有不滯者.

협조평형하고, 인체로 하여금 한열의 치우침이 없도록 하여, 혈액정상운행에 대단히 중요한 작용을 한다. 만약 신의 음양이 조절되지 않아, 양허하면 한하고, 한하면 혈액이 응체되며, 음허하면 열하고, 열하면 혈을 핍박하여 망행(妄行)하거나 허화가 진액을 말려 혈액이 점조하고 어체한다. 이와 같이 신은 음양한열의 조절을 통하여, 혈액운행에 간접적으로 영향을 끼친다. 최근 중의 연구결과에 따르면 부녀의 월경주기 중 기초체온이 낮은 데서 높은 데 이르는 변화가 신음신양의 변화와 유관한데, 경후기(난포기)는 신음을 기르는 것 위주이고, 경간기(배란기)는 중음이 양으로 전하며, 경전기(황체기)는 음이 충만하고 혈이 왕성하며, 월경기는 음양이 모두 허하다라고 인식한다. 즉 월경주기 중에 음양기혈 모두 주기성의 소장변화를 가지며, 정기적인 저장배설의 법칙을 형성하고, 더불어 매월 한차례의 월경이 일어나는 지표가 된다. 음양기혈의 주기성 소장변화는 여성특유의 생리변화이며, 대단히 많은 월경병의 발생이 이러한 종류의 생리변화와 내재적 관계가 있다. 월경주기 중, 음양의 변화는 필수적으로 일정한 조건을 갖추어야 하며, 『소문(素問)·천원기대론(天元紀大論)』에서 "만물이 생장하는 것을 '화'라 하고, 만물의 발전이 극에 달한 것을 '변'이라 한다"16)고 하였듯이, 경전기의 중양(重陽)은, 양이 발전하여 극에 이르며, 물질이 극에 달하면 반드시 반대로 되므로 중양은 반드시 음이 되고, 양을 생하는 것은 음의 조건이 되는 변화이다. 경후기에 음정이 쌓여 극에 달하면, 중음(重陰)은 반드시 양이 되고, 중음은 양의 조건이 되는 변화이다. 만약 신기가 부족하면 음양변화가 불리해져, 경전기 양기가 부족해지고, 혈행의 선동이 무력해져 자궁에서 혈의 배출이 원활하지 못하다. 원발성 월경통 환자의 임상소견은 대부분 소복냉통(小腹冷痛)이 열을 가까이하면 통증이 감소하고, 외한지랭(畏寒肢冷)·면색청백(面色靑白)·설사·두훈핍력(頭暈乏力) 등의 증상을 보이니, 양기부족이 월경통의 중요 원인임을 설명할 수 있다. 그러므로 보신배원하여 음양이 조화로워지면,

---

16) 物生謂之化, 物極謂之變.

혈맥이 원활하여 통하므로 통증이 없게 된다.

위에서 설명한 바를 종합하면, 신은 선천의 근본이며, 원기의 근원이고, 정을 저장하는 곳이다. 정기가 왕성하면 음양이 조화되고, 포궁·포맥이 막힘없이 통하여, 경혈이 원활하면 동통이 없어지게 되므로 보신배원·익정양혈(益精養血)은 원발성 월경통 치료의 효과적인 방법이 된다. 현대 의학 연구에서 원발성 월경통 환자의 자궁내막과 월경혈 중 여성호르몬 함량이 정상인과 비교할 때 확실히 높고, 자궁내막의 여성호르몬 농도가 높을수록 월경통이 심해지는 것을 입증한 바 있다. 즉 여성호르몬의 급격한 대량생산은 반드시 자궁내막이 순서대로 이러한 호르몬의 자극을 받게 되고 이어서 프로게스테론(황체호르몬)의 자극에 의하여 분비기 자궁내막 여성호르몬 농도가 증생기(增生期)에 비하여 높아지게 되므로 여성자극호르몬 비율의 평형실조는 여성호르몬이 높아지게 되는 원인이 될 수 있다는 것이다. 현대 연구에서는 신을 보익하는 중약이 성선자극호르몬 형태의 작용을 촉진하는 작용이 있어, 난소호르몬과 임신호르몬의 비율을 조절할 수 있고 따라서 자궁내막 여성호르몬의 합성을 억제하고 월경혈 중의 농도를 낮추어 자궁평활근 경련성수축을 완화시키며, 자궁의 혈액공급을 개선하므로 보신이 통경 치료의 주요 작용기전임을 추측할 수 있다. 이외에 중약은 모두 서로 전체를 조절하는 작용이 있어, 조절을 통하여 인체가 잠재적으로 스스로 조절계통을 확립할 수 있도록 하며, 따라서 통증역치를 높이고 인체가 통증에 견디는 능력을 증가시키는 어느 정도의 작용이 있다. 종합하면, 중의의 거시적 생리병리와 현대의학의 미시적 연구방면을 막론하고, 모두 신과 자궁기혈의 활동은 밀접한 관계가 있으며, 신허가 다만 월경의 정상적 도래와 잉육(孕育)기능에만 영향을 끼치는 것이 아니라 원발성 월경통의 발생에 이르게 할 수 있음을 설명하였고, 원발성 월경통에 신을 치료하는 것은 중의의 치병구본(治病求本)사상을 실현한 것이며 추가적인 연구와 토론의 가치가 있다.

역자 조영은 / 교정 박수진, 권영규

원 저 : 산동중의약대학학보 2004년 3월 28권 2기
原發性痛經從腎論治趨議
주제어 : 원발성 월경통 / 신 / 변증논치

# 과민성 비염환자의 특이성 체질에 대한 연구

上海中醫學大學 貫劍·宋紅普·何裕民
上海市中醫醫院 胡開敏

체질과 질병은 밀접한 관계가 있는데, 특이성 체질과 과민성 질병의 관계는 더욱 밀접하며, 우리는 과민성 비염환자와 체질의 관계로부터 시작하여, 과민성 비염환자의 특이체질의 현상학을 깊이 연구했는데, 구체적 연구는 아래와 같다.

## 1. 재료와 방법

### (1) 측정표

여러 차례 응용하고 반복 수정하여 교정한 체질 설문지(CCQ)를 사용했다. 측정표는 선택식 문답을 사용했고, 일반 상황(성명·성별·연령·민족 등)과 문제 두 부분으로 구성된다. 문제는 약간 딱딱하게 나누어 냈고, 거짓말 탐지 항목을 계산하지 못했지만, 테스트를 받는 사람의 심신(心身) 상황을 비교적 전체적으로 반영했을 뿐 아니라, 조사자의 심리가 들어가거나 의도가 숨어서 조성되는 오차를 가능한 한 피하도록 했다. 구체적인 양식은 아래와 같다.

(1) 당신은……감기(경험이 없다, 이따금, 항상, 매우 쉽게)
(6) 당신은……긴장(경험이 없다, 이따금, 항상, 매우 쉽게)

### (2) 조사방법

본 연구에서는 설문 조사 방식을 사용했고, 모두 2063례의 환자를 조사하고 1881례의 환자자료를 수집했으며, 관찰측정과 컴퓨터로 2단계의 데이터 분석을 거쳐 최종적으로 1682례 환자의 정리된 자료를 얻었다.

(3) 표본 일반상황

본 항의 조사대상은 모두 과민성 비염의 질환이 있다는 확진을 받았고, 주소지는 상해시 구역에 주로 분포했다. 1682례의 환자 중에 남자가 1004례, 여자가 678례였고, 계절성이 722례, 상년성[1]이 960례였으며, 환자의 평균병정은 2.4±1.1년이었고, 평균 연령은 27.5±12.7세였다. 대조군은 정상인을 대상으로 한 체질측정표 418건이었다. 그 중 남자 대 여자 비율이 1.2:1이었고, 평균연령은 31.4±11.2세였으며 실험군과 통계 차이가 없었으므로 비교할 만하였다.

(4) 처리과정

연구를 진행하기 전에 우리는 우선 집단의 생리특성(체질)이 몇 개의 큰 종류로 나눌 수 있고, 각 종류는 정규 분포 혹은 정규 분포에 근사하며, 수리통계를 이용하여 이 몇 종류의 집단의 큰 윤곽을 간단히 설명할 수 있다는 것을 승인했다. 우리의 연구는 먼저 복잡한 체질현상분류에 대한 것이 아니라 대량 현상학 자료를 파악한 후에 수리통계를 통해 체질분류 결과를 얻은 것이며 군집 분석의 방법을 선택했는데, 국제적으로 통용되는 통계 소프트웨어 SAS 프로그램으로 모든 항목을 군집 분석하여 체질군의 결과를 얻었다. 군집 분석 결과에 근거하여, 우리는 서로 다른 수준의 분류 내의 각각 항목과 종류의 상관계수를 분석했고, 중의 이론을 참조하여, 최종적으로 분류 결과를 얻었다. SAS 순서로 묘사한 8종류 체질을 수형(樹型) 구조[2]로 표시했는데, 기본적으로 4대 주류(Ⅰ, Ⅱ, Ⅲ, Ⅳ)와 약간의 하위분류를 볼 수 있다(아래 도표 참조).

Ⅰ. 실조(失調) 체질: 실조 체질은 또 울체(鬱滯) 체질과 내열(內熱)

1) 1년 내내.
2) tree형 구조.

체질의 2가지로 나뉘는데 구체적인 것은 아래와 같다.

울체(鬱滯) 체질: 이 체질의 주요표현은 "인후 중에 이물감(異物感)이 있다"[3], "탄식(歎息)을 잘한다"[4], "걱정 때문에 병이 생긴다"[5], "완복창만(脘腹脹滿)하다"[6], "설태(舌苔)가 후니(厚膩)하다"[7], "몸에 어혈이 있다"[8] 등이고, 모두 15개 항목을 포괄한다. 기본적으로 중의에서 말하는 간기울결(肝氣鬱結)·담습(痰濕)·어조(瘀阻)의 임상증상을 개괄적으로 내포한다. 중의 이론은 기와 혈이 인체생명의 원동력이고, 또 "기는 혈의 수(帥)이고, 혈은 기의 모(母)"[9]라고 생각하는데, 이 둘은 서로 의존하고 서로 영향을 미친다. 기와 진액의 수포관계 또한 이와 유사하다. 그러므로 병을 앓을 때, 기체(氣滯)·혈어(血瘀)·담습은 항상 같이 나타나고, 삼자(三者)가 함께 인과 관계를 이루며 밀접하여 불가분의 관계이다. 우리의 군집 분석 결과 또한 확실히 삼자가 밀접하게 상관되므로 한 부류로 귀속시켰다.

내열(內熱) 체질: 주로 "수족심열(手足心熱)", "내열(內熱)이 심함"[10], "얼굴에 이따금 화가 오름"[11], "수면시 땀이 남"[12] 등 7개 항목을 포괄한다. 중의 임상의 내열화왕(內熱火旺)의 표현과 유사하다.

Ⅱ. 협조(協調) 체질: 이 체질은 정력이 왕성하고 장부 기능 평형 협조가 주가 되는데, "노동 후에 쉽게 피로하지 않다"[13], "밤새도록 놀아도 지치지 않는다"[14], "장시간 대화할 수 있다"[15], "스스로 기분·안색

---

3) 喉中異物感.
4) 喜嘆氣.
5) 担心生病.
6) 脘腹脹滿.
7) 舌苔厚膩.
8) 身上烏青塊.
9) 氣爲血之帥, 血爲氣之母.
10) 內熱重.
11) 面部陣陣升火.
12) 睡覺時出汗.
13) 工作後不易疲勞.
14) 通頑也不累.
15) 能長時間雪禍.

이 좋다고 느낀다"16) 등 8개 항목을 포괄하는데, 한 사람의 신체 상황이 매우 좋음을 반영한다.

Ⅲ. 긴장(緊張) 체질: "쉽게 긴장한다"17), "한번 격분하면 얼굴이 붉어진다"18), "격분한 후에 땀이 난다"19) 등 10개 항목을 포괄한다. 이 형은 외부 환경에 대해 비교적 민감함을 표현하고, 쉽게 긴장상태에 이른다.

Ⅳ. 허약(虛弱) 체질: 이 부류가 포함하는 항목은 비교적 많은데 세분하여 기허(氣虛) 체질, 양허(陽虛) 체질, 정휴(精虧) 체질, 진휴(津虧) 체질 등 몇 개의 하위분류로 세분할 수 있다.

기허 체질: "쉽게 감기에 걸린다"20), "감기 걸린 후에 쉽게 낫지 않는다"21), "오후에 힘이 없다"22), "씩씩 가쁜 숨을 몰아쉰다"23), "머리가 어지럽고 쉽게 피로하다"24), "마음이 허황하고 잠이 오지 않는다"25) 등 7개 항목으로 표현되는데, 중의 임상상 기혈허약의 증상과 유사하다. 기타 부류의 허약 체질과 모두 상관있는데, 더욱이 양허 체질과 정휴 체질은 모두 기허 체질과 매우 관련이 깊으므로 기허 체질은 가장 기본적인 허약 체질이고, 양허·정휴·진휴 등은 모두 기허의 발전 결과라고 말할 수 있다.

양허 체질: 이 부류는 "겨울에 슬퇴(膝腿)가 추위를 몹시 탄다"26), "수족이 매우 차다"27), "야뇨빈삭(夜尿頻數)" 등 7개 항목을 포괄하는데 중의 이론 중의 양허내한(陽虛內寒) 증상과 유사하다.

---

16) 自覺氣色好.
17) 容易緊張.
18) 一激動卽臉紅.
19) 激動後出汗.
20) 易感冒.
21) 感冒後不易好.
22) 午後乏力.
23) 氣喘吁吁.
24) 頭昏, 易疲勞.
25) 心慌, 失眠.
26) 冬天腿膝怕冷.
27) 手足冰冷.

정휴 체질: "요슬산연(腰膝酸軟)", "두혼안화(頭昏眼花)", "백발이 비교적 많다"[28], "노동 후 치아와 잇몸이 약해진다"[29] 등 8개 항목을 포괄하는데 주요한 표현은 신정휴허(腎精虧虛)이다.

진휴 체질: "구건(口乾)", "순비건(脣鼻乾)", "피부건삽(皮膚乾澁)", "대변건(大便乾)" 등 7개 항목을 주로 하며 한 계통으로 표현하면 내조소진(內燥少津)으로 나타낼 수 있다.

본 조사와 관련하여 이전의 연구에서 이미 18672건의 체질표본을 초보적으로 만들었다. 상술한 군집 분석 결과에 근거하고 심리학과 유행병학(流行病學)의 방법을 참고하여, 우리는 인자를 골고루 나누는 방법을 사용하여 표본을 각 종류로 나누어 표준화하여, 각 종류에 따른 평균과 표준편차에 있어 표본을 얻었는데, 결과를 표1에서 볼 수 있다.

표1. 각각의 체질의 평균과 표준편차

| 항 목 | 울체체질 | 협조체질 | 내열체질 | 긴장체질 | 기허체질 | 양허체질 | 정휴체질 | 진휴체질 |
|---|---|---|---|---|---|---|---|---|
| 평 균 | 1.93 | 2.04 | 2.42 | 2.26 | 2.21 | 2.09 | 1.96 | 2.26 |
| 표준편차 | 0.40 | 0.49 | 0.52 | 0.32 | 0.48 | 0.63 | 0.51 | 0.47 |

표본의 수치가 비교적 많으므로 우리는 이 결과가 총체적 반영에 근사하다고 보아 '상용표준'으로 삼았다. 이로써 양성(陽性)인지 여부를 판단하는 근거로 삼아 아래의 연구를 진행했다.

## 2. 결과

우리는 상용표준과 각 종류의 체질의 상황을 결합하여 과민성 비염 환자와 상용표준체질을 비교했다. 의학상식과 유행병학(流行病學)의 일반 방법에 근거하여 우리는 상용표준(평균±표준편차)으로 환자를 판단할 때 체질의 양성여부의 역치를 분류했고, 과민성 비염환자의 각 체질 유형상 양성율(陽性率)을 분별 계산했다. 같은 이치로, 우리는 대조

28) 白髮較多.
29) 勞累後牙齦松動.

군 정상인의 상황과 과민성 비염군의 $\kappa^2$검정30)을 계산하였는데 결과를 표2에서 볼 수 있다.

표 2. 과민성 비염군와 정상군의 각각 체질 유형의 양성율(%)

| 조 | n | 울체체질 | 협조체질 | 내열체질 | 긴장체질 | 기허체질 | 양허체질 | 정휴체질 | 진휴체질 |
|---|---|---|---|---|---|---|---|---|---|
| 정상군 | 1682 | 4.31 | 7.02 | 35.41 | 12.20 | 6.66 | 1.91 | 2.39 | 2.87 |
| 과민성 비염군 | 418 | 10.82 | 14.74 | 18.40 | 16.94 | 17.05 | 8.15 | 10.23 | 14.17 |

표2에서 볼 수 있듯 정상인 집단에서 일부분은 병리적 체질 유형을 표현하지 않으며, 사람들이 모두 희망하는 협조 체질은 정상과 병리 상태의 사이에 있고, 이런 상태는 우리가 항상 말하는 '제3상태'에 근접한다. 과민성 비염 환자는 이런 특이성 체질을 말할 때 서로 겸하는 성질이 있으므로 환자의 각 체질 유형이 차지하는 백분율은 100%가 아니다. 그 중 협조 체질은 정상인에 비해 그 예가 적었고, 기허 체질, 진휴 체질, 내열 체질, 긴장 체질, 정휴 체질, 울체 체질, 양허 체질은 정상인에 비해 많이 나타났다. 각 종류의 체질의 차이에 근거하여 우리는 과민성 비염 환자의 체질의 주요 특징은 협조 체질이 백분율상 명백히 정상인에 비해 매우 적고, 허약한 기허 체질이 백분율상 비교적 우세하며 다음이 긴장 체질, 내열 체질, 진휴 체질, 울체 체질, 정휴 체질과 양허 체질의 순이었다.

## 3. 토론

과민성 비염의 발병의 근본 원인은 특이성 체질자가 알러지 Ⅰ형 반응에 접촉하여31) 환자 몸의 면역기능이 실조되는 것이다. 정상인에게는 경미한 자극의 알러지원이라도 특이성 체질자에게는 강렬하며 지속적인 반응이다. 중의학에서는 과민성 비염 발생의 내인(內因)이 본허(本虛), 즉 폐비신(肺脾腎)의 허손(虛損), 위기(衛氣)의 부족(不足), 체내

30) 카이스퀘어 검정.
31) 알러지원은 外因이다.

장부 음양실조라고 인식한다. 이러한 실조는 현대의학의 측면에서는 면역계통의 면역작용과 기전의 문란, 면역 실조로 볼 수 있다. 우리의 결과 또한 정상인 집단 중의 협조 체질의 백분율이 환자와 현저한 차이를 보이는데 과민성비염의 특이성 체질자 중, 협조 체질에 속하는 사람은 정상인 대조군의 51.96%를 차지하므로 이는 또한 협조 체질이 아닌 사람은 과민성비염과 유사한 면역계통질병을 주의·예방해야 함을 제시한다.

좀 더 분석하면, 기허 체질은 주로 폐비(肺脾) 두 장과 관련된다. 폐는 기를 주관하고 호흡을 담당하며, 비는 운화(運化)를 주관하며 기혈을 화생한다. 이들의 기능은 주로 기의 생성과 전신 기기(氣機)에 대한 조절을 통해 위기(衛氣)를 촉진하는 등의 분야를 포괄한다. 환자는 이러한 종류의 기능에 있어 모두 현저하게 감소되면 흔히 "쉽게 감기에 걸린다", "오후에 힘이 없다" 등 각종 기허증상과 기기 울체의 증상이 나타난다. 따라서 기허 체질과 울체 체질의 백분율이 비교적 높다.

중의학에서는 코가 폐의 공규(孔竅)이고, 비염과 폐비(肺脾)의 관계가 가장 밀접하고, 가장 직접적이라고 인식한다. 폐는 선발숙강(宣發肅降)을 주관하고 통조수도(通調水道)의 기능이 있는데, 이런 기능은 비가 진액을 전수하여 전신에 포산하도록 하는 바, 즉 『영추·결기』에서 말한 "상초는 개발하고 오곡의 미를 선포하고, 주리를 훈증하고, 몸에 충만하여 피모를 윤택하게 하므로 안개와 이슬이 물 대는 것과 같다"32)와 같다. 폐는 수액의 대사 순환과정 중에 중요한 작용을 하므로 고인이 "폐가 수를 주관한다", "폐는 수(水)의 상원(上源)이다"라 말했다. 과민성 비염환자의 기본 병기(病機)는 폐의 기능 실상이고, 비의 진액수포 기능의 하강이다. 한편으로 기부(肌膚)·구비(口鼻) 등이 진액의 자윤(滋潤)을 못 받아 건조의 표현이 나타나고, 다른 한편으로 체내에 진액이 모여 담습을 이루고 단절되어 기체·혈어 등 병변이 출현하므로 진휴 체질과 울체 체질이 정상인에 비해 높다.

---

32) 上焦開發, 宣五穀味, 蒸膚, 皮膚澤毛, 若霧露之漑.

과민성 비염과 유전은 밀접한 관계가 있는데, 중의학에서는 환자가 선천적인 음양부족, 폐비신 허손, 더욱이 '선천(先天)지본'인 신이 휴허하다고 인식했다. 발병 후에 장부의 음양이 더욱 손상되고 최종 결과는 음양양허(陰陽兩虛)가 되어 이러한 선후천 작용의 영향 때문에 환자의 정휴 체질, 내열 체질과 양허 체질이 비교적 높았다. 과민성 비염 표본을 고려해 볼 때 청소년의 비율이 비교적 높으므로 기허 체질, 양허 체질, 내열 체질 등이 높게 출현되는 것이 더욱 중시된다. 이외에, 임상에서 일반적으로 과민성 비염 환자는 긴장하기 쉽다고 인식되며 조사결과에도 보이듯이 비염환자는 확실히 정상인에 비해 쉽게 긴장하는데 긴장 체질에 속하는 자는 정상인에 비해 38.85% 많게 나타난다.

본 연구에서 얻은 체질 유형 결과에서 어느 정도 과민성 비염의 증형이 전통 중의 이론과 비슷하여, 우리는 그러한 원인이 체질과 증형의 관계에 있어 밀접하기 때문이라는 것을 알게 되었다. 체질이 질병의 유형을 결정하고 이 증형은 모두 병에 걸린 후에 체질유형의 영향을 받는다. 많은 과민성 비염환자가 임상상 주로 표현하는 국소 증상과 변증 분형(分型)에 대해서는 어느 정도 어려움이 있으므로 이러한 체질의 변별은 임상적 의의가 있다. 치료 면에서 볼 때, 익기고위(益氣固衛)는 이러한 환자의 주요 치료 방법이다. 이러한 기초 위에서 오래 병을 앓은 사람은 항상 울체·양허·신정휴허 등의 상황이 있으므로 보신익정(補腎益精), 선울도체(宣鬱導滯)하는 약을 보조적으로 사용한다. 조사결과가 또한 이와 관련된 경험을 매우 잘 증명한다.

과민성 비염의 국소 증상 표현은 비교적 명백한데, 본 조사는 일반 집단을 대상으로 전신상황에 치우쳐 관련된 국소 증상이 전체적으로 부족하므로 우리는 국소 증상을 전문적으로 관찰할 새로운 측정표를 이미 설계하였다. 앞으로 이 부분을 좀 더 깊이 조사하여 전신과 국소를 결합하여 새로운 결과를 얻기를 희망한다.

역자 박영애 / 교정 박수진, 권영규

원 저 : 北京中醫學大學學報 2001년 5월 제24권 제3기
過敏性鼻炎患者特應性素質的硏究
주제어 : 과민성비염 / 체질 / 임상조사 / 통계분석

# 중의심리학 이론과 실천의 초보적인 탐구

解放軍寧波 第113醫院 薛清梓

## 1. 심리와 생리기능의 관계

사람의 정신의식과 행위의 발생·진행·변화와 심리활동은 밀접한 관계가 있고, 희(喜)·노(怒)·우(憂)·사(思)·비(悲)·공(恐)·경(驚)은 사람이 외부의 객관적인 사물에 대하여 반응하는 것으로 오장기능과 긴밀하게 연관된다. 「음양응상대론(陰陽應象大論)」에서는 "사람에는 오장이 화하는 오기가 있고 이로써 희·노·비·우·공을 생한다"[1]고 하였다. 또한 "간의 지는 노이다. 심의 지는 희이다. 비의 지는 사이다. 폐의 지는 비이다. 신의 지는 공이다"[2]라 하였다. 정상적인 상황에서 '칠정'은 정신활동이 외부로 표현된 것이며 생리적인 범주에 속한다.

### (1) 희(喜)

희는 긴장과 근심·슬픔의 정서를 완화하고 심정을 펼쳐주며 기혈을 조화롭게 하므로 "사람이 기쁜 일을 만나면, 정신이 맑아진다"[3]란 말이 있다. 「거통론(擧痛論)」에서 "기쁘면 기가 화하고 뜻이 통하게 되며, 영위가 통하고 이롭게 된다"[4]고 하였다

### (2) 노(怒)

노는 발설의 뜻이 있어 간기가 소설조달(疏泄條達)하는 것을 돕는다.

1) 人有五藏, 化五氣, 以生喜怒悲憂恐.
2) 肝在志爲怒. 心在志爲喜. 脾在志爲思, 肺在志爲憂. 腎在志爲恐.
3) 人逢喜事精神爽.
4) 喜則氣和志達, 榮衛通利.

성난 사람은 노기가 풀린 후에 문득 가슴이 편안하고 시원해지는 것을 깨닫게 된다.

(3) 사(思)

사는 정신을 집중하여 문제를 고려하는 것으로, 이는 인류의 본능이다. 『영추(靈樞)·본신(本神)』에 "지로 인한 것이 변하여 사가 된다"[5] 하였다.

(4) 우(憂, 悲)

기분이 침울하여 근심이 거듭되는 것은 크게 노하거나 과도하게 기뻐하는 것을 억제할 수 있고, 정지의 태과나 불급에 대한 조절작용을 한다. 주단계가 "노한 감정으로 상한 것은 근심으로 이긴다"[6]고 말한 것과 같다.

(5) 경(驚, 恐)

돌연 평상시와 다른 상태를 당하였을 때(이상한 것을 목격한다던지, 갑자기 놀란다든지 등) 나타나는 두려움의 심리이고, 또한 사람이 외부의 나쁜 습격에 대한 일종의 후퇴 보호 성격의 심리 반응이다.

## 2. 심리와 병인병리의 연계

'칠정(七情)'의 태과와 불급은 모두 심리조절을 문란하게 하여 장부기혈 기능의 실조를 나타낼 수 있는데, 이를 일컬어 '칠정내상(七情內傷)'이라고 한다. 「음양응상대론(陰陽應象大論)」에서 "노는 간을 상하게 한다, 희는 심을 상하게 한다, 사는 비를 상하게 한다, 우는 폐를 상하게 한다, 공은 신을 상하게 한다"[7]고 하였다. 「옥기진장론(玉機眞藏論)」에서는 "우·공·비·희·노는 순서에 따라 치료할 수 없게 하니, 그러므로 사람으로 하여금 큰 병에 걸리게 한다"[8]고 하였다. 「거통론(擧痛

5) 因志而存變, 謂之思.
6) 怒傷以憂勝之.
7) 怒傷肝, 喜傷心, 思傷脾, 憂傷肺, 恐傷腎.
8) 憂恐悲喜怒, 令不得以其次, 故令人有大病矣.

論)」에 더 구체적으로 제시되어 있는데, "노하면 기가 올라가고 기뻐하면 기가 이완되고, 슬퍼하면 기가 소산하고, 두려워하면 기가 위로 행하지 못하며, 놀라면 기가 어지러워지고, 근심하면 기가 울결한다"[9]고 하였다.

### 3. 심리와 진단의 연계

심리진단은 『내경(內經)』에서 발원하며 의사는 필수적으로 천문, 지리, 인사에 박학해야 함을 강조하였고, 그 '인사(人事)' 계열은 사회요인을 가리키고(예를 들면 정치·경제, 사람과 사람 사이의 관계 등), 이러한 요인들로 인하여 평소에 사람의 심리활동 및 질병의 발생, 발전변화 등에 영향을 미친다. 동한(東漢)·장중경(張仲景)의 『상한론(傷寒論)』에서는 온병창궐(상한환자의 70~80%)의 사회요인을 분석하였다. 금원사대가의 형성 또한 그 사회역사적 배경이 있는데, "큰 전쟁 이후에는 크게 황폐해지고, 크게 황폐한 후에는 반드시 큰 질병이 생긴다"[10]는 말은 사회 환경요인과 질병발생이 밀접한 관계가 있다는 것의 생생한 표현이다.

#### (1) 문진

「이정변기론(移精變氣論)」에서는 방법을 매우 중요시 여겨 "문과 창을 닫고 병자와 긴밀하게 연계하여, 자주 그 병자의 병정을 물어보며, 병자의 뜻에 따른다"[11] 하였다. 그 의미는 환자는 말로 표현하기 어려운 고충이 있어 사람이 아는 것을 두려워하므로, 의사는 그 뜻을 따라서 문과 창을 닫고, 방 안에서 질문하여, 환자가 바라는 바와 근심하는 것이 없어질 수 있도록 병정을 말할 수 있어야 한다. 「징사실론(徵四失論)」에서는 "병을 진찰함에 있어서 그 시작을 묻지 않으며 우환, 음식의 무절제함과 기거의 과도, 혹은 독에 의해 상했는지 물어보지도

9) 怒則氣上, 喜則氣緩, 悲則氣消, 恐則氣下, 驚則氣亂, 思則氣結.
10) 大亂之後, 必有大荒, 大荒之後必有大疾.
11) 閉戶塞牖, 繫之病者, 數問其情, 以從其意.

않고 갑자기 촌구를 잡는다면 어떻게 병을 맞출 수 있겠는가?"[12] 하였고, 「소오과론(疏五過論)」에서는 "진찰에는 삼상이 있느니 반드시 귀천과 봉군패상(封邑을 받은 貴族이 벼슬을 잃음) 및 제후나 임금이 되고자 했는지를 물어야 한다. 그러므로 귀한 사람이 세력을 뺏기면, 비록 병사에 당하지 않더라도, 정신이 안으로 상하고, 처음에 부유하다가 뒤에 가난해지면 비록 병사에 상하지 않더라도 피부가 타들어가고 근이 당기게 되며 어지러움이 평상시의 도를 잃음에 이르면 병이 나을 수 있는 방향으로 옮겨질 수 없다"[13]고 하였다. 또한 말하기를 "무릇 병을 진찰하고자 하는 사람은 반드시 음식 거처와 폭락폭고와 시락후고를 물어야 하며, 이들은 모두 정기를 상하게 한다"[14]고 하여, 병을 진찰할 시에 반드시 환자의 정치적 지위, 경제상황과 음식 거처 등을 물어 볼 것을 강조하였고, 환자의 심리상태를 이해하고 원인을 밝혀내어야 비로소 실수 없이 진단하고 치료할 수 있다고 하였다.

(2) 망진

병인의 성격과 기질 등을 관찰하는 것을 중요시 하여, 『영추(靈樞)·음양이십오인(陰陽二十五人)』에서는 기질성격의 차이에 따라 25종의 사람에 대하여 기재하였다. 또한 '망신(望神)'을 파악하는 것은 망진에서 으뜸으로 삼았고, 형체가 건실하고 색이 윤택하면 '유신(有神)', 형체가 쇠약하고 윤택이 없으면 '무신(無神)', 병이 위중할 때 나타나는 흥분된 거짓 상태를 '가신(假神)'이라 생각하였다.

(3) 문진

「음양응상대론(陰陽應象大論)」에서는 오장(五臟)과 오성(五聲)의 관계에 대하여 논술하여 "심이 발하여 성(聲)에 있어서는 소(笑)가 된다. 간이 발하여 성에서는 호가 된다. 비가 발하면 성에서 가가 된다. 폐가 발하여 성에 있어서는 곡이 된다. 신이 발하여 성에 있어서는 신이 된

12) 診病不問其始, 憂患飮食之失節, 起居之過度, 或傷於毒, 不先言此, 卒持寸口, 何病能中.
13) 診有三常, 必問貴賤, 封君敗傷, 及欲侯王. 故貴脫勢, 雖不中邪, 精神內傷; 始富後貧, 雖不傷邪, 皮焦筋屈; 亂至失常, 病不能移.
14) 凡欲診病者, 必問飮食居處, 暴樂暴苦, 始樂後苦, 皆傷精氣.

다"[15]고 인식하였다. 임상에서는 더욱 정서와 성음의 관계를 중시하여 기쁠 때는 탄식과 기쁜 소리를 내고, 화가 났을 때는 분노와 엄숙하면서 빠른 소리가 나며, 환자가 신음하는 것은 고통이고, 한숨이 끊이지 않는 것은 간울(肝鬱)하고 심정이 펼쳐지지 못하는 것 등이다.

(4) 절진

「맥요정미론(脈要精微論)」에 "그러므로 맥을 잡을 때는 도가 있으니, 마음을 비우고 고요하게 함을 유지하여야 한다"[16]고 하였다. 『의학입문(醫學入門)』에서는 더욱 '칠정' 변화와 맥상의 관계를 명확히 밝혀 서술하였는데, "기쁘면 심을 상하여 맥이 반드시 허하게 된다"[17], "근심이 비에 영향을 미치면 맥이 중초에서 맺혀 머무른다"[18], "걱정으로 인하여서는 폐를 상하고 맥이 반드시 삽하게 된다"[19], "노기는 간을 상하게 하고 맥이 정체된다"[20], "두려움은 신을 상하게 하고 맥이 가라앉게 한다"[21]고 하여 일단 정서가 심리적 충격이나 움직임을 받으면 맥상이 이상을 나타낼 수 있다는 것을 설명하였다.

## 4. 심리와 치료의 관계

심리는 치료학상에서 상당한 지위를 차지하고 있으며, 심리치료는 어떤 의미에서는 약물치료보다 더 중요하다고 말할 수 있다. 「오장별론(五藏別論)」에서 "치병은 반드시 그 상하를 관찰하고, 그 맥을 따르고, 그 의지와 병을 관찰해야 한다"[22]고 하였다. 「보명전형론(寶命全形論)」에서는 "무릇 침자의 참됨은 반드시 먼저 신을 치료하는 것이다"[23]라고 하였다. 화타 역시 "그러므로 훌륭한 의사는 먼저 그 마음

15) 心發聲爲笑, 肝發聲爲呼, 脾發聲爲歌, 肺發聲爲哭, 腎發聲爲呻.
16) 是故持脈有道, 虛靜爲保.
17) 喜則傷心脈必虛.
18) 思傳脾脈結中居.
19) 因憂傷肺脈必澁.
20) 怒氣傷肝脈定濡.
21) 恐傷于腎脈沈是.
22) 凡治病必察其上下, 適其脈候, 觀其志意, 與其病也.

을 치료하고, 이후에 그 몸을 치료한다"[24]라고 하였다. 주단계는 "칠정으로 인하여 일어난 병은 마땅히 인사로써 그것을 제어하여야 하고, 약석으로 치료할 수 있는 것이 아니다"[25]라고 제시하면서 '활투법(活套法)'을 창립하였는데, 논술한 것이 실로 독특한 점이 있다. 『내경』에 '축유(祝由)'치료가 기재된 후, 역대 의가는 실천하는 과정에서 더욱 발전시켰는데, 구체적인 요법의 대강은 아래와 같다.

(1) 설리개도식(說理開導式)의 심리치료

『영추(靈樞)·사전(師傳)』은 병인의 마음을 사로잡아 살고자 하는 욕망을 찾게 하는 설리개도(說理開導)를 진행하였다.

(2) 이정승정식(以情勝情式)의 심리치료

「음양응상대론(陰陽應象大論)」에서 "비는 노를 이긴다. 공은 희를 이긴다. 노는 사를 이긴다. 희는 우를 이긴다. 사는 노를 이긴다"[26]라고 하였다. 주단계는 한 단계 나아가 제시하길 "노로 상한 것은 우로써 이기고, 공으로써 푼다"[27], "희로 상한 것은 공으로써 이기고, 노로써 푼다"[28], "우로 상한 것은 희로써 이기고, 노로써 푼다"[29], "공으로 상한 것은 사로써 이기고, 우로써 푼다"[30], "경으로 상한 것은 우로써 이기고, 공으로 푼다"[31], "비로 상한 것은 공으로 이기고, 노로써 푼다"[32]고 하였다. 『부인양방(婦人良方)』에서 부인과 질병치료에는 마땅히 "심지를 바꾸고, 약을 써서 북돋아 지킨다"[33]고 제시하였는데, 이상에서 논술한 것은 모두 심리치료의 원칙을 제시한 것이다.

---

23) 凡刺之眞, 必先治神.
24) 是以善醫先醫其心, 而後醫其身.
25) 因七情而起之病, 宜以人事制之, 非藥石所能療也.
26) 悲勝怒, 恐勝喜, 怒勝思, 喜勝憂, 思勝怒.
27) 怒傷以憂勝之, 以恐解之.
28) 喜傷以恐勝之, 以怒解之.
29) 憂傷以喜勝之, 以怒解之.
30) 恐傷以思勝之, 以憂解之.
31) 驚傷以憂勝之, 以恐解之.
32) 悲傷以恐勝之, 以怒解之.
33) 改易心志, 用藥扶持.

① 희식(喜式)의 치료

『속명의류안(續名醫類案)·전광(癲狂)』에 "왕석산이 한 사람을 치료하였는데, 차인[34]이 범인을 쇠사슬로 묶어서 가는 도중에 범인이 강에 뛰어들어 죽었다. 범인의 가족은 차인을 고소하면서 묶고 위협하고 핍박하여 죽음에 이르게 하였다고 하여, 관리가 죄를 면하기 위하여 재물을 쓰지 않을 수 없게 되어 울분이 쌓여 병이 되니 마치 술 취한 듯 미친 듯하고, 앞뒤 없는 말로 함부로 말하고 무엇을 알고 있는지도 모르는 지경에 이르렀다. 진단하여 말하기를 이것은 재물을 소비하여 울분이 생긴 것이므로 반드시 기쁘게 하여야 낫는 것이니 약으로 어찌 치료할 수 있겠는가? 주석을 녹여서 은화를 수 냥 만들어 그 옆에 두고, 병자가 보고 기뻐하면서 쥐고 보고 치우지 않으면 후에 병이 낫게 되는데, 이것이 희로써 우를 치료한 것이다"라고 하였다.

② 경식(驚式)의 치료

『영추(靈樞)·잡병(雜病)』에 "딸꾹질에 …… 크게 놀래키면 역시 그칠 수 있다"[35]는 말은 뜻하지 않게 몹시 놀라게 하면 기가 상역하는 것을 멈출 수 있다. 이 법은 지금도 민간에서 사용되고 있다.

③ 노식(怒式)의 치료

『명의류안(名醫類案)·울(鬱)』에 "한 여자가 혼인을 허락한 후에 남편이 장사를 떠나 2년이 되어도 돌아오지 않자 먹지 못하고 누워있어서 마치 미친 듯하니, 주가 진단하기를 간맥(肝脈)이 촌구에서 현(弦)하므로, 이것은 근심이 기를 맺히게 한 것이다. 약만으로는 낫게 하기 어려우니, 기쁘게 해야 풀릴 수 있고, 그렇지 않으면 노하게 하여 …… 감정을 자극하여 크게 화나게 하여 곡하는 것이 세 번 정도 이르게 되면 위로를 하여 풀어주고, 약을 한번 복용시키면 곧 죽을 찾아 먹게 된다. 주가 말하길, 사기는 비록 풀렸더라도, 반드시 기쁘게 하여 여러 번 맺히는 것을 다시 맺히지 않게 하고, 남편이 편지를 보

34) 관청의 하급관리.
35) 噦…大驚之, 亦可已.

낸 것처럼 속이고, 하루 밤이면 장차 돌아온 것이라고 속이어 삼 개월 후에 남편이 결국 돌아와서 낳았다. 이는 노함이 사를 이기고, 또한 희로써 푸는 것으로 2년의 깊은 병이 즉시 풀렸다"라고 하였다.

④ 사식(思式)의 치료

『의부전록(醫部全錄)·오백십이(五百十二)』에 "안과 이첨이 한 사람의 목종화염을 치료하는데, 성격이 매우 조급하여 조급하게 괴로워할수록 더욱 왕성하여져서 약으로도 가라앉힐 수 없었다. 첨이 일러 말하길, 당신의 눈은 쉽게 낫는 것으로, 이는 객화가 장차 독을 흘려서 장딴지로 보내니 십일이 안 되어 반드시 폭발한다. 그 사람이 첨의 명성을 익히 들어 장딴지가 폭발할까 걱정을 하니 삼일에 이르렀을 때 한 번 약을 먹고 나았고, 장딴지 역시 탈이 없었다"라고 하였다. 이첨이 말하길 눈병이 쉽게 낫는다고 하고, 객화가 장차 장딴지로 흘러서 독창을 발하게 될 것을 두려워하게 한 것은 환자가 이첨의 의술의 고명함을 오래 들어왔으므로, 감히 불신하지 못하니 이로 하여금 눈에서부터 장딴지로 주의를 돌려, 치료하기 어려운 눈병을 한 번의 약을 주어 낫게 한 것이다.

⑤ 우(비)식(憂(悲)式)의 치료

『속명의류안(續名醫類案)·곡소(哭笑)』에서 "대대로 농사를 지어온 집에서 계묘년에 고향에서 뛰어난 준재를 얻으니 그 부친이 기뻐서 크게 웃고, 이어서 봄에 진사가 되니 그 웃음이 더욱 심해졌고, 십년이 지나 간원(諫垣)으로(직언하는 관청)으로 발탁되니, 마침내 고질병이 되어 밤낮으로 멈출 수 없게 되어 대간(그 아들)이 심하게 걱정하여 용하다는 큰 의사들을 불러 모아 처방을 구하니 유명한 사람들이 부친에게 말하길 대간이 이미 죽었다하였다. 그러자 부친이 활동이 줄어 죽은 듯하기를 십여 일이 되니 병이 점차 나으니 거짓으로 편지를 보내 조대부가 대간을 치료하여 다시 회복되었다고 말하였다. 그리하여 슬퍼하지 않았고 증상도 영원히 나타나지 않았다. 대개 의자는 의야라, 기뻐하는 것은 심을 상하게 하니, 슬픔으로써 구제하고 이에 조화롭게 하는 것은 기술이 도에 나아가는 것이다"라고 하였다.

(3) 이정순정식(以情順情式)의 심리치료

『속명의류안(續名醫類案)·경계(驚悸)』에 "장자화가 위덕신의 아내를 치료하는데, 여행 중에 망루 위에서 묵었는데 밤에 도둑이 들어 사람을 위협하고 숙소를 불태우니, 놀라 침대 밑으로 떨어져 이후로 매번 소리를 들으면 놀라서 사람을 알아보지 못하니 …… 모든 의사가 인삼·진주 등으로 치료하였으나 효과가 없었는데, 장씨가 보고 단정하여 말하길 놀란 것은 양이 바깥에서 들어온 것이고, 두려움은 음이 안으로부터 나온 것이다. 놀란 것은 내가 연유를 알지 못한 것을 말하고, 두려운 것은 내가 알고 있는 것이다. …… 이에 한 시녀에게 명하여 부인의 양손을 잡고, 높은 의자 위로 끌어올려 바로 아래 아이를 두도록 하였다. 장씨가 말하길 낭자는 이것을 똑똑히 보십시오 하고 나무로 맹렬하게 치니 부인이 크게 놀랐다. 장씨가 말하길, 내가 나무로 아이를 치면 어찌 놀랍니까? 잠시 뒤 또 치면 놀라는 것이 완화되고, 또한 연이어 3~5차례 치고 또 몽둥이로 문을 치고 …… 서서히 놀람이 안정되자 웃으며 말하길 이것이 무슨 치료법입니까? 하였다. 장씨가 말하길, 『내경』에서 놀란 것은 평정시켜야 하는데, 평정이라는 것은 일상적인 것이라, 평상시 보는 것은 반드시 놀라지 않느니, 놀란 사람은 신이 위로 뜬 것이고, 아래로부터 그것을 치면 아래를 보게 되어 신이 거두어집니다. 하루 이틀이면 비록 천둥소리를 들어도 역시 놀라지 않습니다고 했다"라고 하였다.

(4) 암시(暗示)의 심리치료

『속명의류안(續名醫類案)·제충(諸蟲)』에 "한 사람이 사위의 집에서 과음하여 술이 심하게 취하였다. 집으로 수레를 보내고 밤중에 갈증이 나서, 물을 먹고자 하였으나 구하지 못하여 입을 술통에 대고 물을 몇 사발 마셨는데, 날이 밝고 보니, 술통이 모두 작고 빨간 벌레였다. 갑자기 놀라서 기운이 맺혀 흩어지지 않으니 가슴에 구더기가 있는 듯하고 위완이 문득 막힌 듯이 느껴지며 날마다 상상과 의심에 빠져 점차 위격이 되니 민간의술로는 치료할 수 없었다. 오구왕이 이를 보고, 그 병이 의심하는 데서 생긴 것을 알았다. 묶은 붉은 색 실을 사용하여 나누어 구더기 형상으로 잘라 파두 두 알과 같이 밥에 갈아 넣어, 붉은 실로 만든 환을 수십 환 넣고, 환자가 어두운 방에서 그것을 먹게 했다. 숙소에 요강을 두고 안에 변을 보게 했다. 바야흐로 설사하니, 환자가 요강에 앉게 하고, 설사가 나오기 전에 물건이 출렁이는 형상이 구더기와 같은 것을 이후에 뚜껑을 열고 보게 하니, 그 병이 풀려 반 개월을 조리하니 나았다"라고 하였다. 어두운 방에서 설사한 것은 실제는 붉은 실이지만, 외형이 같기 때문에 가짜로써 진짜를 속여서, 의혹을 푼 것으로, 한번에 완고한 질병을 치유하였고, 약물이 미칠 수 없는 결과를 얻었다.

#### (5) 전이정지식(轉移情志式)의 심리치료

『속명의류안(續名醫類案)·곡소(哭笑)』에 "구녀성이 여자가 한스럽게 곡하는 것이 그치지 않는 것을 치료하는데, 진찰하기 위해 평소 어떤 옷을 좋아하였는지 물어보고, 그것을 입게 한 후 어머니로 하여금 술을 뿌려 그 치마를 젖게 하였다. 여자가 크게 노하니 병이 점차 차도가 있었다"라 하였고, 『무진현지(武進縣志)』에서도 "서적은 의학으로서 저명하게 불리어졌고, 경험은 매우 대중적이었다. 한 임산부가 위로 보고 물건을 찾을 수는 있으나 구부릴 수는 없으니, 적이 그 사람이 치마 수십 벌을 입고, 대중들 사이에서 옷자락을 한 겹씩 풀어헤치게 하니, 매 번 한 벌씩 벗을 때마다 혈자리가 풀리니 부인이 알지 못하는 사이에 힘을 써서 구부릴 수 있게 되었다"라 하였다.

### 5. 심리와 예후의 관계

「자법론(刺法論)」에서는 자법과 방치에 대하여 토론하여 "자법이 완전해지려면 7일 동안 청결하게 청정재계한다"[36], "자법이 완전해지려면 크게 웃는 것을 삼가하여 감정이 가운데 있도록 하기를 7일 동

36) 其刺以畢, 令七日洁, 潔淸淨齋戒.

안 해야 되고, 제대로 하려면 근심을 줄여야 한다"[37], "자법이 완전해지려면, 신을 7일간 안정시켜 크게 웃지 않도록 신중히 해야 하고, 노하면 반드시 진기가 달아나게 된다"[38], "자법이 완전해지려면, 7일간 신을 안정시키고 크게 취하여 노래 부르지 않아야 한다"[39], "자법이 완전해지려면 7일 동안 신을 안정시켜, 크게 슬퍼하지 말아야 하고, 슬퍼하여 상하면 폐가 동한다"[40]고 하였다. 치료 후에도 감정을 제대로 조절해야지만 비로소 치료효과를 잃지 않게 됨을 상세히 논술하였다. 「이정변기론(移精變氣論)」에 또한 "신을 얻은 자는 창성하고 신을 잃은 자는 망한다"[41]고 하였다. 「탕액요례론(湯液醪醴論)」에도 역시 "즐기고자 하는 것이 끝이 없으면 우환이 그치지 않고, 정기가 이그러지며, 영이 흘러내리고 위기가 제거되므로 신이 떠나서 병이 낫지 않는다"[42] 하여 정지와 치료효과의 예후가 밀접한 관계가 있다고 설명하였다.

역자 박수진 / 교정 박수진, 권영규

원　저 : 중국중의기초의학잡지 2005년 11권 1기
中醫心理學理論與實踐初探
주제어 : 중의심리학 / 이론

37) 其刺如畢, 愼其大喜欲情於中, 令靜七日, 心欲實, 令少思.
38) 刺畢, 可靜神七日, 愼勿大喜, 怒必眞氣各散之.
39) 刺畢. 靜神七日, 勿大醉歌樂.
40) 刺畢, 靜神七日, 勿大悲傷也, 悲傷卽肺動.
41) 得神者昌, 失神者亡.
42) 嗜欲無窮, 而憂患不止, 精氣弛壞, 營泣衛除, 故神去之而病不愈也.

**논문으로 보는 중의학 총론 ④**

초판 인쇄 / 2007년 1월 16일
초판 발행 / 2007년 1월 24일

총 편 / 권 영 규
옮긴이 / 중의학논문번역모임
펴낸이 / 金 瑾 中
펴낸곳 / 法仁文化社
110-100 서울특별시 종로구 교남동 47
전화 : 영업부 720-8004~6
편집부 736-2324
팩시밀리 : 736-2325
http://www.bubinbooks.co.kr
E-mail:bubinbooks@bubinbooks.co.kr
등록번호 / 제2-459호(1988. 1. 22)

ISBN 978-89-7896-126-4-94510
ISBN 978-89-7896-127-1-94510(세트)

**값 12,000원**